U0214821

中医外治疗法全书

主　编：赵能江　杨叔禹

编　委：庄隆志　刘怡馨　王微明　蔡舒茵　张智海

海峡出版发行集团　福建科学技术出版社
THE STRAITS PUBLISHING & DISTRIBUTING GROUP　FUJIAN SCIENCE & TECHNOLOGY PUBLISHING HOUSE

图书在版编目（CIP）数据

中医外治疗法全书 / 赵能江，杨叔禹主编. —福州：福建科学技术出版社，2023.1（2024.7重印）

ISBN 978-7-5335-6898-6

Ⅰ.①中… Ⅱ.①赵… ②杨… Ⅲ.①外治法 Ⅳ.①R244

中国国家版本馆CIP数据核字（2023）第019812号

书　　名	中医外治疗法全书
主　　编	赵能江　杨叔禹
出版发行	福建科学技术出版社
社　　址	福州市东水路76号（邮编350001）
网　　址	www.fjstp.com
经　　销	福建新华发行（集团）有限责任公司
印　　刷	福建省地质印刷厂
开　　本	700毫米×1000毫米　1 / 16
印　　张	22.25
字　　数	353千字
版　　次	2023年1月第1版
印　　次	2024年7月第2次印刷
书　　号	ISBN 978-7-5335-6898-6
定　　价	58.00元

前 言

PREFACE

中医外治疗法，方法简易，实用有效，往往能起到"外治疗内疾，小方治大病"的神奇功效。《礼记》云："头有疮则沐，身有疡则浴。"可见，中医外治疗法在很早时就已被广泛应用。

作为祖国医学宝库中的一颗璀璨明珠，随着时代的进步与发展，中医外治疗法得到进一步的发扬和完善，增加了许多新的治疗手段和方法，在防治现代社会常见病、多发病方面，均有不同程度的疗效，显示出广阔的发展前景。

外治疗法内容丰富，概括起来可分为药物外治疗法和非药物外治疗法，与内治疗法相比，具有"殊途同归，异曲同工"之妙，对"不肯服药之人，不能服药之症"显示出独特的疗效，固有"良丁不废外治"之说。现今，在临床上也越来越重视应用中医外治疗法。在此前提下，编者组织团队整理临床中切实好用的中医外治方，并编写成本书。本书上篇简述了中医外治疗法的基本情况，以及敷贴、药浴、热熨、芳香等十余种常用中医外治疗法的操作要点、适应证、禁忌证等；下篇按内科、外科、男科、妇产科、儿科、皮肤科及其他病症将百余个病种进行分类，并详细论述各病症的外治方。考虑本书许多疗法涉及腧穴、耳穴定位，部分读者可能对此内容并不熟悉，因此增加附录，简要图解穴点位置，并附有二维码，扫码后可观看取穴图片或视频。本书既可满足男女老幼防病保健之需，又可作为临床医生，特别是基层医院医生的参考书。

需特别强调的是，虽然外治疗法较内治疗法更安全，但中医疗法的应用均不可脱离辨证，外治疗法也是一样，读者在使用时务必正确辨证，方可有效论治。由于本书编写时间有限，书中难免会有一些不足之处，恳请广大读者批评指正。

编者

2022 年 10 月

目 录
CONTENTS

上篇
中医外治疗法概述

第一章
中医外治疗法简介

一、中医外治疗法的定义

外治疗法是指在中医药理论基础上，运用特定的治疗手段（如药、械、技等）经体表防治疾病的方法。

外治疗法是与内治疗法相对而言的，与内治疗法相比，有着"殊途同归，异曲同工"之妙；最宜于"不肯服药之人，不能服药之症"，对部分疑难、危重病症，也显示出独特的疗效。

中医外治疗法运用特定的手段对人体相应的体表位置及特定部位进行不同程度的刺激，以调整机体功能，恢复生理状态，祛除疾病，现在广泛应用于内、外、妇、儿等多个疾病学科领域。

由于中医外治疗法具有操作简单、运用方便、易于掌握、作用迅速、疗效显著、副作用少等优点，越来越受到医务工作者的重视，成为疾病治疗的重要辅助手段之一。

本书以介绍中草药外治疗法为主，中草药外治疗法包括敷贴、药浴、热熨、芳香、药物灌肠、涂擦、含漱等疗法，对针刺、艾灸、刮痧、按摩、拔罐等其他外治疗法也做了相应介绍。

二、中医外治疗法的发展历史

中医外治疗法有着悠久的历史，是人类与自然疾病作斗争的产物。早在原始社会，人们就已经学会使用草药敷贴伤口、石头击打病痛处等方法来减轻痛楚，这就是中医外治疗法的早期萌芽。中医外治疗法的发展可以从四个阶段来阐述，分别是起源、成长、创新、成熟。

起源于先秦：先秦时期的相关历史典籍和医学古籍中已有中医外治疗法的相关记载，其中最早记载中药的外治作用的是《山海经》。马王堆汉墓出土的《五十二病方》是我国现存最早的方书，其中对于外治疗法的方剂记载达110首，并收录了敷贴法、熏蒸法、熨法等外治疗法，以及沐浴剂、糊剂、熏蒸剂等剂型。到了春秋战国时期，《黄帝内经》的问世给中医外治疗法的发展和形成奠定了理论基础。

成长于汉唐：东汉时期张仲景的《伤寒杂病论》中有关外治疗法的论述内容涉及内、外、妇、儿、皮肤诸科，其剂型有丸、散、膏等10余种。张仲景是首位提出运用妇科外治坐药及阴道冲洗药物的医家。晋末唐初的《刘涓子鬼遗方》是我国现存最早的外科专著，共收方151首，其中含外治膏方79首。到隋唐时期，应用外治疗法已非常普遍。由汉至唐，中医外治疗法得到了很大发展，中医外治理论逐渐形成，外治方药种类增多，方法开始丰富，为后世中医外治的专科化创造了有利条件。

创新于宋元：宋元时期，由于工商业发展，官府重视，中医学得到了空前的发展。如陈自明的《妇人大全良方》广搜博采，汇集外治方达70首之多，包含大量应用中药外治疗法的给药制剂，其中涉及妇科疾病的有20余种，大大丰富了妇科经皮给药的内容。钱乙的《小儿药证直诀》已将经皮给药用于小儿百日内发搐、胎怯、胎热等各种小儿疾病。此期随着中医外治剂型不断丰富，外治方法不断创新，外治机制开始被探讨，中医外治体系的基础已逐渐形成。

成熟于明清：明清时期，中医药发展达到历史最高水平，大量知名医学家涌现，很多外治专著问世，中医外治疗法已经进入到一个全新的时期。其中明代李时珍的《本草纲目》记述了不少穴位敷药疗法，收载数量众多外治或内外并治的单验方。其范围涉及临床各科，仅小儿外治方就达232首。

从原始社会到今天，经过不断地发展，中医外治疗法越来越丰富，种类和方式越来越多，并广泛运用于临床各科疾病。

■ 三、中医外治疗法的特点

（一）适应证广，禁忌证少

中医外治疗法历史悠久，经过漫长岁月和临床实践的反复验证，不断总结和创新，其适应证极为广泛，且具有内服或其他治疗方法所达不到的效果和特点。中药外治疗法能广泛施用于内、外、妇、儿各科的多种病症，可起到辅助治疗、加速治愈的作用。对病情轻浅或单纯的疾病，以及尚在初起阶段的疾病，可起主治作用。尤其对不肯服药的儿童，不能服药或鼻饲困难的病种，久病体虚或脾胃功能差、无法耐受攻补之力的人，可随时施用，能达到内治法所不能达到的作用，以弥补内治疗法的缺陷，丰富了临床治疗手段。

（二）方法多样，操作方便

作为中医的重要治疗方法，中医外治疗法内容丰富，方法众多。临床上常用的包括敷、贴、熨、熏、浸、洗、擦、坐、枕等。外用药物通过皮肤、鼻腔、口腔等途径吸收，药物直接作用于患病部位，使用方便，还可以和日常保健相结合，如中药牙膏、药物鞋垫等。

（三）廉便效验，易于推广

中医外治疗法所需药物剂量一般较小，无需高、精、尖或特殊的仪器和设备，故可以节约药材，减少开支，也便于操作，易于掌握。甚至很多外治疗法可随地取材，无需耗资，操作极为简便，经言传身教或文字介绍即可掌握要领，多可随学随施。其操作简便，易学易用，利于普及推广，深为广大群众所乐用。

外治疗法体现了"重辨病、重实用、重小方"的特点。一者，用于内病的各种外治方药简单。一两味药的单方、验方占绝大多数，用药很少超过十味。这样做，备药方便，便于患者自行治疗。二者，外治所用药物，一般是常见药物，很多是家庭常备药物，使用时可就地取材。三者，外治原理朴素，易于理解推广。如热能驱寒，用"加热原理"温通经脉可达到散寒止痛的目的；以汗孔为祛邪途径，用"发汗祛邪"可达到利水消肿的目的。

（四）绿色疗法，副作用少

口服药物经过肠胃分解、肝肾代谢，药力无法直达病所，有些还有毒副作用。外治疗法不经过消化道和肝脏，避免了胃肠道和肝脏对药物疗效的影响，毒副作用低，具有攻邪而不伤正的优势，弥补了内治法的不足，因此被称为"绿色疗法"。此外，外治疗法所用药量远小于内服药量，尤其对老幼虚弱之体，攻补难施之时，或不肯服药之患者，或不能服药之病症，更为适宜。许多中药外治疗法，如药物兜肚、药枕、药榻、药被、药衣疗法、佩带香囊等，不但可用于治疗疾病，还可健脑益聪，强身健体，经实践证实具有较高的保健价值。

第二章
外治疗法的种类与操作要点

一、敷贴疗法

敷贴疗法，也叫穴位敷贴法，是指以中医的经络学为理论依据，把药物研成细末，用水、姜汁、醋、黄酒、蜂蜜等调和，再直接敷贴于穴位，用来治疗疾病的一种中医外治疗法。最常见的"三伏贴""三九贴"就属于敷贴疗法。

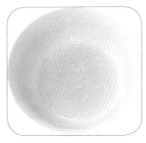

姜汁

【操作要点】

1. 体位的选择

以患者舒适，医者便于操作为原则。

2. 局部皮肤准备

选定敷贴部位后，先用温水清洁局部皮肤，再用75%的酒精（乙醇）溶液进行局部消毒，若患者对酒精过敏，可用生理盐水擦拭。

3. 药物固定

可用医用胶布固定，也可用经国家批准上市的药贴进行固定。若对普通胶布、药贴过敏，可以改用绷带或防过敏胶布。

4. 敷贴时间

一般4~6小时，婴幼儿敷贴时间一般1~2小时，可以依据疾病特征、药物特点、患者年龄和体质、季节、敷贴部位进行调整。若在敷贴过程中出现皮肤红肿、疼痛、瘙痒、水疱等反应，应及时停止敷贴。

5. 敷贴疗程

若敷贴治疗 3~5 次后仍不缓解，应及时就医，考虑是否采用其他治疗方法。

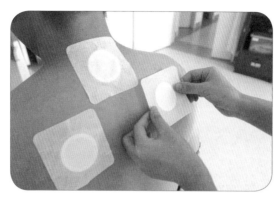

穴位敷贴

【适应证】

1. 呼吸系统病症

感冒、咳嗽、慢性支气管炎、支气管哮喘等。

2. 妇科病症

痛经、青春期异常子宫出血、月经过少、闭经、子宫内膜异位症、盆腔炎性疾病、产后身痛等。

3. 儿科病症

小儿过敏性鼻窦炎、遗尿、反复呼吸道感染、腹泻等。

【禁忌证】

孕妇的腹部、腰骶部及某些可以促子宫收缩的穴位，禁止敷贴；异常子宫出血或阴道不规则出血的患者禁止敷贴。

脐部病变者禁选神阙穴进行敷贴。

皮肤有破溃或病变者禁止敷贴。

肿瘤、糖尿病患者慎用，月经期妇女慎用。

【注意事项】

敷贴期间，局部皮肤可能出现水疱，若水疱较小如粟粒状，无需特殊处理；若水疱较大，专业医务人员可以先用消毒针刺水疱基底部，排出液体，保持局部干燥清洁；若合并感染要及时就诊。

二、药浴疗法

药浴疗法是指以中医基础理论为指导，用中药煎汤浴洗局部或浸泡全身，发挥药物与水（蒸汽）的双重作用，达到防治疾病和养生保健目的的一种中医外治疗法。

【操作要点】

1. 体位选择

取坐位或半卧位，汤浴液面应在颈部以下，此高度患者感觉舒适，施术者便于操作、观察。

2. 操作方法

在浴桶内注入 40 厘米深的清水，根据患者需求将初始水温设定在 40~42℃，然后，将预制好的中药煎液缓缓倒入浴桶内调和，制备中药浴液。患者应先淋浴洁身，再进入浴桶。患者取坐位或半卧位泡浴，液面可至颈部，以舒适为宜。入浴期间患者可根据需要自行调节水温，以舒适为宜。单次泡浴时间 20~30 分钟，单次泡浴过程中患者可根据需要离开浴桶休息，泡浴过程中患者可根据需要适量饮水。药浴结束后，宜缓慢起身，离开浴桶。药浴以隔日 1 次为宜，3 周 1 疗程。

医者应在尊重患者隐私和保证患者安全的前提下适度巡视。

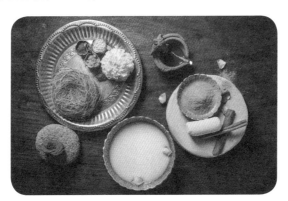

药浴准备

【适应证】

1. 呼吸系统病症

感冒等。

2. 妇科和男科病症

念珠菌性阴道炎、慢性非细菌性前列腺炎等。

3. 皮肤病症

压疮、冻疮、接触性皮炎、红色粟粒疹、慢性湿疹、肛门湿疹等。

4. 部分神经系统病症

周围性面瘫、糖尿病周围神经病变等。

5. 儿科病症

儿童过敏性紫癜、新生儿病理性黄疸等。

【禁忌证】

月经期禁用。

不明原因疼痛、高热者禁用。

患有严重高血压（血压 ≥ 160 ／ 100 mmHg）或低血压（血压 ≤ 90 ／ 60 mmHg）者禁用。

重度精神性疾病、癫痫及抽搐等处于发作期，癔症及不配合者禁用。

有不明原因肿块及局部水疱者禁用。

大范围感染性病灶并已化脓破溃、感染及皮肤有开放性创口者禁用。

软组织损伤者 48 小时内禁用。

严重心肺功能不全或低下者禁用。

三、热熨疗法

热熨疗法是指将药炒熟后，用布包裹，趁热外熨患部或肌表的一种中医外治疗法。包括中药布包热熨法、热水袋热熨法、药渣布包热熨法等。

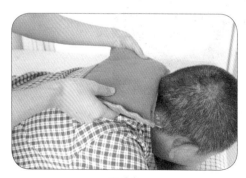

热卷包

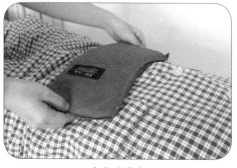

生物陶瓷包

【操作要点】

1.操作步骤

将药物切碎、按要求与黄酒、醋、食盐等混合后，放入锅内炒热，用纱布包裹加热的药物，对患处进行热熨；或将药物打碎成末，放布袋内浸湿后置蒸笼内，蒸热外熨患处。

2.药熨温度

药熨的温度一般以45~55℃为宜，过低影响疗效，过高易烫伤皮肤。

3.操作时间

热熨时间应根据病情及患者的耐受程度而定，以0.5~1小时为宜，每日进行2~3次。疗程长短根据病种及病情的轻、重、缓、急确定。

【适应证】

1.呼吸系统病症

慢性支气管炎等。

2.妇科病症

子宫腺肌病性痛经、慢性盆腔炎、产后乳房胀痛等。

3.神经系统病症

神经根型颈椎病等。

4.儿科病症

儿童哮喘发作期等。

【禁忌证】

注意防止局部烫伤，热性病、出血性疾病一般均不适宜本法。

四、芳香疗法

芳香疗法是指根据疾病特点，将有芳香气味的中药材，采用适当的方法制成不同的剂型，如精油、香熏、香袋、肚兜、香枕等，通过燃烧、佩戴、涂抹或服用，经由鼻腔、口腔及皮肤将药物渗透体内，起到调和阴阳、畅达气机的作用，从而防治某些疾病的中医外治疗法。药袋便于携带、使用方便，十分适用于慢性病。

【操作要点】

1.药袋的构造

（1）药心：药袋中放药物，药一般分两种，一为干药，是将药物研为细末，以有利于吸收；二为湿药，即采用新鲜药汁或药物，配伍姜、醋、蒜等物捣烂放于药袋中，置于药袋内再外用。

（2）药外袋：即将药包裹于内，配上缝制成一定形状的外袋。外袋多有活口拉链，以方便置换药心。

（3）固定带：固定带多缝制在药外袋外部，使用松紧带、尼龙搭扣、纽扣、系绳等，以方便固定于人体某一部位。

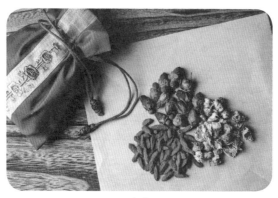

香囊

2.使用部位

根据使用部位的不同，各种药袋的形状也不同，因此名称也不一样。如头部多使用药帽；鼻部多使用药口罩、香囊；颈部多使用药围巾；项背部多使用药枕、药物背心；乳房多使用药物文胸；腰部多使用药护腰、药腰带；腹腔部多使用贴肚脐腹部的药兜；臀部多使用药坐垫等。

3.制作方法

将药物煎制浓缩成定量的浸液，把棉花或布在浸液中浸泡后低温干燥，制成药物背心或合适的形状以利于穿戴。或将药物研碎混匀，均匀平铺在两层棉花和布料之间，密缝固定，制成衣帽穿戴。

4.药物选择

（1）香囊多选用苍术、雄黄、藿香、佩兰、薄荷、白芷、桂枝、高良姜、冰片、防风等芳香辟秽解表药，以防治上呼吸道感染、流行性感冒、鼻炎、汗臭、皮肤湿疹、时行传染病。

（2）药枕注重清热解毒，清肝明目，多用菊花、钩藤、蚕沙、薄荷、石菖蒲、艾叶、灯心草、辛夷、防风、金银花等，用来防治失眠、头昏、头痛、高血压、颈椎病、头面五官诸疾及小儿夜啼等。

（3）药兜则以吴茱萸、丁香、艾叶、茴香、砂仁、山奈、甘松、肉桂、苍术、高良姜等温阳散寒药为主，既可防治腹胀、腹痛、腹泻，又能增进食欲、增强免疫力。

5. 精油的使用方法

（1）吸入是使精油进入人体最快的方法，吸入的方式一般有 5 种：①直接吸入。将精油浸在手帕上或薄纸上，让鼻子直接嗅吸，通过深呼吸将精油芳香分子吸入。②蒸汽吸入。将精油加入适量的热水中，由水蒸气将精油香气散发出来。③熏香吸入。将精油加入熏香台或熏香灯内，再用无烟蜡烛或电加热，使精油芳香分子散布在空气中，深呼吸将空气中的芳香分子吸入。④喷雾吸入。将精油滴入蒸馏水里制成喷雾剂，再用喷枪喷入空气中，亦可直接喷在人身上。⑤沐浴吸入。盆浴时将精油加到热的洗澡水中，芳香分子随水蒸气散发在浴盆上方的空气中，亦可轻柔按摩相关部位，让精油渗入皮下组织，达到治疗的目的。

（2）将精油滴在湿毛巾上，敷于患处。亦可将调好的混合油或少数几种纯精油直接涂抹在患处，让患处接触到精油，达到治疗效果。针对各种外伤、蚊虫咬伤、脚癣、湿疹和脓肿，将患处处理干净后，可将精油直接涂在患处。

（3）按摩法是最舒适和最有效的一种疗法。按摩油不能用纯精油，用与基础油调配好的混合油。按摩油一般由 5 滴纯精油和 10 毫升的基础油调配成，不可使用高剂量的精油。不正确或过量使用精油会产生毒性，特别是能引起敏感皮肤发炎或烧伤。适于做基础油的是冷压（60℃以下）提取的、不挥发的和不油腻的高质量植物油，如常用的杏仁油、橄榄油、鳄梨油、芝麻油、玫瑰籽油、葡萄籽油、向日葵油、霍霍巴油和小麦胚芽油等。

【适应证】

1. 神经系统病症
失眠、烦躁、精神兴奋等。

2. 消化系统病症
反胃、腹泻、口臭、呕吐、痔疮、消化不良等。

3. 呼吸系统病症

气喘、感冒、咳嗽、咽喉痛、支气管炎、扁桃体炎、鼻窦炎等。

4. 皮肤病症

局部烧烫伤、割伤、蚊虫咬伤；防皱、祛斑、抗皮肤衰老松弛、消除黑眼圈和暗沉等。

【禁忌证】

孕妇、小儿及阳亢阴虚患者禁用动血、破血之品。

【注意事项】

不宜使用大辛大热、大寒及浓烈毒性之物。

药效强、药力猛的治疗性药物不可用于日常保健。

所用药物应保持干燥洁净，定期更换，防止有效成分散发及霉变。

五、药物灌肠疗法

灌肠疗法是指以中药药液直接或掺入散剂灌肠，以治疗疾病的一种中医外治疗法。

【操作要点】

1. 操作步骤

先备以肛管，外面涂少量石蜡油，使之滑润，以便插入时不致对肛门及肠黏膜产生刺激或损伤，然后将肛管插入肛门，其插入深度则根据所患疾病及病变部位不同而定，一般 10~30 毫米，接着将已配制好的药液经注射针筒注入，或由灌肠筒滴入。

2. 操作剂量与时间

灌肠液的多少及保留时间长短亦需根据病情而定。如尿毒症一般为 200~500 毫升，保留 2~3 小时；肠梗阻一般约 500 毫升，保留 1~2 小时；溃疡性结肠炎一般 30~100 毫升，保留 4~8 小时。

【适应证】

1. 消化系统病症

溃疡性结肠炎、恶性肠梗阻、急性胰腺炎、溃疡性直肠炎、下消化道出血等。

2. 儿科病症

小儿肠系膜淋巴结炎、不完全性肠梗阻、新生儿黄疸、小儿外感高热等。

3. 男科和妇科病症

慢性前列腺炎、子宫腺肌病、慢性盆腔炎、原发性痛经等。

4. 泌尿系统病症

慢性肾衰竭等。

【禁忌证】

胃肠道出血、肠道感染、严重痔、女性月经期等慎用。

六、涂擦疗法

涂擦疗法是指将药物制成洗剂、酊剂或油剂于患处涂擦的一种中医外治疗法。其包括醋酊疗法、药酊疗法、药汁疗法等。涂擦法通过药物本身和溶媒（如酒精溶液等）共同作用于患处，可达到活血消肿、通经活络、祛风散寒、杀菌消炎等作用。

【操作要点】

1. 操作前准备

备齐用物，核对医嘱。

2. 体位的选择

根据涂药部位，取合理体位，暴露涂药部位，注意保暖，必要时屏风遮挡。

3. 操作步骤

清洁皮肤，将配制的药物用棉签均匀地涂于患处。面积较大时，可用镊子夹棉球蘸药物涂布，蘸药干湿度适宜，涂药厚薄均匀。必要时用纱布覆盖，胶布固定。

【适应证】

1. 肛肠病症

肛瘘、混合痔、肛裂等。

2. 儿科病症

小儿外感风寒咳嗽、儿童念珠菌感染口腔炎、小儿外感发热等。

3. 神经系统病症

腰椎间盘突出症、儿童手足口病、神经根型颈椎病、周围性面瘫等。

4. 皮肤病症

局部红肿热病、痈疽、疔疮、带状疱疹、斑秃、尖锐湿疣、冻疮、扁平疣、神经性皮炎等。

5. 内分泌系统病症

类风湿关节炎等。

6. 其他

跌打损伤，某些部位的麻醉止痛。

【禁忌证】

对酒精敏感者要慎用，对疮疡破溃及皮肤有糜烂者应禁用。

【注意事项】

必要时需清洁局部皮肤。涂药次数依病情、药物而定，水剂、酊剂用后需将瓶盖盖紧，防止挥发。

混悬液先摇匀后再涂药，霜剂则应用手掌或手指反复擦抹，使之渗透肌肤。

刺激性较强的药物，不可涂于面部，婴幼儿忌用。涂药后观察局部皮肤，是否有丘疹、发痒或局部肿胀等过敏现象，如有过敏应立即停止用药，并将药物拭净或清洗，遵医嘱内服或外用抗过敏药物。

■ 七、含漱疗法

含漱疗法是指将药物煎成药汁漱口以防治口腔、咽喉疾病的一种中医外治疗法。其中包括含法和漱法。

【操作要点】

1. 含法

取药物置于口或舌下，不吐出，也不咽下的方法。

2. 漱法

即漱口，含水荡涤口腔后吐出，用药液来清洁口腔、咽喉患部，一般先含一会儿，再漱涤后吐出，视病情轻重定次数。

【适应证】

含漱疗法多用来治疗口腔咽喉病症，如口臭、咽喉肿痛、牙痛等，亦可治疗其他部位的病症，如冠心病患者将速效救心丸含于舌下作急救用。

【注意事项】

含漱药物一般不可内服，故含漱后应吐出，不可咽下。

八、刮痧疗法

刮痧疗法是指用边缘光滑的刮痧工具，蘸润滑油，或清水，或药液、药油在体表部位进行反复刮动以治疗疾病的一种中医外治疗法。刮痧板一般为长方形，边缘光滑，四角钝圆。刮板的两长边，一边稍厚，一边稍薄。薄面用于人体平坦部位的治疗刮痧，凹陷的厚面用于按摩保健刮痧，刮板的角用于人体凹陷部位刮拭。

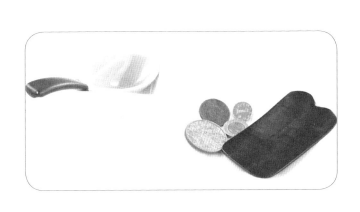

常用刮痧器具

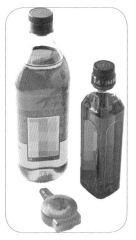

常用刮痧介质

【操作要点】

1. 操作前准备

备齐用物，携至床旁，做好解释，协助患者取合适体位，暴露刮痧部位，注意保暖。确定刮痧部位，在刮拭皮肤上（经络腧穴部位）涂抹介质。检查刮具消毒情况，边缘是否圆钝，有无破损，以免划破皮肤。

2. 操作步骤

刮痧治疗中，操作者应用力均匀，蘸湿刮具在确定的刮痧部位从上至下刮擦，方向单一，皮肤呈现出红、紫色痧点为宜。刮拭顺序为头部、颈部、背部、腰部、胸部、腹部、上肢（由内及外）、下肢（由内及外）。应单一方向刮拭，用力均匀，切忌暴力，刮具干涩时应及时蘸取介质。

3. 操作时间

每个部位刮拭次数 20~30 次，以患者能耐受或出痧为度，每次刮拭的时间以 20~25 分钟为宜。初次刮痧的时间不宜过长，手法不宜过重，不可片面追求出痧。

【适应证】

1. 呼吸系统病症

慢性咳嗽、支气管哮喘缓解期、化脓性扁桃体炎等。

2. 神经肌肉病症

颈椎病、落枕、失眠等。

3. 妇科病症

围绝经期综合征、原发性痛经等。

4. 心血管系统病症

原发性高血压等。

5. 消化系统病症

功能性便秘等。

6. 五官病症

过敏性鼻炎等。

7. 儿科病症

小儿外感发热等。

【禁忌证】

严重心脑血管疾病、全身水肿、极度虚弱者禁用。

出血性疾病者、皮肤破损处慎用；孕妇慎用。

【注意事项】

使用过的刮痧板，均应清洁消毒处理，最好一人一板，防止交叉感染。

刮痧间隔时间一般为 3~6 天，或以痧痕消退为度，3~5 次为一个疗程。

九、拔罐疗法

拔罐疗法是指以罐为工具，利用燃烧、抽吸、蒸汽等方法造成罐内负压，配合一定手法，使罐吸附于腧穴或体表的一定部位，以产生一定的刺激，达到调整机体功能、防治疾病目的的一种中医外治疗法。

【操作要点】

1.罐具

根据病症、操作部位、操作方法的不同可选择不同的罐具。将罐具对准光源以确定罐体完整无碎裂，用手触摸以确定罐口内外光滑无毛糙。对罐具消毒，罐的内壁应擦拭干净。

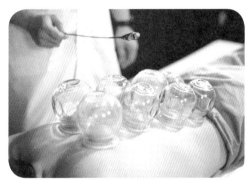
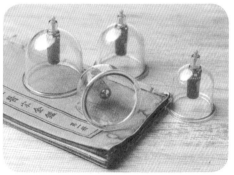

玻璃罐　　　　　　　　　　　气罐

2.部位

应根据病症选取适当的治疗部位或穴位。以肌肉丰厚处为宜，常用肩、背、腰、臀、四肢、腹部以及颜面部等。

3.体位

应选择受术者舒适且能持久保持的、施术者便于操作的体位。拔罐时，选择胸腹部穴位为主，应采用仰卧位；选择腰背部穴位为主，应采用俯卧式；仅选择头面部、颈部、肩部、四肢部穴位时，可采用坐姿。

4.受术者

应保持全身肌肉放松，并做好充足的心理准备。施术者应注意观察受术者状态，如有紧张、恐惧、焦虑或肌肉紧张等情况出现，应做心理减压辅导，严重者应及时终止操作。

5. 环境

应注意环境清洁卫生，避免污染，环境温度应保持 26℃ 左右，空气相对湿度 40%~50%。

6. 施术部位

应保持施术部位皮肤清洁。应用针罐法、刺络放血法时用 75% 酒精溶液或 0.5%~1% 碘伏棉球在针刺部位消毒。施术者双手可用肥皂水清洗干净，应用针罐法、刺络放血法时再用 75% 酒精棉球擦拭。

【适应证】

1. 神经系统病症

颈椎病、失眠等。

2. 五官病症

变应性鼻炎等。

3. 内分泌系统病症

单纯性肥胖、痛风等。

4. 皮肤病症

带状疱疹、慢性荨麻疹等。

5. 呼吸系统病症

急性化脓性扁桃体炎等。

6. 儿科病症

小儿咳嗽变异型哮喘等。

【禁忌证】

佩戴心脏起搏器等精密金属植入物的受术者，禁用电罐、磁罐。

心尖区、体表大动脉搏动处及静脉曲张处慎用。

【注意事项】

拔罐手法要熟练，动作要轻、快、稳、准。用于燃火的酒精棉球，不应吸含酒精过多，以免拔罐时滴落到受术者皮肤上而造成烧烫伤。若不慎出现烧烫伤，按外科烧烫伤常规处理。

十、艾灸疗法

艾灸疗法是指以艾绒或药物为主要灸材，点燃后放置在腧穴或病变部位，进行烧灼和熏熨，借其温热刺激及药物作用，温通气血、扶正祛邪，以预防疾病的一种中医外治疗法。

【操作要点】

临床常用艾灸法为悬灸法与灸盒灸法。

1. 悬灸法

术者手持艾条，将艾条的一端点燃，直接悬于施灸部位之上，与之保持一定距离，使热力较为温和地作用于施灸部位。按方法不同又可分为温和灸、回旋灸与雀啄灸三类。

（1）温和灸：将艾条燃着端悬于施灸部位上距皮肤 2~3 厘米处，一般每穴灸 20~30 分钟，灸至患者有温热舒适无灼痛的感觉、皮肤稍有红晕为度。

（2）回旋灸：将艾条燃着端悬于施灸部位上距皮肤 2~3 厘米处，左右往返移动或反复旋转进行灸治，移动范围约 3 厘米，一般每穴灸 20~30 分钟，使皮肤有温热感而不至于灼痛为度。

（3）雀啄灸：将艾条燃着端悬于施灸部位上距皮肤 2~3 厘米处，对准穴位，上下移动，使之像鸟雀啄食样，一起一落，忽近忽远的施灸为雀啄灸，一般每穴灸 5 分钟。

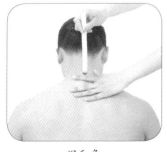
温和灸

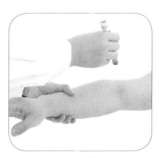
回旋灸

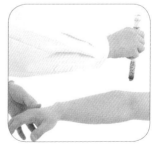
雀啄灸

2. 灸盒灸法

（1）将灸盒安放于施灸部位的中央，点燃艾条段或艾绒后，置放于灸盒内中下部的铁纱上，盖上盒盖。

（2）灸至患者有温热、舒适、无灼痛的感觉、皮肤稍有红晕为度。如患者感到灼热，可略掀开盒盖或抬起灸盒，使之离开皮肤片刻，随即放下，再行灸治，反复进行，直至灸足应灸量；灸毕移去灸盒，取出灸艾并熄灭灰烬。根据情况一般每穴可灸 15~30 分钟，每天 1~2 次。

【适应证】

1. 神经肌肉病症

颈椎病、类风湿关节炎、关节肌肉疼痛等。

2. 妇科病症

原发性痛经、产后身痛、月经不调等。

3. 五官病症

周围性面瘫等。

【禁忌证】

中暑、高血压危象、肺结核晚期大量咯血、高热、抽搐、恶病质者等不宜使用艾灸疗法。

妊娠期妇女腰骶部和少腹部不宜用瘢痕灸。

【注意事项】

注意防止艾灰脱落或艾炷倾倒而烫伤皮肤或烧坏衣被。

颜面、心前区、大血管部和关节、肌腱处不可用瘢痕灸；乳头、外生殖器官不宜直接灸。

■ 十一、耳穴贴压疗法

耳穴贴压疗法是指运用中医理论知识，将一定的丸状物贴压于耳廓上的穴位或反应点，刺激耳部反应点来达到疏通经络，调整脏腑气血功能，促进机体阴阳平衡的一种中医外治疗法。

【操作要点】

1. 选择体位

常采用坐位；年老体弱、病重或精神紧张者采用卧位。

2.操作步骤

根据患者情况选取相关耳穴，用75%酒精棉球或0.5%~1%的碘伏棉球擦拭耳廓相应部位。操作者一手固定耳廓，另一手用镊子将有一定丸状物（如王不留行籽、磁珠等）的胶布对准穴位贴压。刺激耳穴时要在穴位处垂直逐渐施加压力，注意刺激强度。根据具体情况而定。

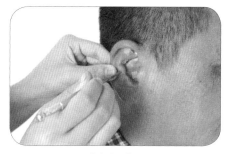

耳穴埋豆

每天自行按压 3~5 次，每次每穴按压 30~60 秒，2~4 日更换 1 次，双耳交替。

3.刺激强度

刺激强度根据具体情况而定，儿童、孕妇、年老体弱、神经衰弱者轻刺激，急性疼痛性病症可强刺激。

【适应证】

1.神经系统病症

失眠、偏头痛等。

2.消化系统病症

功能性便秘等。

3.妇科病症

原发性痛经、产后泌乳不足等。

4.呼吸系统病症

变应性鼻炎、单纯性鼻炎等。

5.内分泌系统病症

高血糖、单纯性肥胖等。

【禁忌证】

有皮肤过敏者，禁用耳穴贴压法。

耳廓有冻疮、局部炎症、溃破者及习惯性流产患者不宜施行。

【注意事项】

湿热天气，耳穴贴压留置时间不宜过长，以 3~4 天为宜。

对普通胶布过敏者使用防过敏胶布。

十二、按摩疗法

按摩是指以阴阳、脏腑、经络、穴位等中医基础理论为指导的整体治疗，通过刺激人体十二皮部、十二经筋及经络穴位，引起局部生理的变化，并通过神经反射和神经—体液调节脏腑功能，达到治病和消除疲劳的作用。

【操作要点】

按摩手法种类颇多，下面介绍几种最常用的手法和操作要点。

1. 推法

推者，谓以手推之。其方法有指推法、掌推法、拳推法、肘推法，运用推法以达到活经络、通气血、平阴阳、强健体质的目的。

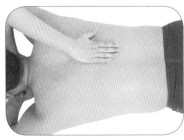 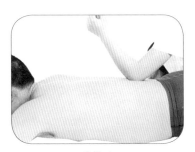

掌推法　　　　　　　　　　　　　肘推法

2. 拿法

拿者，谓以用手拿之。其方法为手指并拢，拇指张开，拿其经络、肌肉、筋骨，与推法相结合，形成阴阳掌推拿法，效果尤为显著。

3. 按法

按者，谓以用拇指或手掌按之。其方法有点按法、掌按法、揉按法。按，应以按其穴位、经络、筋骨关节和肌肉，以达到触及穴位、疏通经络、行气血、化瘀块、解除疼痛的目的。

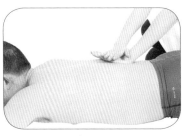 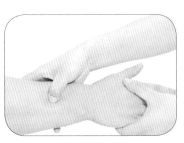

掌按法　　　　　　　　　　　　　揉按法

4. 摩法

摩者，谓以用手指或手掌按着来回移动，由上而下，缓慢地抚摩，以达到平阴阳、调气血、内外协调的目的。

5. 捶法

捶者，谓以用拳头在人体部位捶之。其方法为手握半空拳，垂直敲击人体经络与肌肉骨骼部位，但力度要控制好，以免伤人。捶的目的是对局部疼痛、麻木部位起到更加直接的震击作用，最终解除疼痛。

6. 拍法

拍者，谓以用手拍之。其方法有拳拍法、掌拍法、指拍法。拳拍法即将手握成半空拳，在人体部位拍之。掌拍法为五指伸直并拢，掌心半空，在人体部位拍之。指拍法是以五指伸直并拢，用手指拍打人体的手背或足背部。

【适应证】

1. 关节肌肉病症

肩周炎、类风湿关节炎、肱骨外上髁炎（网球肘）、关节肌肉损伤等。

2. 神经系统病症

颈椎病、失眠、偏头痛、三叉神经痛、面神经炎、坐骨神经痛、偏瘫、中暑、晕厥等。

3. 五官科病症

近视、耳鸣、耳聋。

4. 消化系统病症

功能性便秘、消化不良、胃病等。

5. 妇科病症

痛经等。

【禁忌证】

过度疲劳、过饥过饱、醉酒之后禁用。

骨结核、骨炎、骨髓炎、化脓性关节炎、肿瘤禁用。

捶法，年老体弱者慎用，高血压病、急性脑血管病、冠心病、孕妇等禁用。

【注意事项】

按摩的手法要轻，不宜过猛。按摩至皮肤微微发热或有红晕即可。

皮肤有感染、痤疮时，不要进行按摩，以防感染扩散。

十三、纳鼻疗法

中药纳鼻疗法是指以中医理论为基础，以鼻腔作为用药或刺激部位，通过不同方式将中草药或其制剂纳入鼻中，激发经气，疏通经络，促进气血运行，达到治疗疾病作用的中医外治疗法。

【操作要点】

纳鼻疗法分为探鼻法、滴鼻法、灌鼻法、搐鼻法、嗅鼻法、熏鼻法、塞鼻法、涂鼻法八大类。

1.探鼻法

以动物羽毛、棉签、草茎等软而具有一定形状的物体伸入鼻腔，或将以上物体蘸取少许中药散剂，以此刺激鼻黏膜而引发喷嚏。

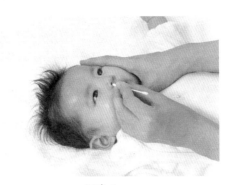

探鼻法

2.滴鼻法

将中药制成各种液体制剂，滴入鼻中。

3.灌鼻法

将中药制成各种液体制剂灌鼻，与滴鼻法类似，但在用量上灌鼻法用量较大。

4.搐鼻法

又称"吸药疗法"，是指药物研成极细末，吸入鼻内。

5.嗅鼻法

是最早，也是最原始的一种鼻疗法，主要针对气味芳香性的药物，作用温和。

6. 熏鼻法

利用药物不完全燃烧产生的烟气或药物被蒸煮后产生的蒸汽吸入鼻中。现代中药雾化吸入疗法即是源自熏鼻法。

7. 塞鼻法

将适量经过处理后的药物放入纱布中或将其制成塞鼻剂,塞入一只鼻孔中。

8. 涂鼻法

将药液、药糊、药粉或药膏均匀的涂抹于鼻腔壁上。

【适应证】

1. 探鼻法

一般用于治疗急症,如卒死、中风、惊风、癫痫发作、厥证、感冒、心痛、头痛、呃逆、喉痹、鼻腔异物等。

2. 滴鼻法

应用面较广,可以治疗妇科、儿科、内科、外科等各科病症,特别是在儿科方面有较大的优势,常用来治疗小儿外感发热、牙痛、头痛等。

3. 灌鼻法

常用于治疗中暑、厥证、中风、剧烈头痛、眩晕、癫痫发作、木舌强硬、喉痹、乳蛾等,多用于急救。

4. 搐鼻法

可用于各科病症,主要用于治疗头风、头痛、头重、牙痛、眩晕等上焦病症。

5. 嗅鼻法

常用于治疗慢性病、小儿病。

6. 熏鼻法

烟熏可治疗中风痰厥、气厥、中毒等;蒸汽吸入可治疗咳嗽、肺痨、肺痈、胃痛等。

7. 塞鼻法

常用于治疗哮喘、呃逆、噎嗝、呕吐等。

8. 涂鼻法

适应证较少,更多用于预防疾病,特别是预防传染病。

【禁忌证】

凡瘟病初起、外部创伤，以及酒醉、食油脂类后等禁用。

有鼻衄史及脑外伤等所致昏厥者禁用，孕妇慎用。

十四、熏蒸疗法

中药熏蒸疗法又称为蒸汽治疗法、中药雾化透皮治疗法，是指以中医理论为指导，利用药物煎煮后所产生的蒸汽，通过熏蒸机体达到治疗目的一种中医外治疗法。

【操作要点】

1.操作步骤

（1）将中药用大砂锅加水煎煮，煮沸 40~50 分钟，用干净纱布过滤后倒入熏洗盆中，兑入适量热水，水温 50℃左右为宜。趁热汽蒸腾时，用蒸汽熏蒸口鼻。全身熏洗也可采用中药熏蒸机等设备。

（2）中药熏蒸机熏蒸过程中室内温度不宜太高，以 22~24℃为宜，并保持空气流通。

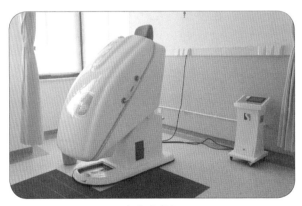

中药熏蒸机

2.操作注意

（1）熏蒸前患者适当饮水。

（2）熏蒸后患者应在治疗室休息观察 10~15 分钟，适当饮水，汗退后方可离开，防止感冒。

【适应证】

1. 关节肌肉病症

腰椎间盘突出、肩周炎等。

2. 五官病症

头痛、鼻炎等。

3. 皮肤病症

痤疮、带状疱疹等。

【禁忌证】

使用前应询问过敏史，已知会引起过敏的药物禁用。

皮肤高度过敏、接触性传染病、生命体征不稳定者禁用。

皮肤有疮、疔、疖、肿等疾患以及皮肤损伤者禁用。

小儿腹泻伴有脱水者禁用。

合并高血压、心脏病者慎用。

高热者慎用。

【注意事项】

汤剂煎出液因其含有大量较粗中药固体颗粒的混悬液，不可直接用于吸入。

哮喘患儿应谨慎选用治疗药物，必要时可事先或同时吸入支气管扩张剂。

十五、其他疗法

1. 放血疗法

又叫刺络疗法、刺血疗法、泻血疗法、针刺放血疗法，是指用针具或刀具刺破或划破人体特定的穴位和一定的部位，放出少量血液，以治疗疾病的一种方法，有消肿止痛、祛风止痒、开窍泄热、镇吐止泻、通经活络、镇定、止痛、消肿、急救、解毒、化瘀等功效。

2. 握药疗法

指采用芳香、辛辣、具有刺激性的药物做成药丸，握于掌中，以治疗某些疾病的方法，通过药物直接作用于手中的经络、穴位，取其发汗、消导作用，加之手掌的温度和湿度，促进药物的吸收。

3. 封包疗法

指选用具有活血逐瘀、温经止血、通络止痛、散寒通痹的药物成分，通过远红外线、磁场的共同作用，将治疗包中的中药活化物质转化为离子状态，透过皮肤，直接作用于患病部位，发挥活血化瘀、疏通经络、祛风除湿、消肿止痛、强筋壮骨、行气止痛等作用。

4. 溻渍疗法

是溻法和渍法的组合。溻者，湿敷也，指药液浸于药棉或药布后，敷于患处；渍者，浸渍也，指用药液浸渍患部。本疗法通过物理作用湿敷、淋洗、浸泡患处，使药液经肌肤毛窍、经络、穴位、腠理等部位发挥药效作用，以达到治疗目的的方法。溻渍时可辅以红外线灯局部热疗，扩张毛细血管，一方面可以提高药物浓度交换和吸收速度；另一方面增强局部代谢，达到缓解疼痛、促进损伤修复的目的。

5. 坐垫疗法

指将药物研末，炒热布包，让患者坐在药包上，使肛门、会阴部接触药包，以治疗疾病的方法。药物可以直达病所，以激发经气、疏通经络、运行气血、调节脏腑阴阳，对便秘、腹泻有着很好的治疗作用。

6. 滴耳疗法

将药液滴入耳内的治法。药液滴到耳内，通过透皮吸收，很快被吸收到毛细血管内，并直接作用到神经分支和末梢，迅速发挥药效，而且不损伤胃肠、肝肾功能。

下篇
常见病症外治疗法

第三章
常见病症外治疗法

第一节　内科病症外治疗法

感冒，俗称伤风，是感受外邪或时行病毒等引起的，表现以鼻部症状如喷嚏、鼻塞、流清水样鼻涕为主，或表现为咳嗽、咽干、咽痒的疾病。老幼体弱、免疫功能低下或患有慢性呼吸道疾病的患者易感。

中医认为，根据病邪不同、体质差异，感冒主要有风寒和风热之分。风寒感冒以恶寒重、无汗、鼻塞流清涕表现为主；风热感冒以发热重、汗出、鼻塞流浊涕、口干舌燥欲饮表现为主。感冒也可夹暑、夹湿，或为虚证感冒。暑热感冒多见于盛夏，以"热象"突出为主；暑湿感冒多见于暑天，以肢体酸重疼痛为特征；虚证感冒见于身体虚弱者，每月感冒2次以上，恶风怕冷，肢软无力。

感冒本身症状较轻，预后也较好，但由于患感冒之后，人体免疫力下降，易引起副鼻窦炎、中耳炎、喉炎、支气管炎和肺炎等疾患，所以不可轻视。外治疗法在早期预防感冒、消除临床症状、缩短治疗时间等方面较内治疗法具有一定的优势，临床上对于感冒的外治多以纳鼻法、穴位敷药法及洗浴法为主。

1. 纳鼻方①

【准备】葱白适量。

【操作】葱白洗净，捣烂。取葱白泥少许塞于鼻孔中，左侧头痛塞右鼻孔，右侧头痛塞左鼻孔，全头痛塞双侧鼻孔，一般用药1~2小时头痛即可缓解。

【功用】辛辣通鼻窍，发汗解表，散寒助阳。

【主治】外感风寒头痛。

2. 纳鼻方②

【准备】柴胡注射液1支。

【操作】用柴胡注射液滴鼻。新生儿每鼻孔各1滴，6个月至1岁每鼻孔各2滴，1~3岁各3滴，4~6岁各4滴，7~14岁各5滴，每日3~5次。小儿高热可配合耳尖点刺放血，治疗效果显著。

【功用】透表泄热。

【主治】儿童感冒发热。

3. 香囊方

【准备】冰片、雄黄各60克，黄芩、肉桂、艾叶各150克，苍术、藿香各300克，薄荷250克，草果、白芷各50克，砂仁100克。

【选穴】天突、膻中。

【操作】上药研细末，混匀，每次取3~5克装袋，制成香囊，佩挂在天突或膻中。一般全天佩带，入睡离身。

【功用】芳香辟秽，鼓舞正气。

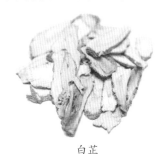

白芷

【主治】预防和治疗感冒。

4. 敷贴方①

【准备】生绿豆50克，鸡蛋清适量。

【选穴】涌泉。

【操作】将生绿豆研为细末，加鸡蛋清调为糊状，做成直径3~5厘米，厚0.6~0.8厘米的圆饼2个，分摊布块上，敷双足心涌泉，外用绷带固定，每日2次，每次6~8小时，连续2日。

【功用】清热解毒，平肝泄热。

【主治】小儿风热感冒，高热不退。

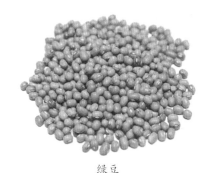

绿豆

5. 敷贴方②

【准备】银翘片2片，麝香追风膏2块。

【选穴】涌泉。

【操作】临睡前洗净双足，用温度稍高的热水（以能耐受为度）浸泡双足，水深以浸至双踝关节为宜，时间10~20分钟，而后擦干双足，取1片银翘片研为细末，撒在2块麝香追风膏上，撒药面积约1厘米×1厘米大小，追风膏的面积视患者足部大小而定，敷贴于涌泉上。每日换药 1~2 次，一般用药 1~3 次后发热、头痛、头晕等全身不适症状显著缓解，经过 3~5 日诸症即可消失。

【功用】疏风散寒，解表清热。

【主治】风热感冒。

6. 敷贴方③

【准备】白芥子、鸡蛋清各适量。

【选穴】涌泉。

【操作】将白芥子研为细末，用鸡蛋清调匀后外敷于涌泉，纱布覆盖，胶布固定。每日 1 换，连续 3~5 日。

【功用】温肺散寒化痰。

【主治】风寒感冒及小儿咳嗽。

7. 敷贴方④

【准备】胡椒、丁香各 7 粒，葱白少许。

【选穴】涌泉。

【操作】将胡椒、丁香共研细末，加葱白捣匀成膏，外敷于涌泉，纱布覆盖，胶布固定。每日换药 1 次，连续 2~3 日。

【功用】辛温解表。

【主治】风寒感冒。

8. 敷贴方⑤

【准备】生姜 60 克，淡豆豉、食盐各 30 克，葱白适量。

【选穴】神阙及两侧太阳穴。

【操作】将上药捣烂成糊状，敷于相应穴位，先用塑料薄膜覆盖，再加盖热纱布，用胶布固定，最后用

热水袋敷其上，每日敷贴 2 次。

【功用】辛温解表。

【主治】小儿风寒感冒。

9. 敷贴方⑥

【准备】白芥子 15 克，甘遂、细辛、紫苏子各 10 克。

【选穴】肺俞、大椎、足三里。

【操作】混合后研磨成粉，选取肺俞（双）、大椎、足三里（双）进行穴位敷贴，敷贴时间 0.5~4 小时，以局部发红为佳。

【功用】扶正祛邪。

【主治】虚证感冒。本方也可用于三伏贴。

10. 敷贴方⑦

【准备】白术、淮山药、砂仁、南沙参各 5 克，山楂、五味子、桑叶、车前子各 3 克。

【选穴】神阙和涌泉。

【操作】混合后研磨成粉，贴于上述穴位。

【功用】健脾扶正祛邪。

【主治】小儿反复呼吸道感染。

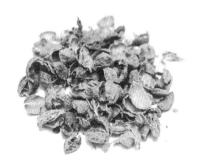

砂仁

11. 敷贴方⑧

【准备】川黄连、虎杖各 20 克，白酒或 75% 酒精溶液 500 毫升。

【操作】上药用白酒或 75% 酒精溶液 500 毫升浸泡 1 周，滤取药液瓶贮密封。用时以药棉浸此药液涂脐，一般半小时可退热。

【功用】清热解毒，祛风除湿。

【主治】湿热感冒发热、身重头昏。

12. 敷贴方⑨

【准备】桂枝、麻黄各 1 份，石膏 3 份，金银花 2 份。

【操作】上药共研细末，用凡士林调为膏状，中间嵌入 1 块磁铁，对准肚脐贴上，外用纱布覆盖，胶布固定。每 2 日换药 1 次，连续 3~5 次。

【功用】清热解表利咽。

【主治】感冒咳嗽。

13. 敷贴方⑩

【准备】葱白、生姜、淡豆豉、食盐各适量。

【操作】上药共炒热，外敷肚脐，纱布覆盖，胶布固定，连续 2~3 日。

【功用】温阳解表散寒。

【主治】风寒感冒。

14. 敷贴方⑪

【准备】防风、连翘各 40 克，桑叶、金银花、菊花各 35 克，桂枝 12 克。

【操作】上药共同烘干，研碾成细粉，洗净擦干脐部，取配制好的粉

末 8~10 克置于脐部，再用胶布敷贴固定，每晚换药 1 次。

【功用】清热解毒，发汗解肌，温通经脉。

【主治】流行性感冒。

15. 药浴方①

【准备】蒲公英 100 克，生姜 30 克，紫苏叶 20 克。

【操作】上药放药罐中，加清水适量，浸泡 5~10 分钟，水煎取汁 2000 毫升，候温浴足，每次 10~30 分钟，每日 2 次，每日 1 剂，连续 3~5 日。

【功用】辛凉解表，疏散风热。

【主治】风热感冒。

16. 药浴方②

【准备】麻黄、桂枝、生姜、紫苏、葱白、白芷各 20 克。

【操作】上药放药罐中，加清水适量，浸泡 5~10 分钟，水煎取汁 2000 毫升，候温浴足，每次 10~30 分钟，每日 2 次，每日 1 剂，连续 3~5 日。

【功用】辛温解表，发散风寒。

【主治】风寒感冒。

17. 药浴方③

【准备】香薷、紫苏叶、荆芥、防风、藿香各 15 克，菊花、葱白、生姜各 30 克，淡豆豉 20 克，连翘 10 克，食醋 50 毫升。

【操作】上药水煎取汁 2000 毫升，待温度适合时浸洗患儿双足，首次

加药液于小儿踝关节上下，再加食醋 50 毫升，后每隔 10~15 分钟加药液 1 次，每次约 200 毫升，直至药液覆没小腿肚，浸 40~60 分钟。每日 1 次，每次 1 剂，连续 2~3 日。

【功用】化湿和中，发汗解表。

【主治】小儿暑邪感冒。

18. 药浴方④

【准备】青蒿、荆芥、车前草、紫苏叶各 20 克。

【操作】上药加水 3000 毫升，煎取 2000 毫升浴足。

【功用】清热解表退热。

【主治】小儿感冒发热。

19. 药浴方⑤

【准备】青蒿 70 克。

【操作】上药水煎取汁，待温度适宜时洗浴患儿全身。每日 1~2 次，连续 2~3 日。

【功用】清热去火。

【主治】小儿感冒发热。

20. 药浴方⑥

【准备】浮萍、鲜生姜、葱白各 15 克，白酒少许。

【操作】上药同捣烂，加水煎取药液半盆，入白酒少许，待药温适宜，洗浴周身，尤其胸腹部要多洗几遍，每次洗 5~10 分钟。洗后立即用柔软毛巾将水擦干，盖被安卧，待出微汗即可。每日洗 1 次。

【功用】辛温发汗。

【主治】风寒感冒，男女老幼皆宜。

21. 药浴方⑦

【准备】贯众 100 克，荆芥、紫苏叶、防风各 60 克，薄荷 20 克。

【操作】上药煎汤，趁热睡前洗浴全身。一般用药 1~2 次。

【功用】发汗解表。

【主治】流行性感冒。

22. 涂擦方

【准备】葱白头、生姜各 30 克，食盐 6 克，白酒 1 盅。

【操作】上药共捣烂呈糊状，入白酒调匀，用纱布包紧，涂擦前胸、后背、手心、足心及腘窝。涂擦一遍后，让患者安卧，一般 30 分钟后即有汗出。

【功用】辛温解表散寒。

【主治】小儿风寒感冒，也有预防感冒的作用。

支气管哮喘

支气管哮喘，简称哮喘，是一种以慢性气道炎症和气道高反应性为特征的异质性疾病。临床表现为反复发作的喘息、气急、胸闷或咳嗽等症状，常在夜间及凌晨发作或加重，常与接触变应原、冷空气，理化刺激，病毒性上呼吸道感染，运动等有关。

本病属中医"哮证"范畴，"伏痰"为因，以发作时喉中哮鸣有声，呼吸困难，甚则张口抬肩，不能平卧为主症。发作期分为寒哮和热哮，寒哮表现为呼吸急促，胸膈满闷如塞；咳不甚，痰稀薄色白，咳吐不爽，天冷或受寒易发，形寒畏冷；初起多兼恶寒、发热、头痛等表证。热哮表现为气粗息涌，咳呛阵作，胸高胁胀，烦闷不安；面赤口苦，咳痰色黄或色白，黏浊稠厚，咳吐不利，不恶寒。

中医外治疗法在缓解发作期症状上有起效快、疗效好、可随时用药的优点，同时在缓解期可补益全身脏腑精气以控制病况。临床上多以敷贴疗法及纳鼻疗法为主。

1. 敷贴方①（冬病夏治法）

【准备】炙麻黄、白芥子各30克，细辛、干姜各15克，甘遂10克，天仙子6克。

【选穴】肺俞、膈俞、定喘。

【操作】将上药共研细末，装瓶备用。此为一人一年用量。每年三伏、三九天将药末加姜汁调为泥糊状，外敷于双肺俞、双膈俞、双定喘，纱布覆盖，胶布固定，一般贴2~3小时。若贴后局部有灼热或疼痛感时，可提前取下；若贴后无其他不适，可多贴几小时，待干燥后再取下。每隔10日贴1次，共6次，即头伏、二伏、三伏、头九、二九、三九的第1日。一般连用3年为1个疗程，敷贴当天忌食生冷、酸、辣食物。

【功用】温补肺脾肾阳气，驱邪外出。

【主治】预防哮喘发作。

2. 敷贴方②

【准备】吴茱萸10克，陈醋适量。

【选穴】涌泉。

【操作】将吴茱萸研成极细末，用陈醋调成糊状，均匀地摊在纱布上，敷贴在两侧足心涌泉，用胶布固定，于每晚睡前敷贴，次晨取下，每日1次。

【功用】温肺散寒。

【主治】小儿寒性哮喘缓解期。

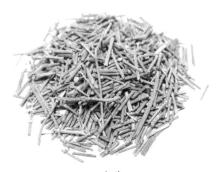
麻黄

3.敷贴方③

【准备】白芥子 10~15 克,面粉适量。

【选穴】涌泉或上背部两胛区。

【操作】将白芥子研成细末,加入面粉及适量清水调成糊状,均匀地摊在纱布上,敷贴在上背部两肩胛区,亦可敷贴在两侧涌泉,用胶布固定,敷贴到局部皮肤发热、微痛但不起疱为止,一般每次 30~45 分钟。

【功用】温补肺肾。

【主治】哮喘缓解期。

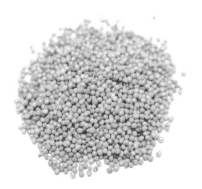

白芥子

4.敷贴方④

【准备】白矾 30 克,吴茱萸、白芥子、栀子各 20 克,面粉 35 克,食醋适量。

【选穴】涌泉、气海。

【操作】上药共研细末,加面粉适量调匀,做药饼 3 个,分别敷于双足涌泉及气海。连续敷贴 24 小时换 1 次,共 3~5 次。

【功用】化痰止咳,降气平喘。

【主治】小儿哮喘发作期。

5.敷贴方⑤

【准备】百部 30 克,栀子、杏仁各 9 克,白芥子、白胡椒各 3 克,鸡蛋清适量。

【选穴】膻中、涌泉。

【操作】上药研成粉末,用鸡蛋清调成糊状,分成 5 份,分别敷贴于膻中、双侧涌泉及与涌泉相对应的足背位置,用塑料薄膜固定,12 小时后取下,每日 1 次。

【功用】宣肺降逆平喘。

【主治】哮喘发作期哮鸣音重者。

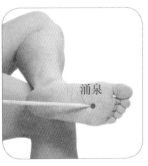

涌泉

6.敷贴方⑥

【准备】桃仁 60 克,杏仁 6 克,栀子 20 克,胡椒 3 克,糯米 2 克,鸡蛋清适量。

【选穴】涌泉、阿是穴。

【操作】上药共研细末,用鸡蛋清调制成糊状。将药糊分成 4 份,敷贴于双侧涌泉及与涌泉相对的足背阿是穴处,用油纸覆盖,胶布固定,敷灸 12 小时后去药洗净,然后隔 12

小时再敷贴第 2 次，贴敷 3 次为 1 个疗程。

【功用】宣肺止咳平喘。

【主治】哮喘发作期。

7. 敷贴方⑦

【准备】白芥子 60 克，白芷、轻粉各 9 克，白凤仙花根 15 克，蜂蜜适量。

【选穴】身柱、大椎。

【操作】将上药共研细末，装瓶备用。先用白凤仙花根煎汤擦背至发热，再取药末与蜂蜜调制成药饼，然后敷贴于背部的身柱与大椎上，交替持续敷贴至皮肤发疱。水疱不可弄破，若不慎弄破应予以消毒。

【功用】温肺散寒，祛痰平喘。

【主治】寒性哮喘。

8. 敷贴方⑧

【准备】麻黄 5 克，白芥子 20 克，甘遂 12 克，细辛 8 克，延胡索、玄明粉各 15 克，桑白皮汁适量。

【选穴】百会、肺俞、膏肓、涌泉。

【操作】上药共研细末，分成 3 份，用桑白皮汁适量调匀，做成糊饼状，再分成若干等分，分别敷于百会、肺俞、膏肓、涌泉（每次敷贴 2 穴，交换敷贴），用纱布包扎好（药饼外加一层塑料薄膜，以免干后影响疗效）。6 小时左右去药，连续 3~5 次。

【功用】温阳祛风，化痰平喘，宣肺理气。

【主治】寒性哮喘发作期兼有表证未解。

9. 敷贴方⑨

【准备】麻黄 15 克，细辛、苍耳子、延胡索（醋炒）各 4 克，丁香、吴茱萸、白芥子、肉桂各 3 克。

【操作】上药共研为细末，取药末适量，用脱脂药棉薄裹如小球，塞入患者脐孔内，以手压紧使其陷牢，外以胶布贴紧。隔 2 日换药 1 次，10 日为 1 个疗程。一般贴药 1~2 个疗程可痊愈。如贴药未满 1 日，脐孔灼热发痒时，应立即揭下贴药，待过 1~2 日，脐孔不痒时再换药球续贴之。

【功用】解表散寒，宣肺平喘。

【主治】寒性哮喘发作期。

10. 敷贴方⑩

【准备】麻黄、生石膏、甘遂、杏仁、白芥子、白矾各等量，醋适量。

【操作】将上药混合共碾成细末，贮瓶密封备用。用时取药末适量，以陈醋调和如泥状，敷于脐上，盖以纱布，胶布固定。每日换药 1 次，7 次为 1 个疗程。

【功用】清热化痰，降气平喘。

【主治】热性哮喘发作期。

11. 热熨方①

【准备】苍术、麻黄各 30 克，鸡蛋

1 个。

【选穴】肺俞、涌泉。

【操作】将苍术、麻黄、鸡蛋加水用文火煮半小时，取出鸡蛋趁热熨擦患儿背部、肺俞及双侧涌泉，冷后再煮热，反复滚擦 3~5 次。一般 1 次可见效，连续 3~5 次。

【功用】温肺散寒，止咳平喘。

【主治】寒性哮喘。

12. 热熨方②

【准备】白芥子、莱菔子、紫苏子、桔梗各 50 克，甘遂、细辛各 20 克。

【操作】上药共研细末，置于锅中炒热后，布包热熨双肩胛之间。每日热熨 30 分钟，每日 1 次，连续 7 日。

【功用】温肺化痰平喘。

【主治】寒性哮喘，咳嗽痰多色白。

13. 纳鼻方①

【准备】鱼腥草注射液、复方鲜竹沥汁各 2 毫升。

【操作】将上药加到压缩超声雾化吸入器中，作雾化吸入，每次 5~10 分钟，每日 2 次。

【功用】清热宣肺平喘。

【主治】热性哮喘发作期。

14. 纳鼻方②

【准备】麻黄、杏仁、炙甘草各 6 克，黄芩 8 克，丹参 9 克，黄芪 15 克。

【操作】将上药加到压缩超声雾化吸入器中，作雾化吸入，每次 5~10 分钟，每日 2 次。

【功用】宣肺益气平喘。

【主治】哮喘慢性持续期和缓解期。

15. 纳鼻方③

【准备】平喘合剂（细辛、虎杖、麻黄、蝉蜕、地龙、黄芩及甘草提取）。

【操作】将上药加到压缩超声雾化吸入器中，作雾化吸入，每次 5~10 分钟，每日 2 次。

【功用】宣肺止咳，化痰平喘。

【主治】哮喘急性发作期。

16. 纳鼻方④

【准备】细辛、猪牙皂、王不留行各 9 克，艾叶 6 克。

【操作】上药共研粉末，分为 3 份，每日 1 份，分 2 次放进竹筒中燃烧成烟，患者凑上吸闻烟气。

【功用】通窍祛痰。

【主治】哮喘急性发作期。

慢性支气管炎

慢性支气管炎，简称慢支，是气管、支气管黏膜及其周围组织的慢性非特异性炎症。临床上以咳嗽、咳痰为主要症状，或有喘息，每年发病持续3个月或更长时间，连续2年或2年以上。以晨间咳嗽为主，睡眠时有阵咳或排痰，清晨排痰较多，起床后或体位变动可刺激排痰。和吸烟、感染、空气污染等长期刺激密切相关。

本病属中医"咳嗽"中内伤咳嗽范畴，邪实与正虚并见。急性加重期属于痰热郁肺证（痰多黄稠或黏厚，或有热腥味，或夹有血丝，胸胁胀满，咳时引痛，常伴有面赤，或有身热），缓解期主要分为痰湿蕴肺证、肺阴亏虚证、肝火犯肺证、肺脾肾三脏虚证。痰湿蕴肺证表现为咳嗽反复发作，痰多色白清稀。肺阴亏虚证表现为干咳，痰少质黏色白，或声音逐渐嘶哑，或伴面色潮红，口干咽燥，心烦易怒，形体日渐消瘦。肝火犯肺证表现为上气咳逆阵作，咳时面红目赤，引胸胁作痛，咽干口苦，常感痰滞咽喉而咳之难出，量少质黏，或痰如絮条，症状可随情绪波动而增减。

所谓"肺不伤不咳，脾不伤不久咳，肾不伤不喘，病久则咳喘并作"，久病失治易使脏腑之气日渐亏虚而并发哮喘等症，故应重视慢性支气管炎的治疗。临床上多以贴敷疗法及纳鼻疗法为主。

1. 敷贴方①

【准备】白芥子10克，甘遂、细辛、干姜各5克，麻黄3克。

【选穴】肺俞、定喘、天突。

【操作】将上药共研细末，用姜汁调糊状，在三伏天外敷于肺俞、定喘、天突，纱布包扎，胶布固定。每日敷8~24小时，每次贴敷8~10日，连续3年。

【功用】温肺助阳化饮。

【主治】预防慢性支气管炎发作。

2. 敷贴方②

【准备】黄芪10克，苍术6克，丁香4克，冰片1克，藿香正气水适量。

【操作】上药共研细末，装瓶备用。

每次使用时取药末适量，用藿香正气水调为稀糊状外敷肚脐处，纱布覆盖，胶布固定。每日换药1次，连续7~10日。

【功用】益气健脾。

【主治】小儿反复呼吸道感染。

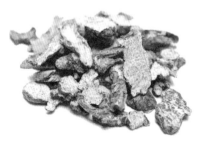

苍术

3. 敷贴方③

【准备】生地黄、麦冬、百合、五

味子各 10 克，蜂蜜适量。

【选穴】神阙。

【操作】将上药共同研成细末，用蜂蜜调成糊状，敷于神阙，盖上纱布，胶布固定，每日 1 次。

【功用】滋阴润肺止咳。

【主治】慢性支气管炎之肺阴亏虚证。

4. 敷贴方④

【准备】白矾 30 克，牵牛子 15 克，面粉、米醋各适量。

【选穴】涌泉。

【操作】将上药研为细末，加面粉、米醋调为膏状，于每日晚上敷于涌泉，纱布覆盖，胶布固定，次日去掉。10 次为 1 个疗程，连续 1~2 个疗程。

【功用】燥湿祛痰。

【主治】慢性支气管炎之痰湿蕴肺证。

5. 敷贴方⑤

【准备】木鳖子 15 克，杏仁、桃仁各 9 克，陈皮、柴胡各 6 克，木香、沉香、巴豆各 3 克，炒扁豆 30 个，白胡椒 15 粒，鸡蛋清或凡士林适量。

【操作】将上药共研细末，每次取 6 克，加鸡蛋清或凡士林调敷涌泉，再用纱布包裹固定，每日 1 次。

【功用】温肺化饮，行气豁痰止咳。

【主治】慢性支气管炎之痰湿蕴肺证。

6. 敷贴方⑥

【准备】黄连 3 克，桃仁 9 粒，杏仁 3 粒，栀子、胡椒各 6 粒，鸡蛋

清适量。

【选穴】涌泉。

【操作】将上药共捣烂，用鸡蛋清调成糊状，敷贴于涌泉，先以纱布覆盖，再用胶布固定，每日 1 次。

【功用】清热止咳。

【主治】慢性支气管炎之痰热郁肺证。

7. 敷贴方⑦

【准备】鱼腥草 15 克，青黛、蛤壳各 9 克，葱白 3 根，冰片 0.3 克。

【选穴】神阙。

【操作】前 3 味药共研细末，与后 2 味药共捣烂如糊，用时取药糊适量填于神阙，用胶布固定，每日 1 次。

【功用】清热化痰止咳。

【主治】慢性支气管炎之痰热郁肺证，咳嗽痰多黄稠。

8. 敷贴方⑧

【准备】附子、肉桂、干姜各 15 克，山柰 9 克。

【选穴】肺俞。

【操作】上药共研细末，装瓶备用。用时先以拇指用力按摩双侧肺俞 1

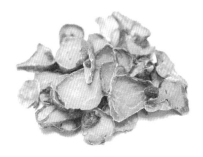

附子

分钟，使局部潮红，再取药粉适量放于穴位上，用 3 厘米 ×3 厘米的胶布固定，隔日 1 次。

【功用】温阳补气。

【主治】慢性支气管炎之脾肾阳虚证，咳嗽气喘，痰液清稀，气短懒言。

9. 芳香方①

【准备】苍术 150 克，白芷 100 克，防风 60 克，菊花、薄荷各 50 克，辛夷 20 克，藿香、细辛各 15 克，山奈、冰片各 10 克。

【操作】上药共研粗末，装入枕头中，让小儿每日睡在其上。每月换药 1 次，连续 3 个月。

【功用】健脾补气，芳香散邪。

【主治】小儿慢性支气管炎。

10. 芳香方②

【准备】紫苏子 100 克，白芥子、秦艽各 50 克，细辛 30 克。

【操作】将上药研碎，装入 10 厘米 ×16 厘米 ×0.5 厘米大小的药垫内，制成护肺药垫，缝于贴身衣服内部。

【功用】温阳散寒。

【主治】各类咳嗽咳痰。

11. 芳香方③

【准备】党参、防风、白芷、黄芪、苍术、白术各等量。

【操作】上药共研为细末，装入布袋中，扎紧，置于肚脐处，固定。每月敷贴 1~2 次，每次敷贴 1 周左右。

【功用】补脾益气燥湿。

【主治】小儿慢性支气管炎。

12. 耳穴贴压法

【准备】磁珠贴。

【选穴】肺、气管、神门、交感。

【操作】常规消毒耳穴部位，左手固定耳廓，右手用磁珠贴对准穴位贴压。以拇、食指对捏轻压磁珠 3 分钟，至局部有热、麻、胀、痛等得气感。每次取单侧耳穴，隔日更换磁珠贴，并换另侧耳穴，双耳交替做治疗。贴压期间，嘱患者每日自行按摩耳穴 2~3 次。按摩时，以按压为主，切勿揉搓，以免搓破皮肤，造成感染。

【功用】补肺温阳。

【主治】各类咳嗽咳痰。

慢性阻塞性肺疾病

慢性阻塞性肺疾病（COPD），简称慢阻肺，其特征是持续存在的呼吸系统症状和气流受限，通常与显著暴露于有害颗粒或气体引起的气道和（或）肺泡异常有关。慢阻肺与慢性支气管炎和肺气肿有密切关系，其病理改变也主要表现为慢性支气管炎及肺气肿的病理变化。

本病在中医可属"喘证""肺胀""肺痿"范畴。"喘证"以呼吸困难，甚至张口抬肩，鼻翼扇动，不能平卧为特征，是由久咳伤肺，或病久肺虚，气失所主，气阴亏耗，因而短气喘促。"肺胀"以喘息气促，咳嗽咳痰，胸部膨满，胸闷如塞，或唇甲紫绀，心悸浮肿，甚至出现喘脱、昏迷为主要表现，是由于久病肺虚，痰瘀潴留，每因复感外邪诱使本病发作加剧。"肺痿"以咳吐浊唾涎沫为主症，多由其他肺系疾病（如久咳、久喘等）迁延不愈或失治误治后，耗伤肺气，灼伤肺津，致使肺虚，津气亏损失于濡养，导致肺叶痿弱不用而得。

故在临床治疗中，对于慢阻肺的早期发现与早期干预十分重要，尤其是有吸烟史的患者应首先劝导其戒烟，若早期不重视治疗，任由疾病发展，则不仅症状加重严重影响生活质量，且证型虚实夹杂，更难治愈。中医外治疗法配合内治疗法治疗慢阻肺，可以极大地提高疗效、缩短疗程，同时对于气短、喘息等影响患者生活质量的症状能较快起到缓解作用。

1. 敷贴方①（冬病夏治法）

【准备】炒白芥子6克，桔梗、蜜款冬花各5克，蜜麻黄4克，醋延胡索、醋甘遂、细辛、白芷各3克，生姜汁适量。

【选穴】肺俞、大杼、天突、风门、定喘。

【操作】将上药混匀后烘干，研磨过80目筛。将前述过筛后的药粉用

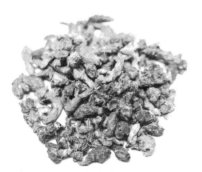

款冬花

生姜汁调制，做成药饼装入空白敷贴中即成。在夏季进入三伏时期，从头伏开始，将上述制备好的敷贴用于上述穴位，每次敷贴4小时，每伏敷贴3次，直至伏期结束。敷贴期间，严密监测不良反应。

【功用】补肺益气，驱邪扶正。

【主治】慢性阻塞性肺疾病。

2. 敷贴方②

【准备】甘遂10克，白芥子、细辛、白芷、黄芩各5克，肉桂3克，生姜汁适量。

【选穴】天突、大杼、肺俞、膏肓。

【操作】上药研为细末用生姜汁调制，做成直径2厘米的药饼。将药饼分别贴在上述穴位，医用胶布固定，每次敷贴4小时，每周2次，

连续治疗 6 周。

【功用】温阳通络，化湿祛痰，温肾纳气。

【主治】慢性阻塞性肺疾病。

3. 敷贴方③

【准备】白芥子、葶苈子各 30 克，五味子、甘遂、细辛各 5 克，麻黄 10 克，生姜汁适量。

【选穴】定喘、肺俞、脾俞、肾俞、足三里、膏肓。

【操作】以上药物研末，用生姜汁调稠，置于一次性使用穴位敷贴中央的填药凹槽中，将药饼填充压匀以备用。患者取坐位或俯卧位，将制备好的药物敷贴置于上述穴位并固定，每次贴敷 4 小时，每周 1 次，连续治疗 8 周。

【功用】温肺行气，祛痰平喘。

【主治】慢性阻塞性肺疾病。

4. 纳鼻方①

【准备】党参、黄芪各 20 克，紫苏子、茯苓各 15 克，当归、熟地黄、枸杞子、牛膝各 12 克，赤芍 10 克，山茱萸、芡实各 9 克。咳嗽、咳痰多则加半夏 9 克；面目水肿则加肉桂、泽泻、车前子各 9 克；容易感冒则加防风 6 克；自汗且动则加重加浮小麦 20 克；腰膝疲软则加杜仲 15 克；小便频繁则加益智、金樱子、桑螵蛸各 9 克。

【操作】上药加清水浸泡 30 分钟后

再用 500 毫升水煎煮 2 次，每次 30 分钟，1 小时沉淀，过滤去渣 3 次，取液，然后将中药液放入雾化器中，雾化吸入。每次 15~20 分钟，每日 2 次。1 个月为 1 个疗程，连续治疗 2 个疗程。

【功用】补肺益肾，止咳化痰，补血活血。

【主治】慢性阻塞性肺疾病缓解期。

5. 纳鼻方②

【准备】紫草、大青叶、厚朴、苦杏仁各 9 克，生石膏 30 克，紫苏子、白果各 12 克，蝉蜕、僵蚕各 6 克，鲜竹沥 50 克。

【操作】将前 9 味药加水 400 毫升浸泡 1 小时，煮沸后密闭锅盖，文火焖 30 分钟，过滤去渣，沉淀后加鲜竹沥 50 克密闭备用。在雾化器药杯内加入上述中药液 10 毫升，接通氧气，氧流量调至每分钟 5~6 升。每次持续 9~10 分钟，每日 3 次。

【功用】清热化痰，宣通肺气。

【主治】慢性阻塞性肺疾病急性加重期。

6. 纳鼻方③

【准备】百部、地龙、川贝母、丹参各 15 克，黄芩、荆芥各 12 克，细辛 6 克。

【操作】将前 9 味药经煎药机煎煮后将药液无菌灌装成袋备用，用时过滤去渣 3 次，将过滤好的中药液取 20 毫升放入超声雾化器中雾化吸入。每次 10~15 分钟，每日 2 次。

【功用】润肺解痉，止咳平喘。

【主治】慢性阻塞性肺疾病。

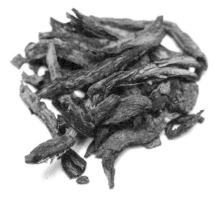

丹参

7. 纳鼻方④

【准备】款冬花 15 克，苦杏仁、半夏、厚朴各 9 克，葶苈子、紫苏子、陈皮、紫苏各 10 克，茯苓 12 克，麻黄、甘草各 6 克。

【操作】将上药浸泡 30 分钟后加 2 升清水煮沸，然后用文火在密闭锅中焖约 2 小时，过滤去渣。取 200 毫升药液加于雾化器中雾化吸入。每次 20 分钟，每日 2 次，连续 7 日为 1 疗程。

【功用】宣肺平喘，化痰止咳。

【主治】慢性阻塞性肺疾病。

8. 纳鼻方⑤

【准备】大青叶、苦杏仁、厚朴各 8.5 克，生石膏 30 克，白果仁、紫苏子、黄芩、金银花各 13 克，蝉蜕 5 克。

【操作】将上药加水 500 毫升，浸泡半小时，煮沸后文火焖半小时，过滤去渣，沉淀后沥出 50 克备用。在雾化器药杯内加入中药液 5 毫升，接通氧气，将氧流量调至每分钟 5~6 升，雾化吸入。每日 3 次，每次 10 分钟。2 周为 1 个疗程。

【功用】清热宣肺，解毒降气，止咳平喘。

【主治】慢性阻塞性肺疾病急性加重期。

9. 耳穴贴压方

【准备】磁珠贴。

【选穴】神门、皮质下、支气管、肺、肾。

【操作】常规消毒上述耳穴，左手固定耳廓，右手用磁珠贴对准穴位贴压。以拇、食指对捏轻压磁珠 3 分钟，至局部有热、麻、胀、痛等得气感。每次取单侧耳穴，隔日更换磁珠贴，并换另侧耳穴，双耳交替做治疗。贴压期间，嘱患者每日自行按摩耳穴 2~3 次。按摩时，以按压为主，切勿揉搓，以免搓破皮肤，造成感染。

【功用】补肺益肾。

【主治】慢性阻塞性肺疾病。

原发性高血压

高血压是以体循环动脉压升高为主要临床表现的心血管综合征，主要表现为血压不小于140/80mmHg，可伴头晕等症状。可分为原发性高血压和继发性高血压，本篇讨论原发性高血压。

根据高血压发病特点及临床表现，可归属中医"眩晕""头痛""风眩""头风"等范畴。中医学认为，本病的病机主要在火、痰、虚等方面，与肝、肾、脾、心、脉、肺等均相关。治法上则以清热、化痰、补虚为主。在临床上，敷贴法、药浴法、按摩法等外治疗法均可辨证使用。采用中医外治疗法防治高血压，可协同降压，改善临床症状，提高患者生活质量。

1. 敷贴方①

【准备】吴茱萸18~30克，米醋适量。

【选穴】涌泉。

【操作】将吴茱萸研为细末，用米醋调，敷于涌泉，外用纱布包扎，胶布固定。每日换药1次，连续5日为1个疗程，用药2~3个疗程。一般敷药12~24小时血压开始下降。

【功用】平肝潜阳。

【主治】原发性高血压头晕、头胀。

2. 敷贴方②

【准备】吴茱萸15克，桃仁10克，栀子6克，胡椒3克，米醋适量。

【选穴】涌泉。

【操作】将上药共研细末，每取5克，用米醋调成膏状，外敷涌泉。每日1换，双足交替使用，10日为1个疗程，连续1~2个疗程。

【功用】清肝活血，平肝息风。

【主治】原发性高血压头痛、眩晕。

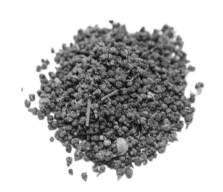

吴茱萸

3. 敷贴方③

【准备】附子、吴茱萸各20克，蓖麻仁50克，生姜150克，冰片10克。

【选穴】涌泉。

【操作】上药前3味共研细末，加生姜共捣如泥，加冰片和匀，调成膏状，每晚敷于涌泉，包扎固定。7日为1个疗程，连续3~4个疗程。

【功用】引火归元。

【主治】原发性高血压。

【主治】原发性高血压。

4. 敷贴方④

【准备】桃仁、杏仁各 12 克，栀子 3 克，胡椒 6 粒，糯米 15 粒，鸡蛋清适量。

【选穴】涌泉。

【操作】将上药共捣烂，加鸡蛋清 1 个调成糊状，分 3 次用。于每晚临睡前敷贴于涌泉，外用纱布覆盖，胶布固定，次晨除去。每夜 1 次，每次敷一足，两足交替敷贴，6 次为 1 个疗程。

【功用】清肝活血。

【主治】原发性高血压。

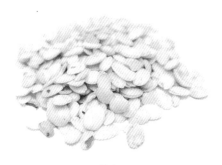

桃仁

5. 敷贴方⑤

【准备】吴茱萸、米醋各适量。

【操作】将吴茱萸研为细末，用米醋调糊外敷肚脐处，纱布覆盖，胶布固定。每日换药 1 次，5 日为 1 个疗程，连续 2~3 个疗程。

【功用】温中活血。

6. 敷贴方⑥

【准备】吴茱萸、川芎各等量，麝香止痛膏适量。

【操作】将上药研为细末，用米醋调糊外敷肚脐处，用麝香止痛膏固定。每日换药 1 次，5 日为 1 个疗程，连续 2~3 个疗程。

【功用】温中活血。

【主治】原发性高血压。

7. 敷贴方⑦

【准备】白芥子 30 克，胆南星、白矾各 15 克，川芎、郁金各 9 克，姜汁适量。

【操作】将上药研末，用姜汁调成膏状备用。用时贴在脐孔上，外加纱布覆盖，胶布固定。每日换药 1 次，15 日为 1 个疗程。

【功用】降气化痰，开郁止眩。

【主治】原发性高血压头晕、头重。

8. 敷贴方⑧

【准备】吴茱萸、川芎、白芷各 30 克。

【操作】将上药研成细末，取药末 20 克，用脱脂棉包裹如小球状，填入脐孔内，用手压紧，外用纱布覆盖，胶布固定。每日换药 1 次，10 日为 1 个疗程。

【功用】行气活血。

【主治】原发性高血压。

9. 药浴方①

【准备】磁石、石决明、杜仲、牛膝、党参、黄芪、当归、桑枝、枳壳、乌药、蔓荆子、蒺藜、白芍各6克，独活24克。

【操作】上药煎汤，每晚临睡前用药液泡脚30分钟。

【功用】益气养血，通经活络。

【主治】原发性高血压眩晕失眠。

10. 药浴方②

【准备】桑枝、桑叶、茺蔚子各10~15克。

【操作】上药加水1000毫升煎至600毫升，在40~50℃水温时泡脚30~40分钟，每晚1次。一般泡脚30分钟后开始降压，10个小时左右作用最强，维持4~6小时，若8小时后血压有回升，可煎汤第二次熏洗，一般经2次治疗可恢复到平时的基础血压。

【功用】清热泻火，平肝息风。

【主治】原发性高血压。

11. 药浴方③

【准备】牛膝、川芎各30克，天麻、钩藤（后下）、夏枯草、吴茱萸、肉桂各10克。

【操作】上药加水2000毫升煎煮，煮沸后再煮20分钟，取汁温热（夏季38~41℃、冬季41~43℃），倒入恒温浴足桶内浴足30分钟。每日上、下午各浴足1次，疗程为2周。

【功用】镇肝息风，平肝潜阳。

【主治】原发性高血压。

12. 芳香方①

【准备】徐长卿、草决明、青木香、磁石、菊花、牛膝、防己、地龙各10克。

【操作】将上药共研为细末装入布袋中，放于脐周，固定。20日为1个疗程，连续2~3个疗程。

【功用】镇肝息风，清热泻火。

【主治】原发性高血压。

13. 芳香方②

【准备】陈皮800克，槐花、木香各300克，川芎、夏枯草、菊花各200克。

【操作】上药共研细末，装入枕心作药枕用，每日不少于4小时。开始使用时，可口服少量降压药，以后逐渐减量。每个药枕可连续使用60日左右，一般使用1周左右即有明显的降压效果。

【功用】清热泻火，行气。

【主治】原发性高血压。

14. 芳香方③

【准备】野菊花、夏枯草、灯心草、石菖蒲、夜明砂各50克。

【选穴】风池、风府、大椎。

【操作】上药共研为粗末，装入枕心作药枕用。一剂可用1个月，连续3~5个月。睡枕时对着风池、风府和大椎。

【功用】清肝泻火。

【主治】原发性高血压头痛、头目胀痛。

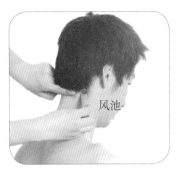

风池

15. 芳香方④

【准备】杭菊花、野菊花、冬桑叶、辛夷各500克，薄荷200克，红花100克，冰片50克。

【操作】上药研为粗末，装入枕心作枕用。一剂可用1个月，连续3~5个月。

【功用】清热泻火，活血行气。

【主治】原发性高血压头晕眼花。

16. 芳香方⑤

【准备】野菊花、桑叶、淡竹叶、生石膏、白芍、川芎、磁石、蔓荆子、青木香、夜明砂各30克。

【操作】上药研为粗末，装入枕心作枕用。一料可用1个月，连续使用3~5个月。

【功用】疏风清热活络。

【主治】原发性高血压头痛头晕。

17. 芳香方⑥

【准备】草决明、桑枝、夏枯草各50克，桑叶、杭菊花、牡丹皮、生石膏各30克，薄荷、苦丁茶、青木香、川芎、蚕沙、紫草各15克。

【操作】上药研为细末，装入枕心作枕用。每昼夜使用时间不少于6小时。

【功用】疏风清热。

【主治】原发性高血压头痛头晕。

18. 耳穴贴压方

【准备】王不留行籽贴。

【选穴】神门、降压沟、皮质下等为主穴。肝、肾、脾、交感、心、肝、内分泌、耳背沟（降压沟）为配穴。

【操作】常规消毒上述耳穴，左手固定耳廓，右手将王不留行籽对准相应穴位紧贴压其上，并轻轻揉按1~2分钟。

【功用】辅助降压。

【主治】原发性高血压。

冠状动脉粥样硬化性心脏病

　　冠状动脉粥样硬化性心脏病，简称冠心病，也称缺血性心脏病，是指冠状动脉发生粥样硬化引起管腔狭窄或闭塞，导致心肌缺血缺氧或坏死而引起的心脏病。冠心病是动脉粥样硬化导致器官病变的最常见类型，严重危害人类健康。

本病多发于40岁以上成人，男性发病早于女性。常见的临床类型为心绞痛。由体力劳动、情绪激动或其他因素诱发，疼痛部位主要在胸骨体上段或中段之后，可波及心前区，常放射至左肩、左臂内侧达无名指和小指，或至颈、咽或下颌部。疼痛性质为压迫、发闷或紧缩性，也可有烧灼感，或伴濒死的恐惧感。疼痛出现后常逐步加重，达到一定程度后持续数分钟至十余分钟，一般不超过半小时。经休息或舌下含服硝酸甘油也能缓解。

本病在中医学中多归属于"胸痹"范畴。为多种慢性心系疾病反复发展，迁延不愈的最终归宿。临床上，轻者可仅表现为气短、不耐劳累，重者可见喘息心悸，不能平卧，或伴咳吐痰涎，尿少肢肿，或口唇发绀，胁下痞块，颈脉显露，甚至出现端坐呼吸，喘悸不休，汗出肢冷等厥脱危象。本病多采用温通、活血化瘀、益气养阴、化痰、理气及补肾固本等方法来治疗。

1. 敷贴方①

【准备】黄芪、川芎、丹参、细辛、肉桂、冰片各适量。

【选穴】心俞、内关。

【操作】将上药按一定比例，制作成益气活血贴。每日贴敷心俞、内关，每次贴敷4~6小时，共治疗14日。

【功用】益气活血，通络止痛。

【主治】不稳定型心绞痛。

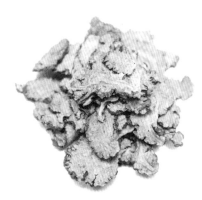

川芎

2. 敷贴方②

【准备】苏合香5克，川芎、丹参各30克，红花、郁金各10克，细辛6克。

【选穴】心俞、内关、膻中。

【操作】取双心俞、双内关、膻中穴位进行敷贴，每日1次。

【功用】行气活血，通络止痛。

【主治】冠心病心绞痛。

3. 敷贴方③

【准备】冰片、石菖蒲、红花、延胡索、柏子仁、三七粉各适量。

【选穴】内关、心俞、膻中、丰隆、三阴交、阳陵泉、血海。

【操作】将上述诸药制作成冠心贴贴在上述穴位。操作前先观察被操作者所选穴位部位是否有皮疹、溃破等情况，如无异常，将所选穴位处用 75% 的酒精溶液消毒，待皮肤干燥后将冠心贴涂抹于纱布上，大小约 2 厘米 × 2 厘米，厚度为 2 毫米，将纱布贴敷于穴位后用胶布固定，每日 1 次，10 次为 1 个疗程。

【功用】温通心阳，化瘀止痛，芳香开窍，养心安神。

【主治】冠心病心绞痛。

4. 敷贴方④

【准备】丹参 15 克，三七粉、附子各 3 克，川芎、郁金各 10 克，蜂蜜、醋各适量，医用穴贴适量。

【选穴】膻中、内关、心俞。

【操作】上述药物研磨成粉，配以蜂蜜及醋调成膏状，取 5 克用医用穴贴贴在上述穴位，每次敷贴 6 小时，隔日 1 次，若敷贴部位出现过敏现象则减少贴敷时间。

【功用】行气活血，解郁止痛。

【主治】气滞血瘀型冠心病心绞痛。

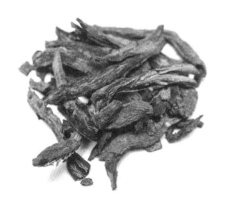

丹参

5. 耳穴贴压方①

【准备】王不留行籽贴。

【选穴】神门、交感、心、内分泌。

【操作】常规消毒后，将王不留行籽贴贴在上述穴位上，后轻轻按摩穴位，每个穴位均按压 1~2 分钟，每日 3~5 次。夏季 1~3 日更换 1 次胶布，冬季 7~10 日更换 1 次胶布。

【功用】镇静，安神，宁心。

【主治】气虚血瘀型冠心病失眠。

6. 耳穴贴压方②

【准备】王不留行籽贴。

【选穴】神门、心、皮质下、脾、肝。

【操作】选择敏感的一侧耳廓进行操作，在上述穴位上常规消毒后，将王不留行籽贴固定于所选穴位，进行 30 秒左右的按摩，并嘱患者每日自行按压 2~3 次，每次 1~2 分钟，夏季留置 1~3 日，冬季 7~10 日。

【功用】益气滋阴，活血养血。

【主治】气阴两虚型冠心病心绞痛失眠。

7. 耳穴贴压方③

【准备】王不留行籽贴。

【选穴】神门、交感、心、肾。

【操作】常规消毒后，将王不留行籽贴在所选穴位上并进行按压，以感觉到热、麻、胀、痛为度，每日 2 分钟，每日按压 4 次，睡前按压时间适当延长。

【功用】宁心安神。

【主治】冠心病失眠。

8. 耳穴贴压方④

【准备】王不留行籽贴。

【选穴】心、肾、神门、皮质下、交感为主穴，肝、脾、胆、胃为配穴。

【操作】常规消毒后，将王不留行籽贴固定于上述穴位，并用手指按压，以患者感到发热、发胀为宜，留置时间 3 日，间隔 2 日后重新进行耳穴贴压，4 周为 1 个疗程，治疗 2 个疗程。

【功用】补益心肾，活血止痛。

【主治】冠心病心绞痛。

9. 艾灸方①

【准备】艾条适量。

【选穴】心俞、内关、膻中、厥阴俞、巨阙。

【操作】点燃灸条，置于距穴位 2~3 厘米处艾灸，以局部发红发热且患者感到舒适为度，疗程为 6 周。

【功用】温经通络，活血化瘀，回阳固脱。

【主治】阴寒凝滞型冠心病。

10. 艾灸方②

【准备】艾条适量

【选穴】心俞、膈俞、脾俞、肾俞、膻中、中脘、关元、足三里。

【操作】点燃灸条，置于距穴位 2~3 厘米处艾灸，以局部发红发热且患

者感到舒适为度，疗程为 4 周。

【功用】温经散寒，通络止痛。

【主治】阳虚型冠心病心绞痛。

11. 药浴方①

【准备】川芎、白芷、牛膝、钩藤、夏枯草、吴茱萸各 30 克，肉桂 10 克。

【操作】上药加水 2000 毫升煎煮，水沸后再煮 20 分钟，取汁倒进足浴盆内，调温至 40℃左右，睡前 30 分钟浸足，浸泡 20~30 分钟，且保证足浴的水面在踝关节以上，每日 1 次。

【功用】疏通经络，行气活血。

【主治】稳定性冠心病合并脑卒中。

12. 药浴方②

【准备】干姜、川芎、丹参片、桃仁各 15 克，细辛 10 克，当归、红花、远志、首乌藤各 20 克。

【操作】上药煎煮后将汤药倒入足浴盆，加适量温水进行足浴。每晚 1 次，水温 40~50℃，每次 30 分钟，并辅以足底按摩。连续治疗 4 周。

【功用】益气养阴，通脉养血。

【主治】气阴两虚型冠心病室性期前收缩。

13. 药浴方③

【准备】三七、红花、金银花、玄参、当归各 30 克，生甘草 15 克。

【操作】上药煎取药液 500 毫升倒入足浴盆，加入热水至 2000 毫升，

水温 39~43℃，将双脚置于足浴盆，水深以踝关节上 5 厘米为宜，浸泡 30 分钟即可。

【功用】补气益心，活血止痛。

【主治】冠心病心绞痛。

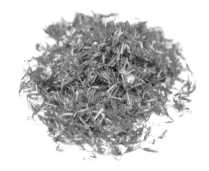

红花

14. 按摩方①

【选穴】内关、公孙、神门、足三里、三阴交为主穴。痰阻者配丰隆，血瘀者配血海，气滞者配太冲。

【操作】用手指指腹或手掌鱼际部在上述穴位上轻柔缓和地回旋揉动进行治疗。

【功用】活血化瘀，温经通脉。

【主治】冠心病。

15. 按摩方②

【选穴】双上肢手三阴经、三阳经。

【操作】患者取仰卧位，操作者双手叠加以患者脐为中心团揉（顺时针 5 分钟），在患者下腹部丹田处以掌根行长时间慢频率颤法，时间为 5 分钟，沿双上肢手三阴经、手

三阳经循行路线自上而下反复施拿法，时间为 5 分钟，双手拇指置于腋下，双手四指置于胸大肌前侧，双手合力摇撼或拿胸大肌，时间为 5 分钟。

【功用】通阳散结。

【主治】稳定性冠心病心绞痛。

16. 芳香方①

【准备】檀香 75 克，苏合香 25 克，乳香 30 克，木香 80 克，瓜蒌、薤白各 10 克。

【操作】将上药打碎成粗粉制成中药包，给予中药封包敷心前区。将中药包表面敷少许水后，用微波炉中档加热 3~5 分钟，用毛巾包裹局部敷心前区，每日 1 次，每次 30 分钟，中间需加热 1 次，注意避免烫伤。15 日为 1 个疗程。

【功用】活血化瘀，行气止痛，温经散寒。

【主治】气滞血瘀痰浊型冠心病。

17. 芳香方②

【准备】细辛、川芎各 20 克，制附子、肉桂、补骨脂各 15 克。

【操作】将上药研末拌匀，每 50 克用纱布小袋分装，热水浸泡 30 分钟至 40℃左右，热敷于心前区，每日 1 次，每次 6 小时，30 日为 1 个疗程。

【功用】温阳活血，化痰行气。

【主治】冠心病心绞痛。

肢体动脉痉挛症（雷诺病）

肢体动脉痉挛症，又称雷诺病，是一种遇冷或情绪紧张后，以阵发性肢端小动脉强烈收缩引起肢端缺血改变为特征的疾病。发作时肢端皮肤由苍白变为青紫，而后转为潮红。临床表现为手指由苍白至青紫、潮红，手指疼痛、麻木，皮肤硬化、指端溃疡。

本病一般属中医"血痹""痛痹""寒痹""脉痹""厥证""阴疽""肢端青紫症"等范畴。本病病因主要与外界气候寒冷，气血失和，脏腑功能失调有关。本病诱发因素多为寒冷刺激，其根源皆因素体阳气虚弱，所累及脏腑主要为心、肝、脾、肾四脏。针对不同的临床表现，辨证分型正逐步趋向一致。治疗法则也从温经散寒法扩充为益气活血、养血通脉、活血化瘀、温通肾阳等诸法。

1. 药浴方①

【准备】透骨草 30 克，当归、赤芍、花椒、苏木各 15 克，生天南星、生半夏、生草乌头、川牛膝、白芷、海桐皮各 10 克。

【操作】将上药装入布袋内，加水煎煮后，趁热熏洗患处，每日 1~2 次，每次 30 分钟。

【功用】回阳止痛。

【主治】雷诺病。

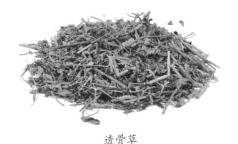

透骨草

2. 药浴方②

【准备】川乌、草乌、羌活、桂枝各 30 克，细辛、三棱各 50 克。

【操作】将上药加水 1000 毫升，文火煎，待煮沸后，将患肢放于其上熏之，以能耐受为度；最后煎取 400 毫升，待药温后泡洗患处 20 分钟；将药液保鲜储存，当日内再洗 1 次，如此每日 1 剂，每日 2 次。7 日为 1 个疗程。

【功用】通络止痛。

【主治】雷诺病。

3. 药浴方③

【准备】生川乌、生草乌、细辛、威灵仙、防风、秦艽、乳香、没药、桂枝各 20 克，芒硝、花椒、苏木、透骨草各 30 克，红花 10 克。

【操作】将上药加水 2500 毫升，煮沸 20 分钟后，先熏后洗，每次 20~30 分钟，每日 1~2 次，15 次为 1 个疗程。

【功用】温经通络，散寒止痛。

【主治】雷诺病。

4. 药浴方④

【准备】透骨草、肉桂、苏木、桃仁、红花各 50 克，川乌、草乌、细辛、三棱各 25 克。

【操作】将上药加水 3000 毫升，煎取汤液，先熏后洗，直至水温将凉为止。每日 1 次，15 次为 1 个疗程。

【功用】温阳通脉，散寒止痛。

【主治】雷诺病。

5. 敷贴方①

【准备】乳香、没药各 3 克，儿茶、龙骨各 5 克，三七粉 6 克，冰片、琥珀各 4 克，血竭 1.2 克。

【操作】将上药共研细末，每日或隔日调敷患处，2 个月为 1 个疗程。

【功用】益气活血，通络止痛。

【主治】雷诺病。

6. 敷贴方②

【准备】干姜 10 克，制附子 12 克，吴茱萸 15 克，蜂蜜适量。

【选穴】涌泉。

【操作】上药共研细末，以蜂蜜调敷患肢涌泉，每日 1 次，连用 1 个月为 1 个疗程。

【功用】温阳通脉，散寒止痛。

【主治】雷诺病。

7. 敷贴方③

【准备】血竭、乳香、没药、雄黄各 15 克，凡士林或醋适量。

【操作】上药煎水外敷，每日或隔日 1 次，直至痊愈；或上药研细末，加凡士林或醋调膏备用，外敷痛处，15 日为 1 个疗程。

【功用】益气活血，养血通络。

【主治】雷诺病。

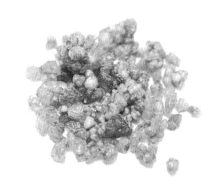

乳香

8. 艾灸方①

【准备】艾条适量。

【选穴】病在上肢取少泽、前谷、关冲、腕骨、液门、阳池、中冲、劳宫；病在下肢取至阳、束骨、足临泣。

【操作】点燃艾条，置于距穴位 2~3 厘米处艾灸，以局部发红、发热且患者感到舒适为度。对感到麻冷的部位重灸。每日 1 次，15 次为 1 个疗程。

【功用】温经通络。

【主治】雷诺病。

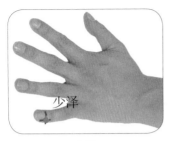

少泽

9. 艾灸方②

【准备】姜片、艾条各适量。

【选穴】病在上肢取少泽、前谷、关冲、腕骨、液门、阳池、中冲、劳宫；病在下肢取至阳、束骨、足临泣。

【操作】点燃艾条，置于距穴位 2~3 厘米处艾灸，以局部发红、发热且患者感到舒适为度。对特别感到麻冷的部位重灸。每日 1 次，15 次为 1 个疗程。

【功用】温经散寒，活血通络。

【主治】雷诺病。

偏头痛

偏头痛是临床最常见的原发性头痛，也是一种常见的慢性发作性神经血管疾患。常表现为反复发作的，多单侧的中、重度搏动样头痛，常伴有恶心、呕吐、畏光、畏声及疲乏无力。少数典型病例发病前有视觉、感觉和运动障碍等先兆，多数患者有家族史，其发作可与多种因素有关，如各种理化因素、精神因素、内分泌和代谢因素等。

本病属中医"头风"范畴，是以自觉头部疼痛为特征的一种常见病证。头痛既可单独出现，亦可伴见于多种疾病的过程中。头痛的发生，一般可分为外感、内伤两类。若感受风、寒、湿、热等六淫之邪，上犯颠顶，阻遏清阳；或内伤诸疾，导致脏腑功能失调，气血逆乱，痰瘀阻窍；或外伤久病，导致气滞血瘀或气血亏虚，脑脉失养，皆可引发头痛。外感头痛一般起病较急，痛势剧烈，病程较短，多属实证，预后较好。内伤头痛多因脏腑功能失调所致，常起病较慢，痛势较缓，病程较长。头痛的发生，实者多属"不通则痛"，虚者多属"不荣则痛"。外感头痛属实证，以风邪为主，治疗当以祛风为主，兼以散寒、清热、祛湿。内伤头痛多属虚证或虚实夹杂证，虚证以补养气血或益肾填精为主；实证以平肝、化痰、行瘀为主；虚实夹杂证，宜标本兼顾，补虚泻实。

1. 按摩方①

【选穴】阳白、太阳、天冲、翳风、率谷、角孙。

【操作】用拇指桡侧部或其余四指指端快速地来回推抹阳白至风池5分钟，对天冲、翳风、率谷、角孙等穴位进行按揉，每个穴位1分钟，每日1次。

【功用】疏风通络，散寒止痛。

【主治】偏头痛。

2. 按摩方②

【选穴】风池、印堂。

【操作】按摩风池、印堂，最后击拍颈部100次，1个疗程7日，一般连用2个疗程。

【功用】活血通络，舒经止痛。

【主治】偏头痛。

3. 敷贴方①

【准备】白芷12.5克，全蝎、土鳖虫、僵蚕、防风各5克，冰片1.5克（后兑），薄荷2.5克，蝼蛄7.5克（蜂蜜调）。

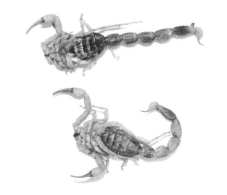

全蝎

【选穴】太阳。

【操作】将上药制作成中药敷贴药剂，敷贴于双侧太阳。

【功用】活血通络，止痛。

【主治】偏头痛。

4. 敷贴方②

【准备】川芎、细辛、白芷、冰片（薄荷油调）各适量。

【选穴】天牖、风池。

【操作】将上药制作成中药贴敷，敷于相应穴位。夜间贴敷4~8小时，连续贴敷3天。

【功用】疏风通络，散寒止痛。

【主治】偏头痛。

5. 敷贴方③

【准备】吴茱萸、米醋各适量。

【选穴】涌泉。

【操作】将适量的吴茱萸研磨，用米醋调匀成糊状，制作成中药敷贴，敷贴于涌泉。

【功用】温经通络，散寒止痛。

【主治】偏头痛。

6. 耳穴贴压方①

【准备】王不留行籽贴。

【取穴】肝、肾、肾上腺、皮质下、神门。

【操作】常规消毒后，将王不留籽贴于上述穴位，并轻轻揉按1~2分钟，并嘱咐患者每日按压5次。耳穴贴压治疗后，如果平均气温大于25℃时，王不留行籽贴治疗 2 日，中间休息 2 日之后再进行治疗；如果平均气温小于 25℃时，王不留行籽贴治疗 3 日，中间休息 2 日之后再进行治疗，20 日为 1 个疗程，连续治疗 40 日。

【功用】舒经活络，通畅气机，调节阴阳。

【主治】前庭偏头痛。

7. 耳穴贴压方②

【准备】磁珠贴。

【选穴】心、肾、神门、皮质下、内分泌、耳尖。

【操作】常规消毒后，将磁珠贴贴压上述耳穴，刺激穴位。

【功用】通经活络。

【主治】偏头痛。

8. 耳穴贴压方③

【准备】王不留行籽贴。

【选穴】神门、太阳、交感、皮质下、肾上腺、头痛点。

【操作】常规消毒后，将王不留行籽贴压于上述穴位，刺激穴位。

【功用】通络止痛。

【主治】偏头痛。

中风后遗症

中风后遗症是指急性脑血管疾病发病半年以后仍遗留的一系列症状，如半身不遂、语言不利、口角歪斜等。

从中医的角度而言，中风后遗症所表现的症状贯穿于中医中风的全过程，故将其归属于"中风"范畴。其病机概而论之，有风、火（热）、痰、瘀、虚五种，可在一定条件下相互转换，形成不同的病理因素，如风火、痰热、瘀血等。

本病的病变部位主要在脑，涉及心、肝、脾、肾等多个脏腑。根据病情程度，可分为中经络和中脏腑。中经络以半身不遂、口舌歪斜、肌肤不仁而无神志改变为主症，病变在络，病情较轻，此时运用中医外治疗法疗效显著。若伴有神志昏蒙的症状，即病变在脏腑，病情较重，单一治法效果不佳，当结合中西医内外治法协同治疗方可发挥最大的疗效。临床上多以活血化瘀、平肝息风、清热化痰为治法，运用敷贴、药浴和按摩等外治疗法均可取得显著疗效。

对中风后遗症患者，必须争取早期康复治疗，尤其在发病后的前 3 个月是获得理想功能恢复的最佳时机，在发病后 2 年内，如果康复措施得当，还会有不同程度的恢复，使患者的生存质量得以改善。

1. 敷贴方①

【准备】桃仁、栀子各9枚,麝香0.3克,白酒适量。

【操作】上药共研细末,用白酒调制成膏,敷贴于手心,用胶布固定,1周换药1次。

【功用】活血通经。

【主治】中风后半身不遂。

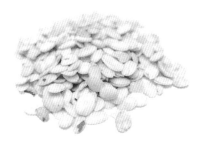

桃仁

2. 敷贴方②

【准备】大蒜3瓣。

【操作】大蒜去皮,捣烂如泥,涂擦于患侧牙根处,每日1次。

【功用】温阳通络。

【主治】中风后语言不利。

3. 敷贴方③

【准备】蔓荆子、黄芪、炙甘草各9克。

【操作】上药共捣烂,敷贴于患侧面部,每日1次。

【功用】疏风散寒,清利头目。

【主治】中风后口眼歪斜。

4. 敷贴方④

【准备】猪牙皂、樟脑各18克,麝香0.15克,麻油适量。

【选穴】下关。

【操作】上药共研细末混匀,加麻油适量调成糊状,每晚睡前先洗净患侧面部皮肤,将上药敷贴于下关,面积约2厘米×2厘米,覆以纱布,用胶布固定,次晨取下,每日1次。

【功用】醒神开窍。

【主治】中风后口眼歪斜。

5. 敷贴方⑤

【准备】莱菔子、米酒各适量。

【操作】将莱菔子文火炒黄,取10克研为细末,以米酒调匀制饼。常规消毒后,将药饼外贴于脐部,包扎固定,并时时以热水袋热敷,每12小时换药1次。一般用药2日后腹胀即可减轻,肠鸣音增强,随之排气,腹胀消失。

【功用】顺气开郁除胀。

【主治】中风后腹胀。

6. 敷贴方⑥

【准备】黄芪45克,桑枝、夏枯草、威灵仙各30克,地龙、羌活、没药、乳香各15克,牛膝12克,石菖蒲、肉桂各9克,米酒、风湿膏各适量。

【操作】上药共研细末,每晚睡前洗净脐孔,取药末9克,用米酒调成糊状,填于脐孔,用风湿膏固定,然后热敷脐部30分钟,次日早上取下,每日1次。

【功用】活血化瘀，通经活络。

【主治】中风后遗症。

7. 敷贴方⑦

【准备】地龙 20 克，川芎、红花、石菖蒲、羌活各 12 克，薄荷 8 克，桃仁、冰片各 3 克，凡士林适量。

【选穴】涌泉。

【操作】上药共研细末，加凡士林调匀，敷于涌泉，每日 1 换。

【功用】活血化瘀，搜风通络。

【主治】中风后遗症。

8. 敷贴方⑧

【准备】马钱子、蔓荆子、黄芪各 12 克。

【选穴】涌泉。

【操作】上药共研细末，加清水适量调为糊状，敷于患侧涌泉，每日 1 换。

【功用】行气通络。

【主治】中风后遗症。

9. 敷贴方⑨

【准备】桃仁、栀子各 7 枚，冰片 3 克，白酒适量。

【选穴】涌泉。

【操作】上药共研细末，加白酒适量调为稀糊状，外敷于患侧涌泉，每日 1 换。

【功用】活血化瘀。

【主治】中风后遗症。

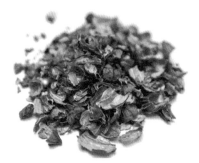

栀子

10. 热熨方

【准备】生姜 1 块，桂枝 50 克，白酒适量。

【操作】将生姜切成约 0.3 厘米的厚片，共切 20~30 片，用白酒炒生姜至热，然后以热姜片摩擦肩部、手腕、手指等疼痛或活动不便部位，至局部红润为止，勿使破皮。然后取桂枝，加姜片煮沸熏蒸局部约 30 分钟，后用纱布包残余热药渣，热敷局部至药渣冷却为止。每日 1~2 次，7 日为 1 个疗程，连续 1~2 个疗程。

【功用】活血散寒。

【主治】中风后肩部、手部活动不利。

11. 药浴方①

【准备】桑枝 60 克，黄芪、当归、淫羊藿、三七各 30 克，红花 18 克。

【操作】上药水煎取汁 500 毫升，加入温度为 40~45℃的水中，浸泡全身，每次约 30 分钟，每日 1 次，5 次为 1 个疗程。

【功用】益气活血。

【主治】中风后半身不遂。

12. 药浴方②

【准备】桑枝 60 克，夏枯草 50 克，三七、牛膝、伸筋草、透骨草、栀子各 30 克，川芎 15 克。

【操作】上药水煎取汁 500 毫升，加入温度为 40~45℃的水中，进行全身洗浴，每次约 30 分钟，每日 1 次，5 次为 1 个疗程。

【功用】舒经活络。

【主治】中风后半身不遂。

13. 药浴方③

【准备】透骨草、川芎各 30 克，急性子、姜黄、荆三棱、莪术、汉防己、威灵仙、红花各 15 克。

【操作】上药水煎取汁 500 毫升，熏洗患手、患足。每次约 30 分钟，每日 2 次，7 日为 1 个疗程，间隔 2~3 日行下 1 个疗程，连续 2~3 个疗程。

【功用】破血消癥。

【主治】中风后手足肿胀。

14. 药浴方④

【准备】伸筋草、透骨草、红花各 30 克。手足麻木者可加桑叶 250 克。

【操作】上药共放入搪瓷盆中，加清水 2000 毫升，煮沸 10 分钟后取出，放入浴盆中，药液温度以 50~60℃为宜，浸泡患肢，先浸泡手部，再浸泡足部。覆泡时，手指、足趾在药液中进行自主伸屈活动。每次 15~20

分钟，药液温度下降后可再加热，每日 3 次，连续 2 个月。手足麻木者可加桑叶 250 克煎汤，熏洗全身或患肢。

【功用】舒经活血。

【主治】中风后手足痉挛。

15. 药浴方⑤

【准备】蓖麻仁 10 克，桃枝、柳枝、桑枝、槐枝、椿枝、茄根各 30 克。

【操作】上药水煎取汁，熏洗患处。每日 2 次，每次 10~30 分钟，连续 1~2 个月。

【功用】活血通络。

【主治】中风后手足不遂。

16. 熏蒸方

【准备】制川乌、吴茱萸、川芎、海蛤粉各 9 克，石菖蒲 180 克，葱汁适量。

【选穴】涌泉。

【操作】将前 4 味药共研细末，用葱汁适量调为稀糊状捏成圆饼样，贴在患侧足涌泉，纱布束紧。将石菖蒲加清水 5000 毫升煮沸，倒在木桶中，中间放一木凳，将患足踏在木凳上，再用毛巾裹住木桶口，勿使热气外散，熏蒸患足。待水温适合时，取出木凳，足浴，待身上有微汗出时去掉药饼，拭干腿足，卧床盖被避风静养。本方宜在刚患病时立即用 1 次，以后每隔 7 日 1 次，一般连续 3

次后，手足便逐渐恢复自主活动。

【功用】温中化痰。

【主治】中风后半身不遂。

17. 按摩方①

【选穴】肩髃、曲池、合谷、手三里、外关。

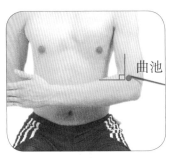

曲池

【操作】按摩上述穴位，每穴 3~5 分钟，可反复操作。

【功用】活血通络。

【主治】中风后半身不遂、口眼歪斜、肩臂疼痛、屈伸不利。

18. 按摩法②

【选穴】阳陵泉、足三里、环跳、昆仑、承山、太冲。

【操作】按摩上述穴位，每穴 3~5 分钟，可反复操作。

【功用】温经通络。

【主治】中风后肢体冷麻、下肢瘫痪、关节疼痛、屈伸不利。

急性胃肠炎

急性胃肠炎是指各种细菌和病毒引起的胃肠道的感染，好发于夏、秋季，常通过不洁的饮食、水等，经口侵入。主要表现为恶心、呕吐、腹痛、腹泻等胃肠道症状，较严重的伴畏寒、发热等全身感染症状，反复吐泻可引起脱水及电解质紊乱，危及生命。一旦出现上述现象，应尽量卧床休息，同时口服糖盐水以补充丢失的体液，吃清淡的流质或半流质食品来缓解胃肠负担，严重者要立即就诊。预防急性胃肠炎应注意饮食卫生，勤洗手，严格消毒餐具。

本病在中医无确切的病名，属"泄泻""呕吐"范畴。临床上以虚实辨证。急性胃肠炎因其病因为外邪刺激，故以实证多见，主要表现为突然呕吐，腹泻不止，泻后可痛减等症状。故临床有芳香化湿、解表散寒、清热燥湿、分消止泻、消食导滞、和中止泻等治法，加以固护胃气，防止伤胃太过。敷贴法、药浴法皆有较好的疗效。

1. 敷贴方①

【准备】广藿香 20 克，生姜、薄荷各 12 克，大腹皮、枳实各 6 克，菜油适量。

【选穴】神阙、中脘、膻中。

【操作】上药共研细末，用菜油调拌成膏状，敷贴于上述穴位，先以纱布覆盖，再用胶布固定，每日 1 次。

【功用】化浊和中，降逆止呕。

【主治】急性胃肠炎腹泻清稀或为水样便。

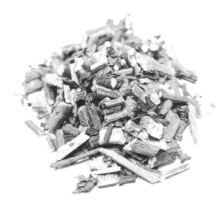

广藿香

2. 敷贴方②

【准备】吴茱萸、食盐各 100 克。

【选穴】天枢。

【操作】先将吴茱萸研成粉末，然后用食盐拌匀，敷于天枢及其周围，上面用热水袋熨敷，每日 1 次，每次 30 分钟。

【功用】温中散寒。

【主治】急性胃肠炎腹泻清稀或为水样便。

3. 敷贴方③

【准备】酒炒白芍 10 克，胡椒 2 克，葱白 60 克。

【操作】将白芍、胡椒共研为末，再与葱白共捣成膏，贴剑突下，每日 1 次。

【功用】温阳健脾，疏风散寒。

【主治】急性胃肠炎。

4. 敷贴方④

【准备】栀子、杏仁、红枣、葱头各 7 枚，芒硝 9 克，面粉 100 克，酒适量。

【选穴】长强。

【操作】将栀子、杏仁、芒硝、红枣研细末混匀，置于瓶中备用。用时再加入捣烂的葱头和面粉，以酒调匀，做成 0.3 厘米厚的薄饼，将药饼直接贴于骶尾部，盖上纱布后用胶布固定，每日敷 1 次。

【功用】行气导滞。

【主治】急性胃肠炎。

5. 敷贴方⑤

【准备】白豆蔻、吴茱萸、苍术、莱菔子（炒香）、白胡椒、荜茇、肉桂、丁香。

【操作】取白豆蔻、吴茱萸、苍术、莱菔子（炒香）、白胡椒、荜茇、肉桂、丁香按 3：3：3：3：2：2：1：1 共研细末，过 100 目筛装玻璃瓶备用，每支 5 克。小于 3 岁者,每次 5 克,大于 3 岁者,每次 5 克,用蜂蜜调成糊状外敷脐部,再用纸质胶布覆盖固定,每日 1 次,3 天为 1 疗程。

【功用】运脾温胃,止吐止痛,消胀。

【主治】小儿胃肠炎腹部寒冷之呕吐、腹痛、腹泻。

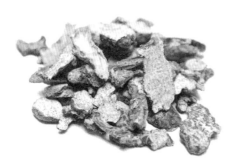

苍术

6. 敷贴方⑥

【准备】香连丸、凡士林各 3 克。

【操作】香连丸研末,加凡士林调成膏状,摊于敷料中心,贴于小儿肚脐处,胶布固定,3 天为 1 个疗程。

【功用】清热化湿,行气止痛。

【主治】小儿急性胃肠炎。

7. 涂擦方

【准备】生姜、葱白各 30 克。

【操作】生姜捣烂,葱白切段,加水 300 毫升,煮沸 30~40 分钟,趁热用食指蘸药液,在患者的拇指及小指部的掌面方向涂擦 12 次,再向手臂方向涂擦 12 次,每日 1~2 次。

【功用】温中健脾,行气。

【主治】急性胃肠炎腹痛、腹泻清稀或为水样便。

8. 药浴方①

【准备】鲜柞树嫩皮 250 克(干品 100 克)。

【操作】上药加水 500 毫升,煮沸 30 分钟,待药液温度降到 40℃左右时浸泡足踝关节以下的部位,每次泡 30 分钟,每日 1~2 次。

【功用】清热利湿,解毒。

【主治】急性胃肠炎。

9. 药浴方②

【准备】无花果叶 60 克。

【操作】将无花果叶洗净,加水 2000 毫升,煎至 1500 毫升,待温热后洗脚,早、晚各 1 次,每次 30 分钟。

【功用】健脾清肠。

【主治】急性胃肠炎。

10. 药浴方③

【准备】车前草 150 克,白扁豆 100 克,葛根 50 克,莱菔子 20 克。

【操作】上药水煎 20~30 分钟,将药液倒入盆中,加温开水,以超过足踝为度,水温保持在 30℃左右,浸泡脚部 30~60 分钟,每日 2~3 次。

【功用】清热利湿,行气导滞。

【主治】急性胃肠炎食滞、腹胀、泄泻。

呃逆

呃逆，俗称"打嗝"，由于膈肌、膈神经、迷走神经或中枢神经系统等受到刺激后引起一侧或双侧膈肌阵发性痉挛，使肺部空气突然冲出或进入致声带发声的一种常见生理现象。健康人可发生一过性呃逆，多与饮食有关，特别是饮食过快、过饱，摄入很热或很冷的食物、饮料等，外界温度变化和过度吸烟亦可引起。呃逆频繁或持续24小时以上，称为难治性呃逆，多发生于某些疾病。

本病属中医"呃逆"范畴，呃逆病位以胃、膈为主，与肝、脾、肺、肾密切相关。其病性有虚有实，且虚实寒热之间可相互兼夹或转化。主要可分为胃中寒冷证、胃火上逆证、气机郁滞证、脾胃阳虚证、胃阴不足证。胃中寒冷证表现为呃声沉而有力，胃脘部及膈间不舒，得热则减，遇寒则甚。胃火上逆证表现为呃声洪亮有力，冲逆而出，口臭烦渴，脘腹满闷。气机郁滞证表现为呃逆连声，常因情志不畅而诱发或加重。脾胃阳虚证表现为呃声低长无力，气不得续，泛吐清水，脘腹不舒，喜暖喜按，手足不温，食少乏力，大便溏薄。胃阴不足证表现为呃声短促而不连续，口舌干燥，不思饮食，或有烦渴，或食后饱胀，大便干结。

一般偶然发作或属一过性的呃逆，预后良好；若呃逆伴发于久病、重病之时，常属胃气衰败之候。故应注意辨证，重视对于呃逆症状的护理。中医外治疗法可以迅速治愈一过性呕逆，对于难治性呕逆可以缓解呕逆的症状并配合其他治疗方式提高疗效。

1. 刺腭方

【准备】消毒棉签1根。

【操作】用一根消毒棉签，软端放入口腔内，轻轻按摩软、硬腭交界处1分钟左右，呃逆即能止住。

【功用】疏通肺膈气机，助胃气复降。

【主治】一过性呃逆。

2. 取嚏方

【准备】消毒棉签1根。

【操作】用一根消毒棉签软端放入鼻腔内轻轻按摩，使喷嚏自出，呃逆自止。

【功用】疏通肺膈气机，助胃气复降。

【主治】一过性呃逆。

3. 纳鼻方

【准备】雄黄90克，高粱酒250克。

【操作】上药共煎片刻，趁热气上腾时熏蒸吸入，并作深呼吸。

【功用】疏通肺膈气机，助胃气复降。

【主治】一过性呃逆。

4. 按摩法①

【选穴】少商。

【操作】用食指、拇指紧压少商相对推擦，由轻及重，由慢及快，约5分钟左右。

【功用】调气机逆乱，清火泻火。

【主治】治疗一过性呃逆，缓解难治性呃逆，胃火上逆者尤佳。

5. 按摩法②

【选穴】膻中。

【操作】患者平躺于床上，双腿屈曲，腹部放松，以中指点按膻中1~2分钟。

【功用】宽胸理气。

【主治】治疗一过性呃逆，缓解难治性呃逆。

6. 按摩法③

【选穴】天突。

【操作】用食指或中指揉压天突，压时指尖向下掐压。

【功用】宽胸理气。

【主治】治疗一过性呃逆，缓解难治性呃逆。

7. 敷贴方①

【准备】吴茱萸、苍耳子各20克，肉桂5克，米醋适量。

【选穴】涌泉。

【操作】将上药研为细末，贮瓶备

用。每次取药末10克，用米醋适量调为稀糊状，外敷涌泉，纱布包扎，胶布固定。每日1换，连续3日。

【功用】温胃散寒。

【主治】膈肌痉挛之胃中寒冷证、脾胃阳虚证。

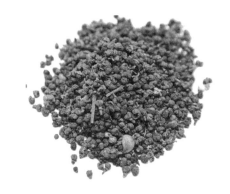

吴茱萸

8. 敷贴方②

【准备】丁香3克。

【选穴】涌泉。

【操作】将丁香放口中咀嚼，待口中有津液时吞下，咀嚼3~5分钟后，呃逆可止。为巩固疗效，可将丁香置于伤湿止痛膏中央，外敷涌泉，连续敷贴4~8小时。

【功用】温脾散寒行气。

【主治】膈肌痉挛之胃中寒冷证、脾胃阳虚证。

9. 敷贴方③

【准备】生姜3片，伤湿止痛膏适量。

【选穴】涌泉。

【操作】将生姜置口中咀嚼，待口

中有津液时吞下，咀嚼 3~5 分钟后，呃逆可止。为巩固疗效，可将生姜置于伤湿止痛膏中央，外敷涌泉，连续敷贴 4~8 小时。

【功用】温中散寒。

【主治】膈肌痉挛之胃中寒冷证。

10. 敷贴方④

【准备】大黄、沉香、丁香、苍耳子各 10 克，冰片 6 克。阴伤者可加麦冬、玉竹。

【选穴】内关、中脘、膻中。

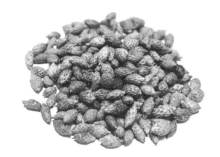

苍耳子

【操作】将上药研为细末，敷贴于上述穴位。辨证加入麦冬、玉竹可兼顾阴伤者。

【功用】和胃降逆。

【主治】膈肌痉挛之气机郁滞证、胃阴不足证。

11. 热熨方

【准备】丁香、法半夏、旋覆花、柿蒂、紫苏各 20 克。

【操作】将上药打碎或切碎，置锅中炒热，布包置于胃脘部。开始时需时时提起以免烫伤，待药物温度适中时置于治疗部位不动。也可用药包在胃脘部周围边熨边摩擦、揉按。每次 30 分钟，每日 1~3 次。

【功用】温中降逆。

【主治】膈肌痉挛之胃中寒冷证。

非酒精性脂肪肝

　　非酒精性脂肪肝是指排除长期大量酒精和其他明确损肝因素所致的以脂肪在肝细胞中蓄积为病理改变的临床病理综合征，包括单纯性脂肪肝、脂肪性肝炎、脂肪性肝硬化三种主要类型。其常伴有肥胖、糖耐量异常以及血脂紊乱等易患因素。现代医学认为，脂肪肝不是独立病证，而是由遗传、环境、代谢等多种因素造成的，所以日常生活中的预防保健也极为重要，例如控制饮食、增加运动等。

　　中医学中尚无非酒精性脂肪肝相关的病名，但在临证上多归在"胁痛""痞满""肝癖""积证""肥气"等范畴进行辨证论治。其病因病机主要是由于脾虚、湿停、气滞、血瘀等引起，且相互作用，互为影响。治疗上据此采用补虚、祛湿、行气活血等方法效果显著。

随着病情的进展，多数单纯性脂肪性肝炎经积极治疗后可完全恢复，三分之一左右可发展为非酒精性脂肪性肝炎，甚至进一步恶化为肝硬化和肝癌。对此目前还尚无专门用于治疗的特效药物，临床主要是通过改变不良的生活方式，以及针对相关代谢综合征和肝损伤的对症治疗。中医在对症治疗上有一定优势，在改善肝功能、降低血脂、预防癌变等方面均可取得良好疗效。

1. 敷贴方①

【准备】石菖蒲、茵陈、丹参、吴茱萸、枳实各等量，白酒 0.5 毫升。

【选穴】神阙。

【操作】将上药的免煎颗粒，均匀混合，再用白酒调匀，搅拌为浓稠糊状。常规消毒后，将敷料贴于患者脐部。每贴 8~10 小时后取下，每日敷脐 1 次。

【功用】祛湿活血，理气除痞。

【主治】辅助治疗脂肪肝、高血脂。

2. 敷贴方②

【准备】白芥子、柴胡、大黄各 5 份，垂盆草、枸杞子、黄芪、白芍、白术、丹参各 10 份，生甘草 3 份，硝石、白矾、冰片各 1 份，姜汁、甘油适量。

【选穴】肝俞、脾俞、胃俞、肾俞、三焦俞、丰隆、足三里。

【操作】将前 13 味药按比例混合碾成细末，用适量姜汁和甘油调和细末，制成 5 角硬币大小颗粒贴敷在上述穴位及肝区上，每日 1 次，外用穴位贴膜固定 8~10 小时。

【功用】疏肝健脾，补肾活血，化痰利湿。

【主治】非酒精性脂肪肝。

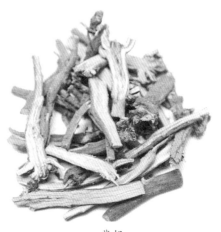

柴胡

3. 敷贴方③

【准备】丹参、三棱、莪术、泽泻、冰片、茯苓、白术各等量，白醋适量。

【选穴】章门、期门。

【操作】将前 7 味药打成粉末状，使用时取适量白醋调成糊状，平摊在 5 厘米 ×5 厘米穴位贴上，贴于右侧章门、期门，2 日换药 1 次，3 次后休息 1 日。

【功用】健脾利湿，活血化瘀。

【主治】非酒精性脂肪肝。

4. 敷贴方④

【准备】川芎、大黄、生半夏、冰片各等量，醋适量。

【选穴】肝俞、脾俞。

【操作】将上药打成粉，用适量水

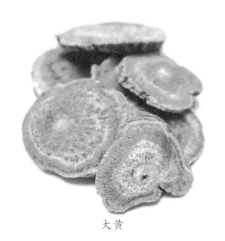

大黄

和醋调匀，均匀涂于 5 厘米 ×5 厘米带圈无纺布贴上，分别贴于上述穴位，于每日上午 8 点敷贴，每穴贴 2 小时。

【功用】理气化痰。

【主治】辅助治疗脂肪肝、高血脂。

5. 耳穴贴压方

【准备】王不留行籽贴。

【选穴】神门、内分泌、胃、肝及皮质下。

【操作】常规消毒后，将王不留行籽贴于上述穴位，每日使用 4 次，分别在三餐前和睡前各贴 1 张，每次仅贴单侧耳穴，双耳交替，连续治疗 2 个月。

【功用】疏肝行气。

【主治】非酒精性脂肪肝。

肠易激综合征

　　肠易激综合征（IBS）是一种以腹痛伴排便习惯改变为特征而无器质性疾病的常见功能性肠病。其起病隐匿，症状反复发作或慢性迁延，病程可长达数年至数十年，但全身健康状况却不受影响。精神、饮食等因素常诱使症状复发或加重，最主要的临床表现是腹痛、排便习惯和粪便性状的改变。几乎所有肠易激综合征患者都有不同程度的腹痛，部位不定，以下腹多见，排便或排气后缓解，极少有睡眠中痛醒者。腹泻型肠易激综合征常排便较急，粪便呈糊状或稀水样，一般每日 3~5 次，少数严重发作期可达 10 余次，可带有黏液，但无便血，部分患者腹泻与便秘交替发生。便秘型肠易激综合征常有排便困难，粪便干结、量少，呈羊粪状或细杆状，表面可附黏液。我国患者以腹泻型肠易激综合征为主，上述两型肠易激综合征均常伴腹胀、排便不净感，部分患者同时有消化不良症状和失眠、焦虑、抑郁、头晕、头痛等精神症状，一般无明显体征，可在相应部位有轻压痛，部分患者可触及腊肠样肠管，直肠指检可感到肛门痉挛、张力较高，可有触痛。

肠易激综合征在中医可分属"泄泻"与"便秘"范畴，但二者病位均在肠，与肝脾密切相关，肝郁脾虚为发病基础，肝脾不调、虚实夹杂为核心病机。无论"泄泻""便秘"皆"以治脾为先，肝脾同调，寒温并用"。

目前临床上对于肠易激综合征尚无理想治疗方案，治疗目标主要是消除或缓解症状，改善生活质量。相对于西医治疗来说，中医在治疗肠易激综合征这类慢性疾病上在疗效可靠的同时又具有毒副作用少、不易反复等优势，而中医外治疗法在改善肠易激综合征症状，提高生活质量等方面的优势也日益凸显。临床上两种及以上的中医外治疗法叠加使用效果甚佳，坚持使用外治疗法的患者不易复发。

1. 艾灸方①

【准备】当归60克，牛膝、冰片各50克，枳实、莱菔子各100克，火麻仁、肉苁蓉各150克，白术200克，白醋适量，艾灸盒1个，艾条适量。

【操作】先将中药打成细药末，取一小勺药末（要能完全盖住肚脐），倒入白醋调至柔软，可肉眼见白醋为宜；常规消毒后，用压舌板将调好的药末放至肚脐眼中，铺成薄薄一层药饼覆盖肚脐为宜；点燃艾条，放入艾灸盒中，将艾灸盒对准肚脐上药饼，拿衣物将患者腹部其余暴露部位盖住，以免受凉，一次灸20~30分钟，中途若药饼湿度不够，应间断蘸取白醋，以增加湿度，以避免烫伤，若有不适，应立即停止。灸完后用无菌纱棉封住药饼，继续保留4~6小时为宜，如有不适，可提前取下。

【功用】养血，润肠，通便。

【主治】便秘型肠易激综合征。

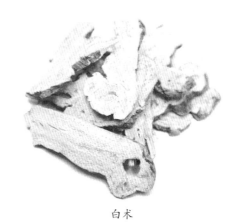

白术

2. 艾灸方②

【准备】附子、神曲、小茴香、白豆蔻、补骨脂10：10：10：6：15，生姜汁、艾炷各适量。

【选穴】神阙、中脘、天枢。

【操作】将上药磨成粉，加入适量生姜汁，混匀，制作成直径1.5厘米左右药饼，分别放置于上述穴位，先以艾炷灸3壮，再以医用敷贴固定4小时。

【功用】健脾止泻，温中散寒，行气止痛。

【主治】腹泻型肠易激综合征。

3. 敷贴方①

【准备】白芥子、吴茱萸、肉桂、厚朴及柴胡各等量，陈醋适量。

【选穴】神阙、中脘。

【操作】将前5味药研细末，以陈醋调和，敷于上述穴位，每日1次，每次贴敷时间为6小时。

【功用】温里助阳。

【主治】腹泻型肠易激综合征。

4. 敷贴方②

【准备】党参、高良姜各9克，生黄芪、白茯苓、五味子各12克，肉豆蔻、炒薏仁各15克，花椒3克，炒吴茱萸、炙甘草各6克，冰片1克，陈醋适量。

【选穴】神阙、气海、天枢。

【操作】将前13味药研细末，以陈醋调和，外敷上述穴位。

【功用】益气健脾，温阳散寒。

【主治】腹泻型肠易激综合征。

5. 敷贴方③

【准备】木香、厚朴、延胡索、桃仁各20克，蜂蜜适量。

【选穴】神阙、天枢、中脘、足三里。

【操作】上药制成粉末，每次使用适量蜂蜜将药物调制成糊状，制成1厘米×1厘米药块，置于4厘米×4厘米大小的胶布中央处。敷贴至上述穴位，每次敷贴3~5小时，以皮肤潮红、灼热为度，隔日1次。

【功用】健脾和胃，行气导滞，活血通便。

【主治】便秘型肠易激综合征。

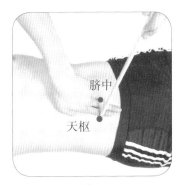

脐中

天枢

天枢

6. 耳穴贴压方①

【准备】磁珠贴。

【选穴】大肠、直肠、腹、脾、三焦、皮质下、便秘点。

【操作】常规消毒后，将磁珠贴于上述耳穴，嘱患者每日按压3次，每穴按揉2分钟，按揉时注意不要损伤皮肤，以耳部有酸、痛、热、麻感为度。3 日更换 1 次，两耳交替取穴按压。

【功用】通调肠腑，下气通便。

【主治】便秘型肠易激综合征。

7. 耳穴贴压方②

【准备】王不留行籽贴。

【选穴】直肠、大肠、交感、神门、内分泌、皮质下、肝、脾、胃肠沟。

【操作】常规消毒后，将王不留行籽贴贴于上述耳穴，然后按压 1~2 分钟，嘱患者自行按压以加强刺激，每次按压以感到热、胀、微痛为度。单侧取穴，两耳轮换。每日 3~5 次，每次 5 分钟，每周治疗 6 日，休息 1 日。

【功用】止痛解痉，健脾助运，理气消胀。

【主治】腹泻型肠易激综合征。

溃疡性结肠炎

溃疡性结肠炎是一种炎症性肠病，是常见的消化系统疾病，好发年龄为 15~30 岁。临床主要表现为不同程度的腹痛，大便次数增多，粪便中带有黏液、脓血。溃疡性结肠炎曾被认为是欧美地区的多发病，然而随着近年来亚太地区饮食习惯、生活环境的改变，溃疡性结肠炎在我国的发病率显著升高。

本病可归属至中医"腹痛""泄泻""痢疾"等范畴，主要病理因素为湿、热、毒、瘀，临床治疗时需辨明寒热、气血等。久泻腹痛绵绵，喜温喜按；暴泻腹胀痛，病势急。便出脓血，色鲜红为热；便出赤白清稀为寒。治宜针对病因施治，以祛湿邪与畅气机并重。如久泻寒泻应当散寒补虚，暴泻热泻应清热止痛。

溃疡性结肠炎具有病程长、易复发的特点，目前尚无法根治，西医口服治疗、中药口服治疗或者是中西医结合对症治疗效果明确，但部分口服药物会被肝脏和胃肠吸收降解，大大降低了到达病灶的药物浓度，从而减轻了药物疗效，中医外治法治疗规避了口服药物的弊端，且具有简捷安全、药物利用度高、作用时间持久以及缩短疗程等优势，可辨证使用。

1. 敷贴方①

【准备】白头翁、秦皮、黄连、黄柏各 15 克，紫草膏适量。

【选穴】神阙。

【操作】将前 4 味药研末，加紫草膏调成膏状，每次取用 3 克放置于 5 厘米 ×5 厘米穴位贴上，敷贴于神阙，时长不超过 4 小时，每日 1 次，以免损伤皮肤。28 日为 1 个疗程。

【功用】清热利湿，凉血止血。

【主治】溃疡性结肠炎。

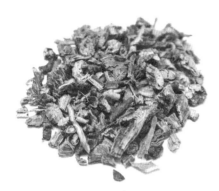

白头翁

2. 敷贴方②

【准备】车前子 20 克，花椒、肉桂、丁香各 10 克，醋适量。

【选穴】神阙。

【操作】将前 4 味药研末，用醋调和制成药饼，烘热后贴敷于神阙，外面覆盖 6 层消毒纱布，以医用胶布固定，每日更换 1 次。

【功用】温中理气，化湿止泻。

【主治】溃疡性结肠炎。

3. 敷贴方③

【准备】黄芪 240 克，赤芍、黄连、肉桂各 120 克，大黄 60 克，黄丹适量。

【选穴】第一组穴位选神阙、脾俞、足三里，第二组穴位选大肠俞、中脘、天枢。

【操作】将前 5 味药捣烂后加入黄丹，熬成药泥，用竹签将其摊在敷

贴片上，制成肠愈膏。将肠愈膏敷贴在上述穴位上，每次 1 组，2 组穴位交替，6 小时后揭去，每日 1 次，共治疗 1 个月。

【功用】活血化瘀，健脾止泻。

【主治】溃疡性结肠炎。

4. 敷贴方④

【准备】补骨脂、肉豆蔻、丁香、延胡索、细辛、黄连、肉桂各等量，蜂蜜适量。

【选穴】神阙、关元、天枢。

【操作】上药经研磨成粉后用蜂蜜调至糊状，用胶布（4 厘米 × 4 厘米）敷于上述穴位，每次敷 12 小时，每周一、周四治疗，4 周为 1 个疗程。

【功用】温中行气止痛。

【主治】溃疡性结肠炎。

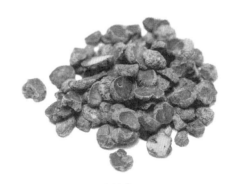

延胡索

5. 敷贴方⑤

【准备】栀子、连翘、金银花、陈皮、白术、党参、厚朴各 10 克，木香、川楝子、肉豆蔻、干姜、胡椒、

血余炭各 5 克，蜂蜜适量。

【选穴】神阙、脾俞、大肠俞、足三里。

【操作】上药经研磨成粉后用蜂蜜调至糊状，取药膏 20 克摊于 5 厘米 ×5 厘米的医用纱布上，敷贴于上述穴位，每次 10 小时，每日 1 次。

【功用】清热解毒，益气健脾燥湿。

【主治】溃疡性结肠炎。

6. 耳穴贴压方

【准备】王不留行籽贴。

【选穴】神门、交感、脾、肾、胃、肝、大肠、小肠。

【操作】常规消毒后，将王不留行籽贴在上述耳穴，逐个穴位用拇指、食指对压，每个穴位每次按压 20 秒，每日 3 次，双耳交替，30 日为 1 个疗程。

【功用】调理胃肠，理气止痛。

【主治】溃疡性结肠炎。

7. 药物灌肠方

【准备】中药清肠栓（内含三七、青黛、马齿苋等）。

【操作】上药每日 1 支，早、晚各 1 次，每次 10~15 毫克，塞入直肠，持续治疗 2 个月。

【功用】清热解毒，化瘀止血。

【主治】溃疡性结肠炎。

消化性溃疡

消化性溃疡是指发生在胃和十二指肠部位的急性或慢性溃疡，这种溃疡难以愈合、愈合后又易于复发；在疾病过程中可以引起大出血、急性穿孔、慢性穿透和幽门梗阻等并发症。临床症状是慢性反复发作的上腹部疼痛、泛酸。胃溃疡疼痛在餐后 0.5~1 小时出现，与进餐相关，呈节律性，下次餐前自行消失；十二指肠溃疡多在空腹时疼痛，进食后缓解，约半数有午夜痛。本病的饮食调理很重要，应避免吃刺激性大的食物，如油炸、含粗纤维较多的食物，吃饭定时定量，细嚼慢咽。在溃疡活动期，以进食流质或半流质、易消化、富有营养的食物为好。

本病属于中医"胃脘痛"范畴。胃脘痛早期以肝胃不和证多见，主要表现为胃脘胀满疼痛，两胁不适，嗳气吞酸，嘈杂，食欲不振，每因郁怒加重。后期以胃阴不足证或脾胃虚寒证为主。胃阴不足证以胃脘部隐隐作痛，口燥咽干，口渴，大便干燥为主症；脾胃虚寒证则以胃脘部隐隐作痛，腹部喜按，喜暖恶寒，泛吐酸水，纳呆，神疲，四肢不温，大便溏薄为主症。

　　由于本病病程缠绵，虚实错杂，治疗上当体察症状、辨证施治，一般不宜重刺激，早期以调和为主，后期以温补二法为主，多种外治疗法如敷贴法、药浴法等均可取得较好疗效。

1. 敷贴方①

【准备】速效救心丸1瓶，伤湿止痛膏适量。

【选穴】关元、气海。

【操作】疼痛发作时，取5粒研为细末，置于伤湿止痛膏中央，外贴肚脐或上述穴位。每日1换，一般用药5~20分钟疼痛可止。

【功用】祛湿止痛。

【主治】消化性溃疡疼痛，疼痛发作时，使用本方可达到止痛效果。

2. 敷贴方②

【准备】吴茱萸、女贞子、延胡索、白附子各适量。

【选穴】足三里。

【操作】将上药熬膏外敷于足三里，每次贴12小时，每日1次，7日为1个疗程，每月1个疗程。

【功用】益气养阴，补肾止痛。

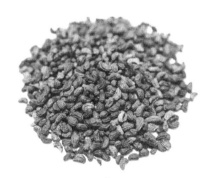

女贞子

【主治】胃阴不足之胃脘胀闷不适或灼痛。

3. 敷贴方③

【准备】生半夏、干姜、肉桂、丁香、白胡椒、阿魏各20克，75%的酒精溶液适量。

【选穴】中脘、建里、左梁门。如大便溏泄加神阙。

【操作】将前6味药物打成药粉并混合均匀，瓶装备用。使用时，取药粉2克，用75%的酒精溶液调成糊状，填在直径2厘米的空白穴贴内，贴于胃脘部压痛处上述穴位上，以患者皮肤的耐受为度，每次贴2~4小时，隔日1次，2周为1个疗程。治疗1个疗程后判定疗效。

【功用】温中散寒。

【主治】胃痛，喜温喜按，得食痛减。

4. 敷贴方④

【准备】柴胡、川芎、乳香、没药、皂角、樟脑、青皮、香附、芍药、75%的酒精溶液、醋各适量。

【选穴】中脘、太冲、足三里、期门、胃俞。

【操作】将前9味药研成细粉，用75%的酒精溶液和醋调成糊状，填在直径2厘米的空白穴贴内，敷贴在上述穴位，早、晚各1次，30日为1个疗程。

【功用】疏肝行气和胃。

【主治】脘腹胀满疼痛。

5. 敷贴方⑤

【准备】吴茱萸、醋各适量。

【选穴】涌泉。

【操作】吴茱萸研为细末，用醋调为稀糊状，外敷于涌泉。1昼夜换药1次，连续数日。

【功用】散寒止痛，疏肝下气，助阳止痛。

【主治】胃脘疼痛剧烈，手不可近者。

6. 敷贴方⑥

【准备】吴茱萸3克，黄连、木香各6克。

【操作】上药共研细末，用冷开水调敷于脐部。

【功用】清胃泻热，疏肝理气。

【主治】胃痛伴胸胁胀闷、嗳腐吞酸。

7. 敷贴方⑦

【准备】五灵脂15克，延胡索、蒲黄各12克，生大黄、白芍各10克，桂枝5克，伤湿止痛膏适量。

【操作】上药共研细末，每日早晨6~8时以0.7克药粉敷于脐孔，外用伤湿止痛膏固定，至下午4~6时换药1次。

【功用】活血化瘀，理气止痛。

【主治】胃脘剧烈疼痛，手不可近者。

8. 敷贴方⑧

【准备】胡椒、花椒各5克，生姜3片，米醋适量。

【选穴】涌泉。

【操作】将胡椒、花椒研为细末，生姜捣烂，加米醋调为稀糊状，外撒于肚脐及涌泉，纱布覆盖，胶布固定。每日换药1次，连续2~3日。

【功用】温中止痛。

【主治】虚寒胃痛，喜温喜按。

9. 药浴方①

【准备】桂枝20克，麻黄、羌活、独活各15克，红花、细辛、艾叶各10克。

【操作】上药水煎，取汁倒入盆中，兑入温水适量，将双足浸入，待水温下降后，再适当兑入热水，边洗边搓，直至水加至踝关节以上，双足暖和，皮肤发红为止。每晚1次，每剂可用3日。

【功用】疏风散寒，温胃止痛。

【主治】胃痛喜温喜按，口吐清水。

10. 药浴方②

【准备】陈皮、法半夏、吴茱萸、干姜、花椒各10克，香菜50克。

【操作】将上药放入药罐中，加清水适量浸泡5~10分钟后，水煎，取汁放入浴盆中，待温时足浴。每次15~30分钟，每日2次，每日1剂，连续3~5日。

【功用】温中散寒止痛。

【主治】风寒侵袭（即受风受寒）之胃痛。

11. 热熨方①

【准备】连须葱头 30 克，生姜 15 克。

【操作】将上药共捣烂炒烫，装入布袋，热熨胃脘部，药袋冷却后更换，每日 2 次，每次 30 分钟，或以疼痛缓解为度。

【功用】疏风散寒，祛湿止痛。

【主治】虚寒胃痛，喜温喜按。

12. 热熨方②

【准备】大青盐、花椒、高良姜、延胡索各 200 克。

【操作】将上药研成粗粉，搅拌后装入布袋内，加热至 50~60℃，将其敷于患者痛处，并告知应隔层衣物，避免烫伤，每次 30 分钟，每日 1 次。亦可增加部分艾灸疗法。

【功用】散寒止痛，健脾温中。

【主治】脾胃虚寒胃痛，喜温喜按。

13. 热熨方③

【准备】厚朴 200 克，食用盐 100 克。

【操作】将厚朴、食用盐再加少许水用微波炉加热装于布袋中，放于患者腹部按摩 3~4 分钟后再将热奄包放置胃脘部 20 分钟，每日 2 次，3 日为 1 个疗程。

【功用】行气导滞，除胀止痛。

【主治】脘腹胀满疼痛。

14. 涂擦方

【准备】鲜生姜 30 克，香附 15 克。

【操作】将生姜捣烂，香附研成细末，两者共同置于茶杯或保温瓶中，开水冲入搅匀，用毛巾蘸药在胃脘部上下左右轻轻摩擦 20 分钟，每日 2 次，10 次为 1 个疗程。

【功用】疏肝理气止痛。

【主治】胃胀，胸胁胀闷，嗳腐吞酸。

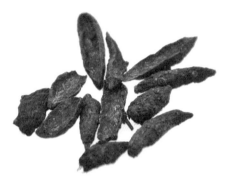

香附

15. 芳香方

【准备】艾叶 45 克，三棱、莪术、红花各 15 克，肉桂、木香、草果各 10 克，高良姜 12 克，砂仁 5 克。

【操作】上药共研细末，装入双层布袋中，用线缝好，日夜兜在胃脘部。每剂可用 1 个月，连续 2~3 个月。

【功用】破血化瘀，温阳行气。

【主治】胃痛。

16. 耳穴贴压方

【准备】王不留行籽贴。

【选穴】胃、脾、肝、三焦、腹、

神门、膈、贲门。

【操作】常规消毒后，王不留行籽贴在上述耳穴进行治疗。4 日换 1 次，两耳穴交替使用，10 次为 1 个疗程。

【功用】温经通络。

【主治】胃痛。

17. 按摩方

【选穴】中脘、太冲、足三里、肩井。

【操作】在放松、呼吸均匀的情况下，按顺序按压中脘、太冲、足三里，并拿揉肩井，以调和气血。力度由轻到重，循序渐进，以局部出现酸、麻、重、胀或发热为准，每个穴位 5 分钟，每日 1 次，连续治疗 30 日。

【功用】健脾益气活血。

【主治】肝胃不和之脘腹胀满、胀痛。

胃下垂

胃下垂是指胃体离开正常解剖位置而向下坠垂，即胃的纵轴向下延长，胃的下端明显降低，甚至低达盆腔。根据其下垂的程度可分为三度，其中以胃小弯切迹低于两髂骨棘联线水平 1~5 厘米者为轻度，低于 6~10 厘米者为中度，低于 11 厘米以上者为重度。

本病多见于妇女，亦见于瘦长体型者。主要是由于长期的饮食不节、七情内伤或劳倦过度，导致中气下陷。临床表现为食后腹部有饱满和坠胀感，有时剧痛（常发生在体力劳动、负重或受震动以后），自觉腹内有振水声音，平卧后这种感觉即消失，常有嗳气、便秘、食欲不振、自觉口中有臭气等，全身营养状况较差，精神不振，容易困乏，严重者常伴有头晕、失眠等，部分患者常合并肝及肾下垂、消化性溃疡、慢性胃炎等。中医外治疗法运用不同的药物，将药物施于皮肤、腧穴等部位，升提中气，帮助胃体回到正常位置或减轻下垂程度，缓解患者症状。

1. 敷贴方①

【准备】补中益气丸适量。

【操作】本品 2 粒，研为细末，敷于肚脐处。每日换药 1 次，连续 7~10 次。

【功用】升提阳气，调和肝脾。

【主治】胃下垂

2. 敷贴方②

【准备】附子 120 克，五倍子 90 克，大麻子 150 克，细辛 10 克，伤湿止痛膏适量。

【选穴】涌泉、百会。

【操作】将上药分别捣烂，混合研匀，贮瓶内备用。先用生姜将涌泉和百会摩擦至发热为度，再取上药适量制成直径 1.5 厘米或 1 厘米的药饼，分别贴于百会和涌泉上，外用伤湿止痛膏固定。2 日换药 1 次，3 次为 1 个疗程，休息 3 日后再行下 1 个疗程，连续 1~3 个疗程。

【功用】补肾温阳。

【主治】胃下垂。

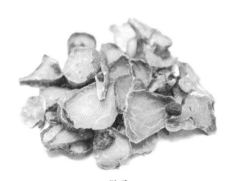

附子

3. 敷贴方③

【准备】鲜石榴皮、升麻粉。

【选穴】神阙。

【操作】以鲜石榴皮与升麻粉同捣（数量不定，以黏结成块为度），制成一直径 1 厘米的球形物，置于神阙，用胶布固定。患者取水平仰卧位，放松腰带，将热水袋熨烫脐部（水温 60℃左右），每次半小时以上，每日 3 次，10 日为 1 个疗程。熨敷以饭前为宜，高血压、冠心病、甲状腺功能亢进（甲亢）、早期妊娠、

咯血患者忌用。治疗期间注意休息，不暴饮暴食，避免情志波动。

【功用】升提收涩。

【主治】胃下垂。

4. 敷贴方④

【准备】黄芪、党参各 10 克，生姜 3 片，米醋适量。

【操作】将黄芪、党参研为细末，与生姜捣烂，加米醋调为糊状，外敷于肚脐处，纱布覆盖，胶布固定，每日换药 1 次，连续 2~3 周。

【功用】温中益气升提。

【主治】胃下垂。

5. 敷贴方⑤

【准备】五味子、菟丝子各 10 克，生姜 3 片，米醋适量。

【操作】将五味子、菟丝子研为细末，生姜捣烂，加米醋共调为糊状，外敷肚脐，纱布覆盖，胶布固定。每日换药 1 次，连续 2~3 周。

【功用】补肾益气。

【主治】胃下垂。

6. 芳香方

【准备】葛根 30 克，山药、黄芪、党参、五味子各 15 克，肉桂、木香、草果各 10 克，升麻 5 克。

【操作】上药共研细末，装入双层布袋中，用线扎好，日夜兜在胃脘部。每剂可用 1 个月，连续 2~3 个月。

【功用】补中益气。

【主治】胃下垂。

7.热熨方

【准备】蓖麻仁 10 克，五倍子 2 克。

【选穴】百会。

【操作】将五倍子壳内外杂屑刷净，

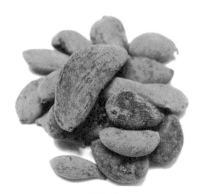

五倍子

研成细末，选用饱满洁白的蓖麻仁，混合捣烂成糊状，制成直径约 1.5 厘米、厚约 1 厘米的药饼，然后将百会处头发剃去药饼大小 1 块，药饼紧贴百会，用纱布绷带固定，每日早、中、晚各 1 次，以热水袋盛开水置于药饼上热熨 15 分钟左右，取仰卧位，2 日更换 1 次药饼。

【功用】升提收涩。

【主治】胃下垂。

【注意事项】孕妇及呕血者禁用。蓖麻仁具有一定刺激性，患者用药后局部皮肤可能会出现一些刺激反应，如发红、肿胀、疼痛等，若反应较重，需停止用药。

便秘

便秘是指粪便干燥坚硬，排出困难，排便次数减少的现象。包含以下三种排便障碍中的任何一种或者组合：①排便困难，硬便，排便频率减少或排便不尽感；②每周完全排便 <3 次，每天排便量＜ 35g；③全胃肠或结肠通过时间延长。通常症状为以排便频率减少为主，一般每 2~3 日或更长时间排便 1 次。可发生于各种年龄，以老年人及婴幼儿多见。

本病在中医亦属"便秘"范畴。基本病位在大肠，病性有虚实之分。根据便秘的病性，实证可分为气秘、热秘和冷秘。气秘以大便干结，或不干，但排出无力，或便后不爽，有黏滞感，肠鸣矢气，多发嗳气，胁腹胀满为主症；热秘主要表现为大便干结，腹胀或痛，口干口臭，面红心烦，或身热，小便短赤；冷秘则表现出大便艰涩，腹痛拘急，胀满拒按，胁下痛，手足不温，呃逆呕吐等寒象。虚证涉及多个脏腑，以气血阴阳俱虚所致。

习惯性便秘的治疗关键在于建立科学合理的排便、饮食和生活习惯。要养成每天定时排便的习惯，多食蔬菜和水果，适量食用粗粮，少吃肉类和动物内脏等高蛋白、高胆固醇食物，少吃辛辣刺激性食物，避免服用可导致便秘的药物，不可滥用刺激性泻药。中医外治疗法针对不同类型的便秘，选用不同的治疗方法，既安全方便可靠、免除吃药之苦，又可发挥最大疗效。

1. 敷贴方①

【准备】大黄 5 份，冰片 1 份，伤湿止痛膏适量。

【操作】大黄、冰片研末，混合均匀，装瓶备用。使用时每次取药末适量，置伤湿止痛膏中央，外敷肚脐处。每日 1 换，连续 3~5 日。

【功用】清热泻火，润燥通便。

【主治】便秘腹胀，口干口臭。

2. 敷贴方②

【准备】芒硝 9 克，皂角末 1.5 克。

【操作】将芒硝加水溶解后，加入皂角末调拌成糊状，敷贴于脐孔上，每日 1 次。

【功用】泻热通便。

【主治】便秘。

3. 敷贴方③

【准备】大枣 3 个，京大戟粉 3 克。

【操作】大枣煮熟，去皮核，加京大戟粉捣碎成糊状，外敷于肚脐处，纱布覆盖，胶布固定。每日换药 1 次，连续 3 日。

【功用】泻下逐水。

【主治】便秘。

4. 敷贴方④

【准备】连须葱头 5 个，生姜 1 块，食盐 9 克，淡豆豉 10 粒。

【操作】将上药共捣成碎末，烘热后敷于肚脐上，外用胶布固定，敷后不久即可通便。

【功用】温阳散寒，行气导滞。

【主治】便秘胀满拒按，手足不温。

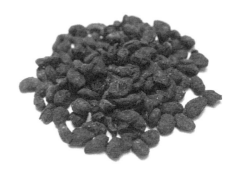

淡豆豉

5. 敷贴方⑤

【准备】大黄、芒硝、麻子仁、皂角各 20 克。

【操作】上药加水煎取 200 毫升，用纱布或棉球蘸药液，涂擦脐部，每日 1~2 次。

【功用】泻热导滞，润肠通便。

【主治】大便干结，口干口臭。

6. 敷贴方⑥

【准备】白芷、花椒各4份，细辛、生川乌、川芎、干姜各2份，白附子1份，黄酒适量。

【选穴】大肠俞、神阙、关元、脾俞、天枢。

【操作】将前7味药研磨成粉末，加黄酒调成糊状，并制成1.5厘米×1.5厘米×0.3厘米药饼，敷贴于上述穴位，以胶布固定，每次敷贴时间5~6小时，每日1次。

【功用】温阳散寒，润肠通便。

【主治】阳虚便秘之腰膝酸软，大便干结，排便时间长。

7. 敷贴方⑦

【准备】生白术、生黄芪、茯苓、香油各适量。

【选穴】神阙、天枢、中脘、关元、足三里。

【操作】将前3味药研细末以香油调成糊状，涂于穴位敷贴料之上，然后贴于上述穴位。

【功用】健脾益气通便。

【主治】气虚便秘之大便排出困难。

8. 敷贴方⑧

【准备】生地黄、当归、川芎、白芍、香油各适量。

【选穴】神阙、天枢、中脘、关元、三阴交。

【操作】将上药研细末以香油调成糊状，涂于穴位敷贴料之上，然后贴于上述穴位。

【功用】滋阴润肠通便。

【主治】阴虚便秘之腰膝酸软，心烦失眠。

9. 敷贴方⑨

【准备】沉香、生白术、莱菔子、延胡索、酒各适量。

【选穴】神阙、天枢、中脘、关元。

【操作】将上药研细末以酒调成糊状，涂于穴位敷贴料之上，然后贴于上述穴位。

【功用】理气通便行滞，活血化瘀。

【主治】气滞血瘀便秘之腹痛拒按。

10. 药浴方①

【准备】芒硝、大黄、甘遂、郁李仁、牵牛子各15克。

【操作】上药加水煎汤，量依浴盆而定，待药液温度降至40℃时，沐浴全身。亦可煎取药液500毫升，加入温水沐浴。每日2次。

芒硝

【功用】清热泻火，润肠通便。

【主治】便秘。

11. 药浴方②

【准备】竹叶（或萝卜叶、青菜叶）1捆，绿矾1把。

【操作】竹叶（或萝卜叶、青菜叶）洗净，放锅内，加水3000~5000毫升，煮沸20~30分钟，趁热将汤带竹叶一起倒入桶内，撒入绿矾，坐熏。每日1次。

【功用】清热祛湿通便。

【主治】便秘。

12. 坐垫方

【准备】乌桕树内皮500克，石菖蒲250克，酒适量。

【操作】将前2味药共捣烂，酒炒后垫坐，让药物接触肛门，每日1次。

【功用】祛湿逐水。

【主治】便秘。

13. 握药方

【准备】巴豆霜、干姜、高良姜、白芥子、硫黄、甘遂、槟榔各5克。

【操作】上药研细末，加水做成药丸。清早用花椒水洗手、麻油涂掌心后，每手握一丸药，待化为止，每日1~2次，连续1周。

【功用】温里散寒，通便止痛。

【主治】便秘，胀满拒按，手足不温。

14. 耳穴贴压方

【准备】王不留行籽贴。

【选穴】大肠、直肠、三焦、脾、胃、腹。

【操作】常规消毒后，将王不留行籽贴贴在上述耳穴，双耳交替贴压，每3日更换1次，嘱患者每日自行按压4次，每次按压3分钟，以患者有酸胀或胀痛为度，6日为1个疗程，每个疗程间隔1日，共4个疗程。

【功用】润肠通便。

【主治】便秘。

尿路感染

尿路感染是指病原体在尿路中生长、繁殖而引起的感染性疾病。病原体可包括细菌、真菌、支原体、衣原体、病毒等。本章主要叙述由细菌（不包括结核杆菌）引起的尿路感染。

本病属中医"淋证"范畴，以小便频数，淋沥刺痛，欲出未尽，小腹拘急，或痛引腰腹为主症的病证。尿路感染的急性发作期多属于热淋、血淋、气淋。

热淋表现为小便频数短涩，灼热刺痛，尿色黄赤，少腹拘急胀痛，寒热起伏，腰痛拒按。血淋表现为小便热涩刺痛，尿色深红或夹有血块，疼痛满急加剧。气淋表现为郁怒之后小便涩滞，淋沥不已，少腹胀满疼痛。慢性尿路感染即反复发作性尿路感染，多属劳淋，又分为脾虚证、肾虚证。劳淋表现为小便不甚赤涩，溺痛不甚，但淋沥不已，时作时止，遇劳即发，病程缠绵。其中脾虚证表现为面色萎黄，少气懒言，神疲乏力，小腹坠胀，里急后重。肾虚证表现为大便时小便点滴而出，腰膝酸软。肾阳虚见畏寒肢冷，肾阴虚见面色潮红，五心烦热。

1. 药浴方①

【准备】瓦松60克。

【操作】将瓦松加水煎煮，取药液1000毫升，装盆，熏洗小腹及会阴部，每日1次。

【功用】清热凉血，消肿利尿。

【主治】热淋证，血淋证。

2. 药浴方②

【准备】苦参、土牛膝各15克，土茯苓、黄芩、黄柏、蛇床子各10克，白矾6克。

【操作】上药加水适量煎煮，先用滤出液熏蒸会阴部，然后坐浴。每日1剂，分2次坐浴，1次在临睡前

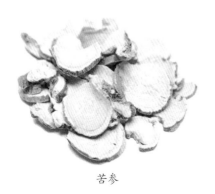

苦参

进行。

【功用】清热解毒利尿。

【主治】热淋证，血淋证。

3. 药浴方③

【准备】黄柏、花椒、蛇床子、百部、马齿苋、黄精各适量。

【操作】上药加水适量煎煮，先用滤出液熏蒸会阴部，然后坐浴。每日1次。

【功用】清热解毒凉血。

【主治】热淋证，血淋证。

4. 药浴方④

【准备】黄芪、熟地黄、王不留行、泽泻各15克，桔梗、枳壳、白术各10克，桂枝、陈皮、甘草各6克。

【操作】将上药加清水1000毫升，煎沸去渣后药液倒入盆中，趁热熏蒸外阴，待温时再坐浴15~30分钟，每日1次。

【功用】滋肾，宣肺，补脾，宣畅气机，通调水道。

【主治】气淋证，劳淋证。

5. 灌肠方

【准备】牛膝、丹参、鱼腥草各 30 克，莪术 20 克，肉桂 10 克。

【操作】上药加水 1000 毫升，煎药液至 200 毫升，去渣，高温消毒后备用。患者每晚睡前排空大便后，取侧卧位，操作者将药液装入灌肠器内，灌入肛门，并使其保留一段时间。每日 1 次，15 次为 1 个疗程。

【功用】补肾温阳，清热利尿。

【主治】劳淋之肾阳虚证。

6. 敷贴方①

【准备】鲜虎杖根 100 克，乳香 15 克，琥珀、葱白各 10 克，冰片 1 克。

【选穴】神阙、肾俞。

【操作】上药混合，捣烂如膏（如无鲜虎杖根，可用干虎杖根研末）。取药膏如枣大一块，放于胶布中间，贴在上述穴位，每日换药 1 次。

【功用】清热凉血解毒。

【主治】热淋证，血淋证。

7. 敷贴方②

【准备】莴苣菜 1 握，黄柏 100 克。

【选穴】神阙、小肠俞、膀胱俞。

【操作】将莴苣菜拭去泥土，不用水洗，和黄柏混合，捣烂如膏，取药膏如枣大，放于胶布中间，敷贴上述穴位，每穴 1 张，每日换药 1 次。

【功用】凉血解毒。

【主治】血淋证。

8. 热熨方①

【准备】粗盐 100 克。

【选穴】神阙。

【操作】将粗盐装入自制的薄布袋中，使用时将布袋置于锅内蒸热，温度至触之烫手但能够耐受为度，然后取出置于神阙上，待患者自觉温度降低、无明显热感后即更换。每次治疗 40 分钟，每日 1 次。

【功用】温阳利水。

【主治】劳淋证。

9. 热熨方②

【准备】小蓟 60 克，益母草 30 克，牛膝 15 克，车前子 10 克，血余炭少许。

【操作】上药加水煎汤，趁热以布蘸汤熨敷小腹部。

【功用】凉血活血，利水通淋。

【主治】血淋证刺痛。

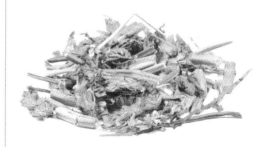

益母草

10. 芳香方

【准备】白花蛇舌草 40 克，刘寄奴 30 克，金钱草、败酱草各 15 克，车前子 12 克，萆薢、桃仁、红花、乌药各 10 克。

【操作】上药共研细末，做成药袋，缚于小腹部，长期使用。

【功用】清热凉血，活血行气，利湿行水。

【主治】淋证。

肾小球肾炎

肾小球肾炎是指由各种病因引起双侧肾脏弥漫性或局灶性肾小球病变，临床上主要分为急性肾小球肾炎、慢性肾小球肾炎和隐匿性肾小球肾炎。隐匿性肾小球肾炎因早期无症状、体征，发展后可转为急性肾小球肾炎或慢性肾小球肾炎，因此本章节不做赘述。

急性肾小球肾炎，简称急性肾炎，是以急性肾炎综合征为主要临床表现的一组疾病。临床特点为急性起病，表现为血尿、蛋白尿、水肿和高血压，可伴有一过性肾功能不全。多见于链球菌感染后，其他细菌、病毒及寄生虫感染亦可引起。

慢性肾小球肾炎，简称慢性肾炎，以蛋白尿、血尿、高血压和水肿为基本临床表现，起病方式各有不同，病情迁延并呈缓慢进展，可有不同程度的肾功能损害，部分患者最终将发展至终末期肾衰竭。

肾小球肾炎属中医"水肿"范畴。水肿有阴水、阳水之分，并可相互转化或兼夹。阳水属实，多由外感风邪、疮毒、水湿而成，病位在肺、脾。阴水属虚或虚实夹杂，多由饮食劳倦、禀赋不足、久病体虚所致，病位在脾、肾。阳水迁延不愈，反复发作，正气渐衰，脾肾阳虚，或因失治、误治，损伤脾肾，阳水可转为阴水。反之，阴水复感外邪，或饮食不节，使肿势加剧，呈现阳水的证候，而成本虚标实之证。

根据患者的症状、体征，辨证选用恰当的中医外治疗法单独或辅助治疗肾小球肾炎均有显著效果。

1. 敷贴方①

【准备】田螺、鲜车前草各 20 克，大蒜 15 克，徐长卿 10 克。

【操作】将田螺去壳取肉，大蒜去皮，徐长卿研成末，以上 3 味与鲜车前草共同捣烂，敷贴于脐部，盖上纱布，胶布固定。每次敷贴 4 小时，休息 6 小时，再敷贴 1 剂。可连用 2~3 日。

【功用】利水消肿通淋。

【主治】急性肾小球肾炎水肿、腹胀、小便不利。

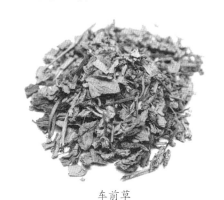

车前草

2. 敷贴方②

【准备】商陆、大戟、甘遂各 10 克。

【操作】上药共研细末，取药末 20 克敷脐上，以平脐为度，外用纱布覆盖，胶布固定。每日换药 1 次，1 周为 1 个疗程。

【功用】利尿消肿。

【主治】水肿，少尿。

3. 敷贴方③

【准备】大蒜 120 克，芒硝 60 克。

【操作】上药共捣成泥糊状，外敷于双肾区。每日敷药 2~4 小时，3 日为 1 个疗程，连续 2~3 个疗程。

【功用】逐水消肿。

【主治】水肿，少尿甚至无尿。

4. 敷贴方④

【准备】麻黄、细辛、杏仁、葶苈子、椒目各 20 克，商陆、水蛭各 15 克，

牵牛子（黑丑）40 克，冰片 5 克。

【操作】前 8 味共研细末，冰片后入，装入布袋内敷贴于肾区，再以热水袋加温于药袋上，3 日 1 剂。

【功用】解表散寒，利水消肿。

【主治】水肿兼外邪客肺表证。

5. 敷贴方⑤

【准备】酒糟 1500 克。

【操作】先将酒糟蒸热，趁热敷在脚上，外包纱布，以汗出为度，每日 1~3 次。

【功用】消肿。

【主治】水肿。

6. 敷贴方⑥

【准备】紫皮大蒜 1 枚，蓖麻子 60 粒。

【选穴】涌泉

【操作】将大蒜去皮，同蓖麻子共捣为泥状，敷于涌泉，纱布包扎，内衬玻璃纸。敷 1 周为 1 个疗程，一般敷药 12 小时后尿量开始增多，1 周后水肿消退。

【功用】逐水消肿。

【主治】急性期各型水肿。

7. 敷贴方⑦

【准备】鲜葎草、盐卤各适量。

【操作】取新鲜葎草茎叶切碎，洗净，混以盐卤约 5%~8%，捣成泥状，盛瓷缸中备用。用时取葎草泥 8~10 克敷于前囟门部（剪去头发），用绷带固定，3 日后另换 8~10 克，敷

于剑突下，3 日后再换 8~10 克，敷于脐下耻骨上方。共 9 日为 1 个疗程，可以反复 2~3 个疗程。

【功用】清热解毒，利尿消肿。

【主治】急性肾小球肾炎水肿。

8. 敷贴方⑧

【准备】牵牛子（煅）、牙皂（煅）各 75 克，木香、沉香、乳香、没药各 10 克，琥珀 3 克，砂糖适量。

【选穴】气海。

【操作】上药共研细末，调和，外贴气海，每 2 日换药 1 次。

【功用】利水消肿，行气散结。

【主治】急性期水肿兼腹部胀满。

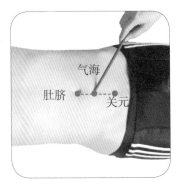

气海

9. 敷贴方⑨

【准备】生姜 3 片，大蒜 3 瓣，青葱 3 根。

【操作】上药同捣烂，温热敷脐上，每昼夜敷 3 次，每次 30 分钟。

【功用】发散风寒，利水消肿。

【主治】肾炎初起兼表证。

10. 药浴方①

【准备】桐叶、赤小豆各适量。

【操作】将桐叶、赤小豆水煎取汁足浴，每次 15~20 分钟，每日 2 次，连续 3~5 日。

【功用】清热解毒，利水消肿。

【主治】水肿。

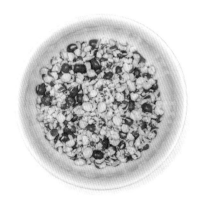

赤小豆

11. 药浴方②

【准备】赤小豆 750 克。

【操作】将赤小豆煮烂取汁，趁热放入浴盆中，浸泡双足至膝关节上下。每日 1 次，每次 30~60 分钟，连续 1~2 周。

【功用】利水消肿。

【主治】肾炎初起，下肢水肿明显。

12. 药浴方③

【准备】麻黄、羌活、苍术、柴胡、紫苏梗、荆芥、防风、大力子、忍冬藤、柳枝、葱白各适量。

【操作】上药共水煎取汁，待温度

降至 40℃时足浴，汗出即可，每日 1 次。

【功用】解表散寒，利水祛湿。

【主治】肾炎初起，下肢水肿明显，兼有外邪客肺表证。

13. 药浴方④

【准备】墨旱莲 600 克，蒲黄、车前草各 150 克。

【操作】上药加水煎煮 15~20 分钟，倒入盆中，待水温合适时，冲洗小腹部及足部，每日 1 次。

【功用】凉血止血，利水消肿。

【主治】水肿，尿血。

14. 药浴方⑤

【准备】鲜柳枝适量。

【操作】柳枝切段，水煎取汁，倒入木桶内，先熏会阴部，待温度适宜时再坐浴。每日 2~3 次，连续 2~3 日。

【功用】利尿消肿。

【主治】水肿，尿少。

15. 药浴方⑥

【准备】鲜水葫芦全草 250 克，泡桐木根皮 250 克，硫黄少许。

【操作】将前 2 味药洗净、切碎，再与硫黄一起置锅内加水煎煮，滤渣后取汁洗澡，每日 2 次，连用 5~7 日为 1 个疗程。

【功用】清热解毒，利水消肿。

【主治】急性期水肿。

16. 药浴方⑦

【准备】鲜红蓖麻叶、瓜蒌各 200 克。

【操作】将上药洗净、切碎，置锅内加水煎煮，滤渣后用汤洗澡，每日 1~2 次，连洗 7 次为 1 个疗程。

【功用】清热除湿。

【主治】水肿。

17. 纳鼻方

【准备】蝼蛄 1 个，轻粉 0.7 克。

【操作】将上药混合，研为细末，取少许吹入两侧鼻孔内，以黄水出尽为佳。

【功用】利水通淋。

【主治】面浮水肿。

18. 药物灌肠方①

【准备】玄参、生地黄、鲜白茅根各 15 克，牡丹皮、知母、黄柏、车前、蒲公英、大黄各 9 克，芒硝 3 克。

【操作】将前 8 味先煎，煮沸后入大黄，再煎 5 分钟后取汁约 200 毫升，加入芒硝溶化后保留灌肠，每次 20~30 分钟，每晚 1 次，5~7 日为 1 个疗程。

【功用】利水消肿，滋阴养血。

【主治】慢性肾炎，腰酸遗精，心悸失眠。

19. 药物灌肠方②

【准备】生牡蛎 20 克，熟附子、生大黄各 10 克，芒硝 3 克。

【操作】前 3 味药加水 600 毫升，煎取药液 250 毫升，再溶芒硝于其中，待冷却后保留灌肠，每日 1 次，7 日为 1 个疗程。

【功用】温肾益阴，利水消肿。

【主治】慢性肾小球肾炎，全身重度水肿，尿少或无尿。

20. 药物灌肠方③

【准备】熟附子 9 克，叶下珠 15 克，生牡蛎 30 克，生大黄 12 克。

【操作】先将前 3 味药加水煮沸后，加入生大黄，再用武火略煮沸，取药汁 300 毫升，分 2 次保留灌肠，每日 1 剂。

【功用】温肾益阴，利尿消肿。

【主治】慢性肾小球肾炎，全身重度水肿。

21. 药物灌肠方④

【准备】大黄 40 克，益母草、煅牡蛎各 30 克，附子 15 克。

【操作】上药加水 500 毫升，煎至 200 毫升，待温度降至 39℃左右时灌肠，保留 20~30 分钟，每日 1 次，20 次为 1 个疗程，休息 5 日后再进行下一个疗程。

【功用】温肾益阴，利水消肿。

【主治】慢性肾小球肾炎，全身水肿，尿少。

痛风

痛风是嘌呤代谢紊乱和（或）尿酸排泄障碍所致的一组临床综合征，其临床特征为血清尿酸升高，反复发作的急性关节炎，痛风石，关节畸形，尿酸性肾结石，肾小球、肾小管、肾间质及血管性肾脏病变等。分为原发性、继发性和特发性 3 类，其中原发性痛风占绝大多数。本篇主要论述痛风性关节炎，分为急性关节炎期、间歇发作期和慢性关节炎期。急性关节炎期多数患者发作前无明显征兆，或仅有疲乏、全身不适和关节刺痛等。典型发作常于深夜因关节痛而惊醒，疼痛进行性加剧，在 12 小时左右达高峰，呈撕裂样、刀割样或咬噬样，难以忍受。受累关节及周围组织红、肿、热、痛和功能受限。多于数天或两周内自行缓解。间歇发作期为 2 次痛风性关节炎发作之间的无症状期。慢性关节炎期则多见于未规范治疗的患者，受累关节非对称性不规则肿胀、疼痛，关节内大量沉积的痛风石可造成关节骨质破坏。

本病属中医"痹证""历节""脚气""痛风"等范畴，因其受累关节不定，故范围较广，但本病发病皆以脾肾两虚为本，湿热毒瘀为标，证属正虚邪实。

急性期以控制关节红、肿、热、痛症状为主，外治消肿通络止痛。缓解期以扶正为主，兼以驱邪，外治活血通络，宣痹止痛。

痛风的发作与患者的饮食、居处、身体素质都有极大关系，尤其饮食为诱发痛风的关键因素。治疗痛风在用药的同时，也需患者配合改善饮食、生活方式，才能尽快治愈。

1. 敷贴方①

【准备】黄柏、苍术、白芷、大黄各2份，青黛、冰片各1份，蜂蜜适量。

【操作】前6味药共研细末备用。根据病变部位及范围，取上药适量加入蜂蜜搅拌成糊状，外敷患处，外盖油光纸，用纱布包裹。每日换药1次，3日为1个疗程。治疗期间注意休息，多饮开水，一般治疗3个疗程即可获愈。

【功用】清热解毒，凉血祛湿。

【主治】痛风性关节炎发作期。

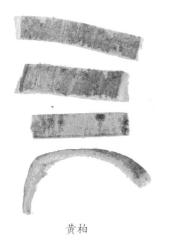

黄柏

2. 敷贴方②

【准备】防风、当归、藁本、独活、荆芥穗、牡荆叶各30克，盐120克。

【操作】将前6味药研为粗末，与盐同炒热，袋盛敷于患处。

【功用】祛风除湿，活血止痛。

【主治】慢性痛风性关节炎。

3. 敷贴方③

【准备】防风、大葱、白芷、川乌各60克，黄酒适量。

【操作】将前4味药共捣为膏，热黄酒调和后敷冷痛处。

【功用】祛风通痹止痛。

【主治】痛风性关节炎。

4. 药浴方①

【准备】鸡血藤150克，苏木、续断、狗脊、独活、羌活各100克，川芎、牛膝、乌蛇、血竭、儿茶各60克，红花30克，当归、制乳香、制没药各20克。

【操作】上药水煎取汁，足浴及熏洗患处。7日1次，2日1剂，15~30日为1个疗程。

【功用】祛风活血，行痹止痛。

【主治】痛风性关节炎。

5. 药浴方②

【准备】王不留行40克，红花15克，大黄、海桐皮、马钱子、生半夏、艾叶各 30 克，葱须 3 根。

【操作】上药水煎取汁 2000 毫升，浴足。每日 2 次，每日 1 剂，7 日为 1 个疗程。

【功用】散结消肿，活血通络。

【主治】痛风足部疼痛。

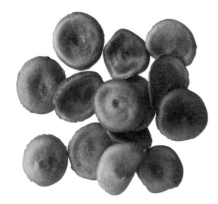

马钱子

6. 药浴方③

【准备】羌活、防风、土鳖虫、川芎、木瓜、炒艾叶、五加皮、地龙、当归、

伸筋草各 30 克。

【操作】上药水煎取汁，足浴。每日 2 次，每次 20~30 分钟，每日 1 剂，连续 3~5 日。

【功用】祛风除湿，活血止痛。

【主治】痛风足部疼痛。

7. 药浴方④

【准备】伸筋草、透骨草、全当归、羌活、独活各 12 克，桂枝、川乌、草乌、紫草、红花、桑枝、虎杖、络石藤各 9 克，地鳖虫 6 克，高粱酒适量。

【操作】将前 14 味药用高粱酒 1.5 千克浸泡，约 1 周后外用。热水洗患处后用此酒轻擦患处，每次 10 分钟，每日 2~3 次。

【功用】祛风除湿，活血通络，宣痹止痛。

【主治】痛风性关节炎。

类风湿关节炎

　　类风湿关节炎是一种以侵蚀性、对称性多关节炎为主要临床表现的慢性、全身性自身免疫性疾病，常伴有晨僵。确切发病机制不明。基本病理改变为关节滑膜的慢性炎症、血管翳形成，并逐渐出现关节软骨和骨破坏，最终导致关节畸形和功能丧失。

　　本病属中医"痹病"范畴，以关节疼痛，局部出现红、肿、热、痛为特征。常可分为风寒湿痹证、风湿热痹证、痰瘀痹阻证、肝肾两虚证。风寒湿痹证表现为肢体关节、肌肉疼痛，关节活动不利，又可分为痛痹（痛有定处）、行痹（痛处游走不定）及着痹（酸重疼痛）。风湿热痹证表现为肢体关节疼痛，活动不利，局部灼热红肿，得冷则舒，可有皮下结节或红斑。痰瘀痹阻证表现为病程日久，肢体关节肿胀刺痛，痛有定处，夜间痛甚；或关节肌肤紫暗、肿胀，按之较硬，肢体顽麻或重着；或关节僵硬变形，屈伸不利，甚则肌肉萎缩，有硬结、瘀斑。肝肾两虚证表现为痹证日久不愈，关节肿大，僵硬变形，屈伸不利，肌肉瘦削，腰膝酸软；或畏寒肢冷，阳痿遗精；或头晕目眩，骨蒸潮热，面色潮红。

　　类风湿关节炎的愈后与病程长短、病情程度及治疗有关。早期诊断、早期治疗至关重要。中医外治疗法可以在早期有效干预，延缓类风湿关节炎病程发展，缓解疼痛。

1. 药浴方①

【准备】甘草、松针各 60 克，威灵仙 50 克。

【操作】将上药水煎取汁，置木盆中，先熏双足，待温时足浴，每日 1 剂，每日 1 次。

【功用】祛风止痛，散寒除湿。

【主治】类风湿关节炎之风寒湿痹证，下肢冷痛不能行走。

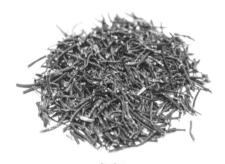

威灵仙

2. 药浴方②

【准备】川乌、草乌、苍术、当归、鸡血藤、牛膝、香附各 10 克，木瓜、川芎各 12 克，郁金、独活各 6 克，细辛 3 克。

【操作】上药水煎取汁浴足。每日早、晚各 1 次，5~10 次为 1 个疗程，连续 1~2 个疗程。

【功用】补益肝肾，散寒除湿，活血化瘀，舒筋止痛。

【主治】类风湿关节炎之风寒湿痹证，痰瘀痹阻证，肝肾两虚证。

3. 药浴方③

【准备】马钱子、细辛各 10 克，制南星 12 克，生川乌、生草乌、透骨草、莪术、制乳香、没药、威灵仙、桑寄生、淫羊藿、皂角刺各 15 克，白芍 20 克。

【操作】上药水煎取汁足浴。每日 2 次，每次 20~30 分钟，每日 1 剂，连续 3~5 日。

【功用】散寒除湿，宣痹止痛。

【主治】类风湿关节炎之风寒湿痹证。

4. 药浴方④

【准备】羌活、防风、土鳖虫、川芎、木瓜、炒艾叶、五加皮、地龙、当归、伸筋草各 30 克。

【操作】上药水煎取汁足浴。每日 2

次，每次 20~30 分钟，每日 1 剂，连续 3~5 日。

【功用】清热祛湿，通络止痛。

【主治】类风湿关节炎之风寒湿痹证。

5. 药浴方⑤

【准备】雷公藤、羌活、独活、威灵仙、透骨草各 20 克，鸡血藤、路路通各 30 克，制附子 10 克。

【操作】将上药煎成约 1000 毫升汤液放入桶中进行泡洗，每次 15~20 分钟，每日 2 次。

【功用】祛风除湿，散寒止痛。

【主治】类风湿关节炎之风寒湿痹证。

6. 药浴方⑥

【准备】酒白芍 20 克，生川乌、生草乌、透骨草、莪术、制乳香、没药、威灵仙、皂角刺各 15 克，制南星 12 克，生马钱子、淫羊藿各 10 克。

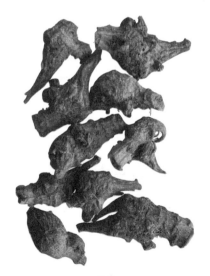

川乌

【操作】上药共研粗末，装入布袋煎煮。先熏后洗，再用药渣趁热外敷患处，然后将患处浸泡在药液中。每日 1~2 次，每剂药用 2 日，7~10 日为 1 个疗程。

【功用】散寒除湿，行气止痛。

【主治】类风湿关节炎之风寒湿痹证。

7. 药浴方⑦

【准备】五加皮、海风藤、透骨草各 20 克，当归、青皮、独活、木瓜、伸筋草各 10 克。

【操作】上药每日 1 剂，用大砂锅水煎取汁 2000 毫升，先熏后洗患处，每日 1 剂，每日 2 次。

【功用】除湿活血，行气止痛。

【主治】类风湿关节炎之风寒湿痹证。

8. 药浴方⑧

【准备】制川乌、制草乌、细辛、薏苡仁各 50 克，透骨草 20 克，牡丹皮、赤芍、乳香、没药、红花、黄柏、苍术各 15 克。

【操作】上药水煎取汁，待冷时洗患处。每次 20~30 分钟，每日 1~2 次，2 日 1 剂，20 日为 1 个疗程。

【功用】散寒除湿，活血通络止痛。

【主治】类风湿关节炎之风寒湿痹证。

9. 药浴方⑨

【准备】羌活、秦艽、当归、独活各 12 克，乳香、没药各 6 克，肉桂、川芎、木香各 9 克，黄芪、桑枝、穿山龙、透骨草、伸筋草各 30 克，海风藤、海桐皮各 15 克，甘草 10 克，草乌、川乌各 20 克，威灵仙 60 克。

【操作】将上药加水煎煮，每袋 200 毫升，每晚睡前取 1 袋加入 2000 毫升温水中，对手、足关节肿胀或疼痛处进行药物熏洗。

【功用】祛风除湿，活血通络，通痹止痛。

【主治】类风湿关节炎。

10. 药浴方⑩

【准备】炒艾叶、生川乌、木瓜、五加皮、地龙、当归、羌活、土鳖虫、伸筋草各 30 克。

【操作】上药水煎后熏洗患处。每次 1 小时，每日 1~2 次，7~10 次为 1 个疗程。

【功用】祛风除湿，化痰通痹。

【主治】类风湿关节炎之风寒湿痹证。

11. 药浴方⑪

【准备】透骨草、延胡索、当归尾、姜黄、花椒、海桐皮、威灵仙、肉桂、防风、牛膝、乳香、没药、羌活、白芷、苏木、五加皮、土茯苓、红花各 10 克。

【操作】上药共研细末，用纱布包好，加水煎煮，过滤去渣，趁热洗浴患肢。每日 1 次，每次约 1 小时，7~10 日为 1 个疗程。

【功用】祛风除湿，散寒止痛。

【主治】类风湿关节炎之风寒湿痹证。

12. 药浴方⑫

【准备】桑枝 500 克，海风藤、络石藤各 200 克，豨莶草 100 克，海桐皮、忍冬藤、秦艽、鸡血藤各 60 克。

【操作】上药共研细末，用纱布包好，加水煎煮，过滤去渣，趁热洗浴患处。每日 1 次，每次约 1 小时，7~10 日为 1 个疗程。

【功用】清热祛湿，通络止痛。

【主治】类风湿关节炎之风湿热痹证。

13. 热熨方①

【准备】生川乌、生草乌、透骨草、威灵仙、独活、牛膝各 20 克，樟脑 10 克，食醋、铁末各适量。

【操作】上药共研粗末，加铁末拌匀，用时再加食醋搅拌装入布袋放患处烫贴。每次 15~30 分钟，每日 2 次，每袋药物可用 3~5 日。

【功用】祛风止痛，散寒除湿。

【主治】类风湿关节炎之风寒湿痹证。

14. 热熨方②

【准备】雄黄、川附子各 100 克。

【操作】将上药研粗末，分装在 2 个布制药垫中，用热水浸泡约 30 分钟。将红砖烧热，把药垫放在砖上时，趁热双脚蹬在药垫上，小腿用棉被覆盖，使其发汗，汗出为止，每日 1 次，连续 10~20 日。

【功用】散寒除湿。

【主治】下肢关节疼痛。

15. 热熨方③

【准备】麦麸子 500 克，苍术粉、木香粉、乳香粉各 30 克，没药粉 15 克。

【操作】先将麦麸子炒热后加入其余 4 种药粉，再炒 4~5 分钟，然后趁热敷于疼痛处，冷却后换热药末敷。每日 1~2 次，每剂药可用 3~5 日，10 次为 1 个疗程。

【功用】祛湿除痹止痛。

【主治】类风湿关节炎之风寒湿痹证。

16. 热熨方④

【准备】羌活、防风、白芷、当归、细辛、芫花、白芍、吴茱萸、肉桂各 3 克，赤皮葱（连须）250 克，醋适量。

【操作】前 9 味药共研细末，取赤皮葱（连须）捣烂，同药末和匀，

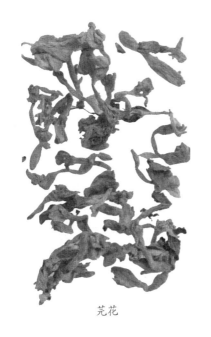

芫花

用醋炒热，再用布包好后熨患处，每日 1~2 次，每剂药可熨 3~5 次。

【功用】散寒除湿止痛。

【主治】类风湿关节炎之风寒湿痹证。

17. 热熨方⑤

【准备】当归尾、积雪草、千年健、木瓜、防己、伸筋草各 20 克，忍冬藤、土鳖虫、红花各 15 克，丝瓜络 12 克。

【操作】上药用纱布包好后放入 1000 毫升水中煎煮取汁，将治疗巾放入药汁中充分浸泡。用时先加热，然后将治疗巾敷于患处，温度以不烫伤皮肤为度。每次敷 20~30 分钟，每日 2 次，20 日为 1 个疗程。

【功用】清热祛湿，宣痹止痛。

【主治】类风湿关节炎之风湿热痹证。

18. 熏蒸方

【准备】伸筋草、红藤各 15 克，海桐皮、威灵仙、当归、续断、荆芥各 10 克，制草乌、制川乌、没药、乳香、乌梢蛇、防风、红花、花椒各 6 克，细辛 3 克，75% 的酒精溶液。

【操作】将前 16 味药用纱布包好，浸泡于 500 毫升 75% 的酒精溶液中，每次取 100 毫升浸泡后的药汁放入智能关节专用熏蒸机中，熏蒸温度设置为 48℃，患者充分暴露患肢关节，用熏蒸机喷出的药汁对其进行治疗，每次治疗约 30 分钟，每日 1 次。

【功用】除湿散寒，祛风通络，散

瘀止痛。

【主治】类风湿关节炎之风寒湿痹证。

19. 敷贴方①

【准备】川芎60克，白芥子12克。

【操作】上药共研细末，摊于塑料薄膜上，贴于疼痛部位，胶布固定。每次贴5~10小时，7日贴1次，连贴4次为1个疗程。

【功用】散寒除湿。

【主治】类风湿关节炎之风寒湿痹证。

20. 敷贴方②

【准备】穿山甲、大川乌头、红海蛤各60克，葱汁适量。

【选穴】涌泉。

【操作】将前3味药共研细末，每取15克，和葱汁拌匀，敷贴于涌泉，包扎固定，而后浸热水盆中，待身微汗出，急去药，宜避风进行。每半月敷1次。

【功用】活血通络止痛。

【主治】风湿骨痛。

21. 敷贴方③

【准备】丹参、桃仁、威灵仙、白芍各15克，醋香附、延胡索、川牛膝、秦艽、生地黄、伸筋草、续断各10克，乌药、桂枝各6克，甘草4克，蜂蜜、麻油各适量。

【操作】将前14味药研成细粉，过筛。取适量蜂蜜、麻油搅拌均匀，熬出小泡时下粉适量，搅拌均匀，

关火，冷却备用，用纱布包扎固定患处，每次10小时，每日换药1次。

【功用】清热除湿，舒筋通络，活血止痛。

【主治】类风湿关节炎之风湿热痹证。

22. 敷贴方④

【准备】白花蛇1条，冰片、乳香、没药各6克，肉桂3克，白芷3克，伤湿止痛膏适量。

【操作】前4味药焙黄，共研细末，然后加入后2味药研匀，装瓶备用。用时将患处用温水洗净，取药粉少许敷在疼痛处，面积约1.5厘米×1.5厘米，厚度约3毫米，然后用伤湿止痛膏贴好。3日更换1次，5次为1个疗程。

【功用】祛风胜湿止痛。

【主治】类风湿关节炎之风湿热痹证。

23. 敷贴方⑤

【准备】生栀子60克，生半夏30克，生大黄、黄柏各15克，桃仁、红花各10克，醋适量。

【操作】前6味药共研细末，用醋调敷患处，干后再加醋调敷。

【功用】清热除湿，活血通络止痛。

【主治】类风湿关节炎之风湿热痹证。

24. 涂擦方

【准备】当归、川芎、桂枝、细辛、羌活、骨碎补、透骨草、牛膝、木瓜、

红花、川乌各 10 克，白酒适量。

【操作】前 11 味药共研细末，入白酒密封浸泡 7 日后即成。使用时每次用棉签蘸药液涂擦患处。每日 2~3 次，连续 1~2 个月。外擦后配合热敷，疗效更佳。

【功用】散寒除湿，通络止痛。

【主治】类风湿关节炎之风寒湿痹证。

膝骨关节炎

广义的膝骨关节炎是指发生在人体关节及其周围组织的炎性疾病，病变呈慢性进程，多发于中年以后人群。临床表现为关节的红、肿、热、痛，功能障碍及关节畸形，病理变化最初发生于关节软骨，以后侵犯软骨下骨板及滑膜等关节周围组织，以关节面及其边缘的软骨变性以及新骨形成为主要特征。发病机制较为复杂，一般认为与衰老、创伤、炎症、肥胖、自身免疫反应、代谢和遗传、退行性病变等因素有关。严重者导致关节残疾、影响患者生活质量。

中医认为膝骨关节炎是一种筋骨共病、痿痹共存的疾病，属中医"痹证""骨痹""筋痹""骨痿""筋痿"等范畴，后统称为"膝痹"。其病因病机主要是肝肾不足、风寒湿邪气外侵，证属本虚标实、本痿标痹。其典型表现为膝关节疼痛及压痛、肿胀、僵硬、骨摩擦音（感）、关节活动受限，严重者可出现膝内翻或膝外翻畸形。

1. 艾灸方①

【准备】艾条适量。

【选穴】内膝眼、外膝眼、血海、梁丘及阿是穴。

【操作】采用温和灸方式，将点燃后的艾条置于上述穴位上方 3 厘米处，以感受到温热无灼伤感为宜，每日 2 次。

【功用】活血化瘀，温经通络。

【主治】膝骨关节炎。

2. 艾灸方②

【准备】艾条适量。

【选穴】犊鼻、阳陵泉、鹤顶。

【操作】施灸操作时按 4 步骤分别进行往返、回旋、雀啄、温和灸。手持调控点燃的热敏灸艾条，在距离腧穴部位皮肤表面 5 厘米左右高度施行往返、回旋、雀啄各 30 秒，其余时间做温和灸。先行循经往返灸 30 秒温通气血、激发经气，回旋灸 30 秒温通局部，继以雀啄灸 30 秒加强，最后温和灸开通经络。每穴约 15 分钟，以耐受为度。每日 1 次，6 日为 1 个疗程，疗程间隔 1 日，共治疗 4 个疗程。

【功用】温经通络，祛寒逐痹。

【主治】膝骨关节炎。

3. 艾灸方③

【准备】艾条、附子饼各适量。

【选穴】关元、足三里、犊鼻。

【操作】患者仰卧，将附子饼置于上述穴位，用简易艾灸器分别将直径约 2 厘米、长 4 厘米艾条悬置距附子饼 1 厘米上方点燃，行温和灸，灸治过程中不断将艾灰去掉，并保持艾灸与附子饼间距及火候，每穴约 30 分钟，以穴部皮肤泛红而不灼伤为度。每周连续治疗 5 日，休息 2 日，共治疗 4 周。

【功用】补益肝肾，温化痰瘀，活血通络止痛。

【主治】膝骨关节炎。

4. 药浴方①

【准备】透骨草、伸筋草、鸡血藤各 30 克，川芎、制乳香、制没药、独活、羌活、骨碎补各 20 克，威灵仙、川牛膝、千年健、海桐皮各 15 克。

【操作】将上药煎煮取汁，先熏后洗，每次 20 分钟，每日 1 次，连续 3 周为 1 个疗程。

【功用】活血祛瘀，祛风湿，通络止痛。

【主治】膝骨关节炎。

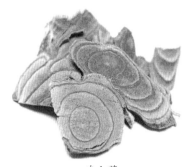

鸡血藤

5. 药浴方②

【准备】羌活、独活、桂枝、麻黄、赤芍、牛膝、当归、黄芪、川芎、艾叶、紫草、威灵仙、宽筋藤、续断、防风、川乌、丁香各 50 克，红花 30 克，细辛 10 克。

【操作】将上药煎煮取汁，控制药液的温度在 42~45℃，先熏后洗，患者全身浸泡 30 分钟，每日 1 次，观察时间 6 周。

【功用】补气和血，温中散寒，舒筋活血，益肾健骨，祛风除湿，宣畅胸膈，化痰发汗。

【主治】膝骨关节炎之寒湿阻络证。

6. 药浴方③

【准备】生川乌、生草乌、土细辛各 10 克，当归、路路通、千年健、海桐皮、续断、川芎、桂枝各 15 克，艾草、伸筋草、舒筋草、寻骨风各 20 克。

【操作】上药加水适量，先浸泡半小时，然后再煎熬 1 小时后，去渣取汁。用熬好的药汁反复熏洗患处，以水温不烫伤皮肤为度。每日熏洗 2 次，每次 20~30 分钟，1 剂药可反复使用 3 日，12 日为 1 个疗程，可用 3~5 个疗程。

【功用】温通经络，祛瘀散寒，伸筋壮骨。

【主治】膝骨关节炎。

7. 药浴方④

【准备】青风藤、宽筋藤、鸡血藤各 30 克，海桐皮、伸筋草、透骨草各 20 克，花椒、姜黄、当归、乳香、没药、川芎各 15 克，威灵仙、木瓜、川乌、独活、红花、白芷、防风、艾叶各 10 克，陈醋 100 毫升。

【操作】将前 20 味药加水 4000 毫升，浸泡 30 分钟后文火煎煮，煎液 3000 毫升加入陈醋盛于盆内。将患膝架于盆口上方，用湿热毛巾覆盖，先蒸汽熏蒸，待温度适宜时（50~60℃）浸泡或纱布浸药液热敷患处，每次 20~30 分钟，每日 1 次，1 剂药夏季可用 1~2 日，冬季可用 2~3 日，连用 4 周。熏洗后应注意保暖避寒，且不要用清水洗净，以保持药效。

【功用】疏通经络，散寒除湿，活血化瘀，消肿止痛。

【主治】膝骨关节炎。

8. 熏蒸方①

【准备】乳香、没药、土鳖虫、地龙、三棱、莪术、威灵仙、生川乌、生草乌、乌梅、白芷各 30 克，红花、伸筋草、透骨草、延胡索各 40 克，葛根、皂角刺各 60 克，冰片 20 克。

【操作】将上述药物混匀装入布袋放入浴盆浸泡后熏蒸。把药物蒸汽的温度控制在 37~45℃，每次 30 分钟，每日 1 次。15 次为 1 个疗程，治疗 2 个疗程。

【功用】疏通经络，补益肝肾，活血化瘀，消肿止痛。

【主治】膝骨关节炎。

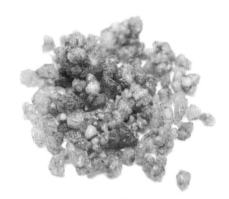

乳香

9. 熏蒸方②

【准备】鸡血藤 30 克，艾叶、桂枝各 20 克，独活、威灵仙、附子、海桐皮、海风藤、木瓜、五加皮、红花、乳香、没药、防风、牛膝、杜仲各 15 克。

【操作】将上药装入无纺布袋后，放入浴盆中加适量的水浸泡 40 分钟后熏蒸。熏蒸温度调为 45~52℃，每次治疗 30 分钟，每日 1 次，10 日为 1 个疗程。

【功用】祛风除湿，温经散寒，活血化瘀，通络止痛，补益肝肾。

【主治】膝骨关节炎。

10. 熏蒸方③

【准备】乳香、没药、红花、威灵仙各 20 克，土鳖虫、地龙、乌梅、白芷、生川乌、生草乌、皂角刺、冰片各 10 克，三棱、莪术、伸筋草、葛根、透骨草、延胡索各 15 克。

【操作】将药物放入浴盆里，蒸汽的温度控制在 40~50℃，对患者膝部进行熏蒸治疗。每次 30 分钟，每日 1 次。

【功用】活血化瘀，通络止痛。

【主治】膝骨关节炎。

11. 热熨方①

【准备】红花、牛膝、桑枝、桂枝、防风各 25 克，白芷 20 克，延胡索 30 克，乳香、没药、芒硝、艾叶各 15 克，黄酒适量。风寒湿者加伸筋草 30 克，木瓜 25 克，花椒 20 克。气滞血瘀者红花加至 100 克，桃仁 25 克，两头尖 30 克。肝肾亏虚者加杜仲 25 克，骨碎补 30 克，续断 20 克。

【操作】除黄酒外所有药粉碎成小颗粒，用黄酒浸泡 3 日，装入 30 厘米 ×30 厘米大小纱布袋后用蒸锅加热 10 分钟，然后散热至可以承受，患处以一层纱布覆盖，药袋敷于患处，每日早、晚各 1 次，每次 15 分钟。

【功用】散寒除瘀，活血止痛。

【主治】膝骨关节炎。

12. 热熨方②

【准备】艾叶、苏木、白芷、伸筋草、透骨草、桂枝各 30 克，川芎、红花、制乳香、制没药、土鳖虫、姜黄各 20 克，细辛 10 克，威灵仙 60 克，制川乌、制草乌各 15 克，陈醋适量。

【操作】将前 16 味药打粉备用。将 1 剂药的药粉放入容器内，边搅拌边加入陈醋，药粉以手捏成团、手松散开为佳，大约需要陈醋 200 毫升，拌匀后装入一个 20 厘米 ×30 厘米的布袋中，放于笼锅上蒸热，时间为 10 分钟；药袋取出后为避免烫伤，用干毛巾包裹，敷于患膝周围，为尽可能延长热敷时间，可外用厚塑料布包绕密封，并用布带束紧；每次热敷时间大约持续 30 分钟，每袋药可使用 2 次，第 2 次放陈醋要比第 1 次少，每日热敷 2 次。

【功用】舒经活络，祛风除湿。

【主治】膝骨关节炎。

13. 按摩方

【选穴】内膝眼、外膝眼、犊鼻、鹤顶、梁丘、血海、三阴交、阳陵泉、阴陵泉、伏兔、足三里、委中及阿是穴等。

【操作】患者仰卧，操作者用拇指分别点按上述穴位，然后对髌韧带及内、外副韧带弹拨 8~10 次。

【功用】通筋活络，消瘀散结，活血逐痹。

【主治】膝骨关节炎。

14. 敷贴方

【准备】延胡索、白芥子、生附子、生南星、甘遂各 1 份，生姜汁适量。

【选穴】血海、阳陵泉、足三里、犊鼻、内膝眼、鹤顶、阿是穴。

【操作】将上药磨成细粉，再用生姜汁调和成膏状，将其制成直径约为 1.5 厘米的球状，放于上述穴位，以橡胶膏将其固定起来，每次留置时间为 3 小时，每周 1 次，5 次为 1 个疗程。

【功用】活血通络，行痹止痛。

【主治】膝骨关节炎。

肥胖

　　肥胖是一种以体内脂肪过度蓄积和体重超常为特征的慢性代谢性疾病，由遗传因素、环境因素等多种因素相互作用所引起的。体质指数（BMI）是国际上评价肥胖的常用指标之一，体质指数（BMI）计算公式 = 体重（千克）/（身高 × 身高）（米^2）。根据中国标准，BMI 小于 18.5 为低体重，18.5~23.8 为正常体重，24~27.9 为超重，大于 28 为肥胖。

　　中医认为，肥胖是由于过食、缺乏体力活动等多种原因导致体内膏脂堆积过多，使体重超过一定范围，或伴有头晕乏力、神疲懒言、少动气短等症状的一种疾病，是多种其他疾病发生的基础。肥胖的基本病机是胃强脾弱，酿生痰湿，导致气郁、血瘀、内热壅塞。病位主要在脾与肌肉，与肾虚关系密切，亦与心、肺的功能失调及肝失疏泄有关。

1. 按摩方

【选穴】中脘、天枢、大横、气海、关元、中极。

【操作】先以掌摩腹部，再用指端点按上述穴位中，后用大鱼际揉腹，常规操作时长为 20 分钟，摩腹频率为每分钟 100 次，操作力度以腹部略微凹陷为宜。每日 1 次，每周治疗 6 日。

【功用】补益脾肾。

【主治】单纯性肥胖。

2. 敷贴方①

【准备】白芥子2份，生附子、干姜、肉桂、甘遂、细辛各1份，老姜汁适量。

【选穴】关元、气海、肾俞、脾俞、中脘、足三里、天枢、丰隆、水道。

【操作】将前6味药混匀，粉碎，研细末，用新鲜的老姜汁适量调成泥状，当日制备，18℃冷藏，使用前将药泥捏成直径1厘米×1厘米的药球，备用。敷贴时，将制备好的药球放在胶布上，将药丸正对上述穴位。按压，使成饼状，每次贴1~2小时，至皮肤有热灼感，每周1次，4次为1个疗程，共3个疗程。

【功用】温经通络，活血化瘀。

【主治】肥胖。

3. 敷贴方②

【准备】三棱、莪术、生大黄、瓜蒌子、吴茱萸、肉桂各适量。

【选穴】神阙。

【操作】将上药研成粉末，同时，以化学渗透促进剂调成膏状并制成

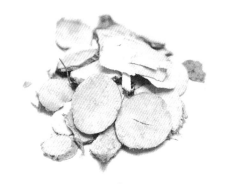

三棱

直径约3厘米、厚度约0.3厘米的药饼，敷于神阙，用敷料固定。每日1次，每次使用不超过6小时。

【功用】健脾益气，化痰除湿。

【主治】单纯性肥胖。

4. 敷贴方③

【准备】吴茱萸、粗盐各250克。

【选穴】神阙。

【操作】将吴茱萸和粗盐装入布袋内混匀后，以微波炉的高火加热3~4分钟，将药包敷于神阙。每次20~30分钟，或视情况而定，隔日1次，10次为1个疗程。

【功用】理气健脾。

【主治】单纯性肥胖。

5. 艾灸方①

【准备】艾条适量。

【选穴】关元、天枢、命门、肾俞、脾俞、中脘、大横、三阴交、足三里。

【操作】在上述穴位上方1~2厘米处用艾条施悬灸，每次15分钟，每日1次，连续灸20日。

【功用】温经通络，补肾助阳。

【主治】单纯性肥胖。

6. 艾灸方②

【准备】艾条适量。

【选穴】神阙、关元、足三里。

【操作】在上述穴位上方1~2厘米处用艾条施悬灸，每次15~30分钟，嘱患者灸后补充温水，连续治

疗 2 日。

【功用】温阳健脾，化湿通络。

【主治】肥胖之脾肾阳虚证、痰湿络阻证。

7. 耳穴贴压方①

【准备】王不留行籽贴。

【选穴】饥点、大肠、小肠、胃、心、交感。

【操作】常规消毒后，将王不留行籽贴贴在上述耳穴，每次取穴 4~5 个。每日按压 3~5 次，每次约 5 分钟，3 日更换 1 次，双侧耳穴交替使用。

【功用】健脾升阳，除湿祛瘀，利尿通便。

【主治】儿童单纯性肥胖。

8. 耳穴贴压方②

【准备】王不留行籽贴。

【选穴】口、肝、胆、神门、皮质下、内分泌。

【操作】常规消毒后，将王不留行籽贴贴在上述耳穴，每次取穴 4~5 个。每日按压 3~5 次，每次约 5 分钟，3 日更换 1 次，双侧耳穴交替使用。

【功用】健脾升阳，除湿祛瘀，利尿通便。

【主治】儿童单纯性肥胖。

9. 耳穴贴压方③

【准备】王不留行籽贴。

【选穴】脾、饥点、胃、膀胱、肾、三焦、肺、皮质下。

【操作】常规消毒后，将王不留行籽贴贴在上述耳穴，每次取穴 4~5 个。每日按压 3~5 次，每次约 5 分钟，3 日更换 1 次，双侧耳穴交替使用。

【功用】健脾升阳，除湿祛瘀，利尿通便。

【主治】儿童单纯性肥胖。

10. 耳穴贴压方④

【准备】王不留行籽贴。

【选穴】脾、胃、饥点、内分泌。

【操作】常规消毒后，将王不留行籽贴贴在上述耳穴，用手指稍用力按压，使局部有微痛灼热感。嘱患儿每日按压穴点，以饭前 15 分钟和饥饿时按压为主，每 3 日更换 1 次，两耳交替贴压。共治疗 20 次。

【功用】益气健脾。

【主治】儿童单纯性肥胖。

2 型糖尿病及其并发症

2 型糖尿病是一种与遗传基因有关的全身性慢性代谢性疾病，系体内胰岛素的相对或绝对不足而引起糖、脂肪及蛋白质代谢的紊乱所致，主要特点是高血糖及尿糖。本病典型临床表现为"三多一少"，即多尿、多饮、多食、体重减少，早期无明显症状，严重时可发生酮症酸中毒。糖尿病是一种代谢系统疾病，目前尚无根治方法。随着病情发展，长期高血糖对患者的血管、组织、器官造成程度不同的损坏，产生多种并发症，如糖尿病足溃疡、周围神经病变（以手麻为主症）。

本病属中医"消渴"范畴。病变涉及肺、胃、肾，尤以肾为关键，并以此分为上消、中消、下消。上消以口干多饮、口干舌燥为主症。中消以多食易饥、口渴、尿多、形体消瘦为主症。下消以尿频量多、浑浊、腰膝酸软、头晕耳鸣为主症。治疗上根据上、中、下消的不同，采取不同的治疗方式。因糖尿病为长期性慢性疾病，治疗上除了配合中药内服、中医外治，还需要患者改善生活方式，如戒烟、戒酒、定期饮食、控制血糖等，如此综合治疗方可达到最佳疗效。

1. 敷贴方①

【准备】生地黄、黄芪、丹参、鬼箭羽、云南白药、肉桂各10克，麝香壮骨膏适量。

【操作】上药共研细末，装瓶待用。使用时先将脐孔、脐周用清水洗净，取药粉适量，加入注射用水1~2毫升调成糊状，敷于脐孔，贴上麝香壮骨膏，每日换药1次，10次为1个疗程。

【功用】益气养阴。

【主治】糖尿病。

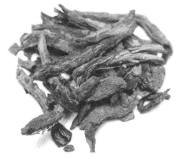

丹参

2. 敷贴方②

【准备】生地黄、玄参各20克，天花粉15克，黄连3克，藕汁适量。

【选穴】神阙。

【操作】前4味药共研细末，装瓶备用。常规消毒后，取药粉适量，以藕汁调匀成糊状，敷脐孔，外用胶布固定，每日换药1次，30日为1个疗程。

【功用】养阴生津。

【主治】糖尿病口干多饮。

3. 敷贴方③

【准备】生石膏5克，知母2克，玄参、甘草各1克，生地黄、党参各0.6克，黄连0.3克，天花粉0.2克，粳米10克，二甲双胍粉末40毫克。

【操作】前9味药研成粉末，每次取250毫克与二甲双胍粉末混合均匀，填入脐孔，盖以棉球，外用胶布封贴，每 3 日换药 1 次。

【功用】养阴清热。

【主治】糖尿病口干多饮明显。

4. 敷贴方④

【准备】黄芪、鹿角霜、何首乌、山药、丹参各 50 克，葛根、补骨脂、金樱子、白术、麦冬、三七各 30 克，血竭 9 克，冰片 6 克，白芷 3 克，格列本脲适量。

【选穴】足三里、三阴交。

【操作】前 14 味药共研细末，混匀制成黑膏药，每帖约 4 厘米 ×4 厘米。用时每帖加格列本脲 2.5 毫克，敷贴于上述穴位，双侧交替使用，3 日换 1 次，1 个月为 1 个疗程。

【功用】滋阴益肾。

【主治】糖尿病日久，形体消瘦，三多一少症状明显。

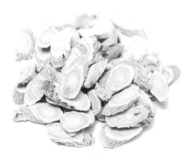

黄芪

5. 敷贴方⑤

【准备】丁香、生姜汁各 30 克，肉桂、冰片各 9 克，细辛 15 克。

【选穴】脾俞、肾俞、气海俞。

【操作】将上药研细末，制成膏药，每帖约 3 厘米 ×3 厘米，分别贴于上述穴位，每 3 日更换 1 次，每周 2 次，第 7 日让皮肤休息，5 周为 1 个疗程。

【功用】温阳散寒。

【主治】糖尿病日久，形体消瘦，三多一少症状明显。

6. 敷贴方⑥

【准备】当归、桂枝各 10 克，甘草、木通、细辛、芍药各 3 克，生姜汁适量。

【选穴】天枢、脾俞、足三里。

【操作】将前 6 味药研磨成细末加生姜汁调成膏状敷贴于上述穴位，每次 30 分钟，每日 1 次。

【功用】温经散寒，养血通脉。

【主治】糖尿病周围神经病变。

7. 敷贴方⑦

【准备】黄芪、玄参、鸡血藤、紫草、威灵仙、络石藤、钩藤、海风藤各 300 克，乳香、防风各 100 克，延胡索 150 克。

【选穴】足三里、丰隆、三阴交。

【操作】将上药研成极细粉，混合均匀。用热水调成糊状，取大小合适的绵纸或薄胶纸，将糊状中药均匀地平摊于绵纸上，厚薄适中，摊好药物的绵纸四周反折后敷于上述穴位。加盖敷料或棉垫并用胶布固定。每日 1 次，一次 4 小时。治疗过程中观察局部和全身情况，敷药后如局部出现红疹、瘙痒、水疱等应及时停止治疗处理。连续 14 日为 1 个疗程。

【功用】缓急解痉，止痛镇痛，活血。

【主治】糖尿病周围神经病变。

8. 药浴方①

【准备】苍术、玄参、生地黄、天花粉各 100 克。

【操作】上药煎水 1000 毫升，趁热熏洗全身，以不烫为宜，每日 1 次，5 次为 1 个疗程。

【功用】清热生津。

【主治】糖尿病。

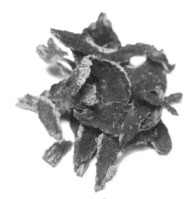

玄参

9. 药浴方②

【准备】生芭蕉根、蔷薇根、松树二层皮各 100 克。

【操作】上药煎水 1000 毫升洗浴，每日 1 次，15 日为 1 个疗程。

【功用】清热除湿。

【主治】糖尿病。

10. 药浴方③

【准备】苏木 50 克，木瓜、透骨草、花椒、赤芍各 30 克，桂枝 18 克，川芎 15 克，红花、白芷各 12 克，艾叶、川乌、草乌、麻黄各 10 克。

【操作】上药加水 5000 毫升，水煎取汁，先熏手、足 30 分钟，待温度适宜时再将手、足放入，浸泡 30 分钟，每日 2 次，每剂药可用 2~3 日。

【功用】温阳活血。

【主治】糖尿病手足麻木、疼痛、感觉减退等。

11. 药浴方④

【准备】木瓜、当归、桂枝、细辛、忍冬藤、艾叶、红花各 20 克，红茴香根、鸡血藤各 30 克，辣椒、花椒各 15 克，葱白 5 根。

【操作】上药加水 2000 毫升煎煮，先用武火，待沸腾后用文火，煎煮约 25 分钟，滤去药渣，加入清水至 3500 毫升。可用足浴盆全自动加热按摩洗脚，夏天水温在 38~40℃，冬

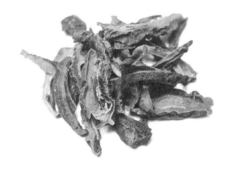

木瓜

天水温在 40~43℃，25 分钟为宜，每日 1 剂，每日 1 次，10 日为 1 个疗程，共 2 个疗程。

【功用】温经散寒，活血通络。

【主治】糖尿病手足麻木、疼痛、感觉减退等。

12. 药浴方⑤

【准备】苦参、蛇床子、白鲜皮、煅白矾、金银花、土茯苓各 30 克，花椒、苍术、黄精、天花粉、防风各 15 克，紫草、紫苏叶各 10 克。

【操作】上药水煎取汁，趁热先熏后坐浴。每日 2 次，每次 10~30 分钟。

【功用】养血活血，清热燥湿，祛风止痒。

【主治】糖尿病外阴瘙痒。

13. 药浴方⑥

【准备】蛇床子 50 克，苦参、龙胆草各 40 克，白矾 20 克，猪胆 2 枚。

【操作】前 4 味水煎取汁，猪胆取汁与上药拌匀，放入浴盆中，先熏患处，药液温度适宜时再坐浴。每日 2 次，每剂药用 2 日，连续 2~3 剂。

【功用】祛风止痒。

【主治】糖尿病外阴瘙痒。

14. 药浴方⑦

【准备】威灵仙、蛇床子各 15 克，紫草、白鲜皮、苦参各 10 克，黄柏 5 克。

【操作】上药水煎取汁，放入浴盆

中，先熏后坐浴。每日 2 次，每次 30 分钟，7 日为 1 个疗程，连续 2 个疗程。

【功用】消风通络止痒。

【主治】糖尿病外阴瘙痒。

15. 芳香方①

【准备】菟丝子、玄参、生地黄、太子参、黄芪、丹参各 50 克，山茱萸、苍术各 30 克，黄芩 20 克，黄连 15 克。

【操作】上药切碎装入 12 厘米 ×12 厘米大小的布袋中，覆盖脐部，连续佩带，临睡前可用热水袋敷脐加温，3 个月为 1 个疗程，1 个疗程换药 1 次。

【功用】益气养阴。

【主治】糖尿病。

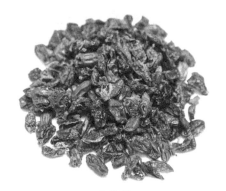

山茱萸

16. 芳香方②

【准备】熟地黄、枸杞子、太子参各 50 克，山茱萸、泽泻、熟附子、茯苓各 30 克，鹿角、干姜各 15 克。

【操作】上药切碎装入 12 厘米 ×12

厘米大小的布袋中，覆盖于腰背部，连续佩带，3个月为1个疗程，1个疗程换药1次。

【功用】滋阴补肾。

【主治】糖尿病。

17.耳穴贴压方①

【准备】王不留行籽贴。

【选穴】胰胆、屏间、阿是穴。

【操作】常规消毒后，以耳穴探针轻压耳廓，探取诸穴，然后将备好的王不留行籽贴对准上述耳穴贴紧并稍加压力，使患者耳朵感到酸麻胀或发热，贴后嘱患者自行按压。每日3~5次，每次1~2分钟。每周更换1次，左右耳轮换。

【功用】清热解毒。

【主治】糖尿病早期。

18.耳穴贴压方②

【准备】王不留行籽贴。

【选穴】内分泌、颈、肝、脾、心。

【操作】常规消毒后，将王不留行籽贴压于上述耳穴。

【功用】消肿散结。

【主治】良性甲状腺结节。

19.熏洗方①

【准备】黄芪、透骨草、威灵仙、伸筋草、大黄、当归、红花、黄柏、黄连各20克，桂枝25克，乳香、没药各30克。

【操作】将上药加水浸泡20分钟

后，煮沸保持10分钟，放置温度到35~40℃后泡足，浸泡的过程中逐渐加热水，维持水温约40℃，药水淹没踝关节以上约10厘米，至足三里为佳，每次20分钟，每日1次；待创面干燥后换药治疗，1个月为1个疗程。

【功用】通络止痛，活血化瘀，去瘀生肌。

【主治】预防和减轻糖尿病足部感染。

20.熏洗方②

【准备】败酱草、马齿苋、蒲公英、黄柏、苦参、赤芍各30克，甘草15克。

【操作】将上药视疮面需要以能完全浸泡疮面为度煎成1000~3000毫升备用。每日换药前用药液泡洗患足20分钟，之后常规换药，水温30~40℃为宜。

【功用】解毒除湿。

【主治】预防和减轻糖尿病足部感染。

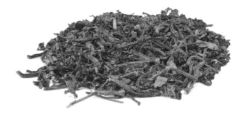

马齿苋

21.熏洗方③

【准备】延胡索25克，川芎20克，桃仁、甘草各10克。

【操作】将上药共研粗末，沸水冲

开，先熏后洗患处。每日 2 次，共
30 日。

【功用】行气活血。

【主治】糖尿病末梢神经炎。

22. 按摩方①

【选穴】至阴、足三里、涌泉、三
阴交。

【操作】用指揉法，按摩上述穴位
3 分钟左右，按摩完后轻捋小腿腓
肠肌，15 分钟，每日 1 次，共治疗
8 周。

【功用】调和气血。

【主治】糖尿病足部感染。

23. 按摩方②

【准备】渭良伤科油（黄柏、栀子、
地榆等）适量。

【选穴】三阴交、足三里、阴陵泉、
承山、委中、涌泉。

【操作】取适量渭良伤科油，用拇
指在上述穴位上做轻柔缓和的环旋
按摩，每个穴位按摩 2 分钟，按摩
完毕后拿腓肠肌 10 分钟，接着按照
由膝关节到踝关节的顺序，轻捋小
腿腓肠肌 15 分钟，每日 1 次，1 个
月为 1 个疗程。坚持 2 个疗程。

【功用】温经通络。

【主治】糖尿病手足麻木。

24. 熏蒸按摩方

【准备】灯盏花素注射液。

【选穴】睛明、丝竹空、四白。

【操作】灯盏花素注射液行眼部雾
化治疗，每日 1 次，每次 15~20 分钟，
再取上述穴位进行按摩，每日 3~5 次，
每次按摩 3~5 分钟。

【功用】舒筋活血。

【主治】糖尿病视网膜病变。

25. 封包方①

【准备】当归、红花、续断、醋没药、
醋乳香、白芷、花椒、透骨草、羌活、
烫骨碎补等各 12 克。

【操作】将上药研成粉末，装入中
药包，平铺于患者双下肢，环形捆
绑外敷，每次 30 分钟，每日 2 次，
10 日为 1 个疗程。

【功用】活血祛瘀，通络，温经止痛。

【主治】糖尿病周围神经病变。

26. 封包方②

【准备】红花、当归、醋没药、续
断、白芷、透骨草、白芷各 12 克，
羌活、醋乳香、骨碎补各 9 克。

【操作】将上药研成粉末，装入中
药包，平铺于患者双下肢，环形捆
绑外敷，每次 30 分钟，每日 2 次。

【功用】活血祛瘀，通络，温经止痛。

【主治】糖尿病周围神经病变。

27. 热敷方①

【准备】决明子、丹参、浙贝母、红花、
菊花、蔓荆子、茯神、当归各适量。

【操作】上药共研细末，无纺布装
袋密封，水浸加热放置在特制眼罩

内，置于患者双眼上，每日使用1次，每次15分钟，14日为1个疗程。

【功用】滋阴补血，明目安神，凉血活血。

【主治】糖尿病视网膜病变。

【注意事项】眼部有感染、充血，急性眼底出血、溃疡、瘢痕、外伤，

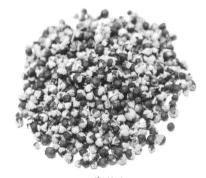

蔓荆子

肿瘤的患者，以及合并有大疱性皮肤病及表皮剥脱松解者，和对温度不敏感者禁用。

28. 热敷方②

【准备】太子参、黄芪、熟地黄、牡丹皮、蒲公英、金银花、菊花、丹参、当归、黄芩、红花、茯神、决明子各适量。

【操作】上药制粉，装入特制无菌敷贴包中密封，敷贴包浸泡水中，加热后装入眼罩，调试温度置患者双眼，每日1次，每次20分钟。

【功用】益气养阴，疏通经络。

【主治】糖尿病视网膜病变。

甲状腺功能亢进

甲状腺功能亢进，简称甲亢，是指由甲状腺本身或甲状腺以外的多种原因引起的甲状腺激素增多，进入血循环，作用于全身的组织和器官，造成机体的神经、循环、消化等各系统的兴奋性增高和代谢亢进为主要表现的疾病的总称。主要表现为甲状腺弥漫性肿大、高代谢症候群，可有突眼、特征性皮损和甲状腺肢端病等表现。

中医学古籍中并无"甲亢"病名记载，根据甲亢不同的临床表现，将其纳入中医学不同病症范畴，如"瘿病"（无甲状腺肿大和突眼征者）、"瘿气"（仅甲状腺肿大，无突眼征者）、"瘿瘤"（甲状腺肿大、坚硬者）等。现在中医普遍认为本病病机关键为肝失疏泄。肝为刚脏，喜条达而恶抑郁；肝主疏泄，畅达一身气机。若肝失条达，疏泄无权，则气机不畅，郁而化火，虚火灼津，炼液成痰，或见肝气乘脾，酿生痰湿，而致痰凝血瘀，居于颈部而成瘿病。

1. 敷贴方①

【准备】蒲公英、雷公藤、夏枯草、玄参、浙贝母、黄药子、莪术、蜂蜜各适量。

【操作】上药研末，加蜂蜜调成糊状，外敷甲状腺，每日1次，每次不超过10小时。

【功用】清热凉血。

【主治】甲状腺功能亢进。

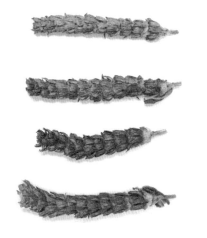

夏枯草

2. 敷贴方②

【准备】生大黄、栀子、青黛、浙贝母、山慈菇、黄药子、冰片、蜂蜜各适量。

【操作】上药研末，加蜂蜜，调成糊状，敷于肿大的甲状腺体上。

【功用】清热解毒。

【主治】甲状腺功能亢进。

3. 艾灸方

【准备】艾条适量。

【选穴】大杼、风门、肺俞、大椎、身柱、风池。

【操作】将艾条燃着端，隔布或棉纸数层，紧按在上述穴位上施灸。每次每穴约灸7~10壮，至局部皮肤红晕，药气温热透达深部为度。每日或隔日1次，10次为1个疗程。

【功用】理气解郁。

【主治】甲状腺功能亢进。

甲状腺功能减退

甲状腺功能减退，简称甲减，是指由于甲状腺激素合成和分泌减少，导致基础代谢降低和交感神经系统的兴奋性减弱的一组疾病。由于甲状腺炎、慢性甲状腺炎，或者由于手术等这些原因引起的永久性的甲减，它的治疗方法就是补充必需的甲状腺素。其中亚临床甲状腺功能减退症（以下简称"亚临床甲减"）是指由各种病因引起的甲状腺激素合成、分泌不足或组织作用减弱导致的内分泌代谢性疾病，临床以血清促甲状腺激素升高，而游离甲状腺激素在正常范围内为基本特征。此病通常发病隐匿、病程较长，缺乏特异症状和体征，可进一步发展为临床甲减。该病以女性及老年患者居多。

本病在中医学中并无专属病名记载，现代医家多依其病位特点将其归为"瘿病"范畴。中医学在治疗亚临床甲减方面历史悠久、疗效显著，且古今医家在看待亚临床甲减的病因病机及审证论治等方面各具特色，认为该病多为饮食、情志及气滞、痰凝和血瘀所导致。到了现代，则认为主要是由脾胃虚弱、肝郁肾虚所致。

1. 敷贴方

【准备】蛇床子 300 克，肉桂、半夏、吴茱萸、甘松、花椒、附子、干姜、木香、木瓜 100 克，牛膝、淫羊藿、肉苁蓉各 150 克，白术 200 克，蜂蜜、生姜汁各适量。

【选穴】脾俞、肾俞、命门。

【操作】将前 14 味药共研磨成细末状，然后使用 100 目筛过滤，添加适量蜂蜜、生姜汁，搅拌后调制成糊状，

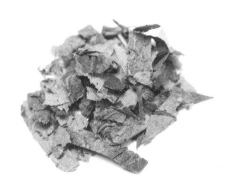

淫羊藿

最后制作成大小相同的药饼，直径约 1 厘米大小。然后将药饼分别贴敷于上述穴位，敷贴时间一般为 6~8 小时，每日 1 次，15 次为 1 个疗程，共 3 个疗程，疗程间休息 1 周。

【功用】调肝行气，温补脾肾。

【主治】甲状腺功能减退。

2. 艾灸方

【准备】艾条适量。

【选穴】神阙、关元、大椎、肾俞。

【操作】患者先取仰卧位，暴露局部皮肤，医者将灸条点燃后对准上述穴位，行温和灸治疗，以局部温热无灼痛感为宜，每穴灸约 10 分钟，以皮肤红晕为度。患者待灸完正面穴位后，再调整至俯卧位进行温和灸治疗。隔日 1 次，共治疗 3 个月。

【功用】温阳补肾。

【主治】甲状腺功能减退。

胆囊炎

胆囊炎是胆道系统的常见病，可分为急性胆囊炎和慢性胆囊炎。临床表现多呈急性发作，伴右上腹疼痛、呕吐等。有结石者，发作更为突然，疼痛也更剧烈，常伴有黄疸、发热等症状，油腻饮食，寒温不适、情志郁怒都可诱发本病急性发作。

慢性胆囊炎多因急性胆囊炎反复发作所致，主要症状为右上腹痛，可因脂肪饮食而诱发。流行病学调查及循证医学研究表明，慢性胆囊炎发病率近年来有上升趋势。

根据慢性胆囊炎临床表现，可归属中医"胆胀""胁痛"等范畴。病理因素包括气滞、血瘀、湿热，基本病机属肝络失和，可概括为"不通则痛"与"不荣则痛"两类。其中，较多见的是"不通则痛"，主要分为肝郁气滞、瘀血停滞、湿热蕴结等实证；"不荣则痛"主要有阴血不足、肝络失养等虚证。治疗上，实证以清热、理气、祛瘀为主；虚证则以养血养阴为主。本篇主要记载实证的外治疗法。

除了中西医配合治疗以外，合理的饮食是预防本病的基本措施，不吃油炸和含脂肪多的食品，多补充水分，以稀释胆汁；增加进餐次数，刺激胆汁分泌和排泄。

1. 敷贴方①

【准备】黄柏20克，生桃仁、延胡索各15克，冰片6克，凡士林60克。

【操作】前4味药共研细末，用凡士林调为膏，外敷胆囊区疼痛处，直径3~5厘米，外用纱布覆盖，胶布固定。每隔24小时更换1次，7日为1个疗程，一般1~2个疗程即可获满意疗效。

【功用】活血化瘀。

【主治】胆囊炎急性发作、疼痛不止、局部肿胀。

2. 敷贴方②

【准备】大黄、蒲黄、大贝母各20克，吴茱萸、冰片各10克。

【操作】上药共研细末，装瓶备用。使用时取药末适量，加清水少许调为稀糊状。外敷于胆囊区疼痛处，

纱布包扎，胶布固定。每日换药1次，连续3~5日。

【功用】利尿通淋。

【主治】胆囊炎疼痛不止，局部肿大，脘腹胀满。

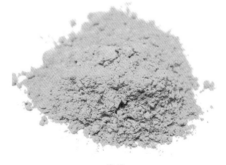

蒲黄

3. 敷贴方③

【准备】生大黄、茵陈、芒硝各100克，金钱草、鸡内金、青皮、莪术、郁金各60克，乌药、延胡索、威灵仙、

乳香、皂角刺各 30 克，冰片 15 克，醋适量。

【选穴】神阙。

【操作】将前 14 味药共为细末，取 60 克，以醋调成膏状，平摊在 10 厘米 ×10 厘米及 4 厘米 ×4 厘米 2 块纱布上，分别敷于胆囊体表投影区皮肤及神阙，敷贴前消毒局部，敷贴处用胶布固定。10 日为 1 个疗程，2 个疗程间隔 5 日。

【功用】疏肝理气，活血通络，利胆排石。

【主治】胆囊炎右肋或剑突下绞痛，恶心呕吐，口苦厌油。

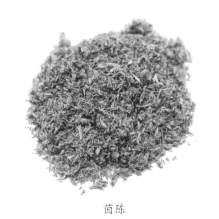

茵陈

4. 敷贴方④

【准备】芒硝、大蒜各 50 克。

【操作】将大蒜捣碎成糊状，与芒硝混匀，用 4 层油纱包裹成囊袋状，囊袋大小约 8 厘米 ×8 厘米，将配好的药物囊袋敷于胆囊区疼痛处，用胶布固定，每日更换 1 次，大部分患者于 2 日内疼痛可明显缓解。有皮肤破溃者慎用。

【功用】泻下通腑，抗菌杀毒。

【主治】老年人急性胆囊炎疼痛不止。

5. 敷贴方⑤

【准备】大黄、黄连、黄柏、黄芩各等量，蜂蜜、开水适量。

【操作】将前 4 味药磨成粉剂。使用时取 125 克粉剂加凉开水及蜂蜜调成糊状，平摊在薄胶纸上，四周用干棉花围住，以免药膏外漏污染。

【功用】疏通经络，利胆和胃。

【主治】胆囊炎发作。

6. 涂擦方①

【准备】冰片 10 克，上等白酒 100 毫升。

【操作】将冰片置于白酒中，密封浸泡 24 小时即成。使用时用消毒棉签或脱脂棉球蘸药液外擦于胆囊区疼痛明显处。每日 3~5 次，一般用药 15 分钟内疼痛可明显减轻或消失。

【功用】舒经活络止痛。

【主治】胆囊结石急性发作。

7. 涂擦方②

【准备】栀子、大黄、芒硝各 10 克，冰片 1 克，乳香 3 克，蓖麻油 30 毫升，75% 的酒精溶液、蜂蜜适量。

【操作】前 5 味药共研末，为 1 次量，加蓖麻油、75% 的酒精溶液和蜂蜜，调成糊状，敷于胆囊区疼痛明显处。每日 1 次，每次持续 8~12 小时。

【功用】清热利湿止痛。

【主治】胆石梗阻，胁或剑突下剧痛，恶心呕吐，口干口苦，身目黄染。

8. 热熨方

【准备】枳壳、小茴香各 30 克，青盐适量。

【操作】枳壳、小茴香打碎，加入青盐炒烫，装入布袋，热熨痛处，药冷后更换，每日 2 次，每次 30 分钟。

【功用】行气止痛。

【主治】胆囊炎右肋或剑突下绞痛，恶心呕吐，口苦厌油。

9. 药物灌肠方①

【准备】金银花、蒲公英、茵陈、金钱草各 30 克，大黄 15 克（后下），芒硝、枳壳、厚朴、延胡索、郁金、柴胡、赤芍、炒莱菔子各 12 克。

【操作】上药每日 1 剂，水煎 200 毫升，趁温用纱布过滤，装入输液瓶内，以输液管接导尿管，将导尿管插入肛门内约 10 厘米，以每分钟 20~30 滴的速度缓慢滴入。

【功用】疏肝行气。

【主治】结石梗阻伴黄疸，腹部胀满，大便秘结，小便深黄。

10. 药物灌肠方②

【准备】蒲公英、红藤各 40 克，金钱草、茵陈各 30 克，木香、黄连、龙胆草各 12 克，玄明粉 9 克（冲），柴胡、厚朴、陈皮各 6 克，牛大黄 4~5 克（后下）。

【操作】上药（除玄明粉外）煎煮 2 次，药汁混合后浓缩至 500 毫升，冲玄明粉，搅拌，灌入 500 毫升输液瓶内，盖好瓶盖，接输液管，输液管下端接导尿管。患者排空大便，取侧卧之臀高头低位，然后将导尿管插入肛门，打开阀门，点滴速度控制在每分钟 15~30 滴，每日 1 次，10 日为 1 个疗程。

【功用】清热祛黄，利尿通淋。

【主治】结石梗阻伴黄疸，腹部胀满，大便秘结，小便深黄。

11. 耳穴贴压方

【准备】王不留行籽贴。

【选穴】胰胆、肝、交感、皮质下、内分泌、神门、十二指肠等。腹胀加脾、胃、三焦，恶寒发热加耳尖，向右肩放射加肩穴。

【操作】根据症状表现，主穴选 3~5 个，配穴选 1~2 个。取对压手法，强刺激，每次一侧耳穴，左右交替，3 日 1 换，10 次（30 日）为 1 个疗程。

【功用】疏肝利胆，行气解郁，清热利胆。

【主治】胆囊炎伴右上腹隐痛。

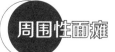

周围性面瘫

周围性面瘫是因为病毒感染或寒冷刺激使供应面部神经的血管产生缺血或者水肿等，压迫面神经，进而出现面神经瘫痪。临床上的主要特征是面部表情肌群运动功能障碍，如患者面部无法完成抬眉、闭眼、鼓嘴等动作，典型表现为口眼歪斜。本病可发于任何年龄、任何季节，一般在季节变换、冷热骤变的时候容易发病。

本病属中医"中风中经络""面瘫""口僻"范畴，其病因有内外之分，内因以气血亏虚为主，主要表现为面瘫伴有乏力，少气懒言，面色苍白。外因则是风寒诸邪侵袭，以面瘫伴有怕冷、发热、颈部僵硬等为主症。其治疗黄金时期为发病后1月内，于此期间采用多种方法治疗，方可获得最大疗效。

1. 敷贴方①

【准备】蓖麻仁 10 粒，冰片 1 克，全蝎 2 克或者僵蚕 1 条。

【操作】上药共捣为膏状，外敷于患侧面部，纱布覆盖，胶布固定。隔日换药 1 次，连续 2~3 次。

【功用】疏通经络，调和气血。

【主治】周围性面瘫。

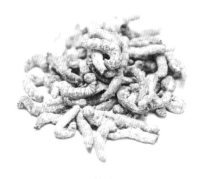

僵蚕

2. 敷贴方②

【准备】肉桂 10 克，白芷、细辛各 5 克，伤湿止痛膏适量。

【选穴】太阳、地仓。

【操作】上药共研细末，装瓶备用。使用时每次取药末 1 克，放于伤湿止痛膏上，外敷于上述穴位，向左㖞斜贴右侧穴位，向右㖞斜贴左侧穴位。隔日换药 1 次，连续 2~3 次。

【功用】温阳活络。

【主治】周围性面瘫。

3. 敷贴方③

【准备】复方牵正膏（中成药，外用剂）。

【选穴】四白、颊车、迎香、地仓、太阳、下关、阳白、水沟。

【操作】将牵正膏敷于患侧上述穴位，每人每日 2~4 贴，每 2 日更换 1

次，8 日为 1 个疗程。

【功用】息风通络，祛风散寒，解痉止痛，活血化瘀。

【主治】风寒侵袭所致面瘫。

4. 敷贴方④

【准备】白芷、马钱子、冰片、全蝎、胆南星各适量。

【选穴】颊车、迎香、地仓、太阳。

【操作】将上述药物按 1：1：1：1：2 比例炮制成散剂或膏剂，敷贴于上述穴位。

【功用】消肿散结，通经络，活血化瘀。

【主治】周围性面瘫。

5. 纳鼻方①

【准备】川芎、川乌、附子各 3 克，细辛、草乌各 2 克。

【操作】上药共研细末，装瓶备用。使用时用棉球蘸取适量药粉塞入患侧鼻孔，每日换药 1 次，若塞后鼻内出现烧灼感或麻木感时可取出换健侧。15 日为 1 个疗程，连续 2 个疗程。

【功用】祛风散寒，温经通络。

【主治】周围性面瘫。

6. 纳鼻方②

【准备】鹅不食草 10 份，冰片 1 份。

【操作】将鹅不食草用适量凉开水浸泡，待浸透后同冰片共捣烂，调为糊状，同时取 2 层消毒纱布包裹

上药，塞入患侧鼻孔。每日换药 1 次，连续 5~7 日。

【功用】通窍活络。

【主治】周围性面瘫。

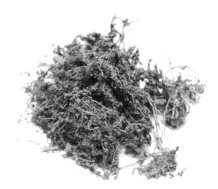

鹅不食草

7. 熏蒸方

【准备】川芎、防风各 15 克，炙甘草 6 克，葛根 12 克，桂枝、全蝎、当归、白芷、红花、羌活各 10 克。

【操作】上药加水煎熬，取药汁，辅以中药熏蒸治疗仪，使药液保持 43℃ 左右的温度，将药汁蒸汽喷于患侧面颊，注意调整喷器口与患侧皮肤的距离，每次 30 分钟。

【功用】祛风除湿，活血化瘀，通络止痛。

【主治】周围性面瘫。

8. 药浴方①

【准备】鲜杨树皮 60~100 克。

【操作】上药水煎取汁，放入浴盆中，熏洗患侧。每次 10~30 分钟，每日 2 次，连续 5~7 日。

【功用】祛风散瘀，化痰。

【主治】周围性面瘫。

9. 药浴方②

【准备】桂枝 50 克。

【操作】上药水煎取汁，放入浴盆中，熏洗患侧。每次 10~30 分钟，每日 2 次，连续 5~7 日。

【功用】温经通阳。

【主治】周围性面瘫。

10. 药浴方③

【准备】牙皂 20 克，荆芥、防风各 15 克，蝉蜕、大黄、神曲各 10 克。

【操作】上药水煎取汁，放入浴盆中，先熏患处，待温度适宜时再洗患处。每日 2 次，每次 10~30 分钟，每日 1 剂，连续 7~10 日。

【功用】疏风通络。

【主治】周围性面瘫。

11. 药浴方④

【准备】生白及 15 克，米醋、姜汁各适量。

【操作】生白及水煎 2 次，两液合并，文火浓缩后，加入米醋、姜汁，煮沸即成。使用时先将患处用温水洗净，再将药液加温，用棉签蘸药液涂擦患处。每日 3~5 次，5 日为 1 个疗程，一般 1~3 个疗程即可。

【功用】散寒消肿。

【主治】周围性面瘫。

12. 按摩方

【选穴】印堂、攒竹、睛明、地仓、颊车、承浆。

【操作】先采用一指推印堂、攒竹、睛明，再用稍重手法按摩地仓、颊车，再由承浆向上按擦，额部则从额中央向耳前、向下按摩，每日 1 次，1 日为 1 个疗程。

【功用】疏通经络，调整阴阳。

【主治】周围性面瘫。

三叉神经痛

三叉神经是支配颌面部的感觉与运动功能的主要脑神经之一。三叉神经痛是指在三叉神经分布区突然产生的面部疼痛，发病骤发，骤停，呈闪电样、刀割样、烧灼样、顽固性、难以忍受的剧烈性疼痛。说话、洗脸、刷牙或微风拂面，甚至走路时都会导致阵发性的剧烈疼痛。疼痛历时数秒或数分钟，疼痛呈周期性发作，发作间歇期同正常人一样。一般呈阵发性和周期性，间歇期无症状，常因情绪紧张、营养不足、进食冷热刺激等因素诱发。

本病可归属于中医"面痛""头风""头痛"等范畴，病性多属实证、热证，与脏腑、经络功能失调有关。由于三阳经均循行于头面部，多认为是阳明、少阳、太阳三阳经筋受邪所致。《素问·太阴阳明论》云："阳病者上行极而下……故伤于风者，上先受之。"据三叉神经痛阵发、短暂的发作特点与风邪者善行而数变的特性相似，故原发性三叉神经痛以风邪上扰于三阳经脉者最为多见。本病的病因可为外因及内因，外因为感受外邪，多以风、火二邪为主因，但也常与寒、痰、瘀兼夹为病。内因为情志不调，或正气亏虚、脏腑功能失调等。

由于三叉神经痛发作时难以忍受，临床上多采用专业针灸疗法，其他中医外治疗法起效较慢，故多运用于缓解期。中医外治疗法临床疗效得到肯定，且毒副作用小，在治疗发作期与缓解期疼痛并预防复发上均有极佳的作用。

1. 涂擦方

【准备】当归、川芎、细辛、红花、乳香、没药、丹参各10克，冰片5克，75%的酒精溶液。

【操作】上药入75%的酒精溶液中密封浸泡7日后外擦患处。每日3次，连续3~5日。

【功用】活血行气，通络止痛。

【主治】三叉神经痛。

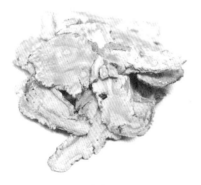

当归

2. 敷贴方①

【准备】地龙、全蝎、细辛、蜈蚣各等量，酒适量。

【选穴】太阳。

【操作】前4味药共研为细末，装瓶备用。每取适量，用酒调为稀糊状，外敷疼痛侧太阳处，包扎固定。每日换药1次，连续5~7日。

【功用】通络止痛。

【主治】三叉神经痛。

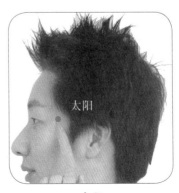

太阳

3. 敷贴方②

【准备】蓖麻仁、乳香各等量。

【选穴】太阳。

【操作】上药共捣为膏状，外敷于患侧太阳处，纱布包扎，胶布固定。每日换药1次，连续3~5日。

【功用】活血行气，通络止痛。

【主治】三叉神经痛。

4. 敷贴方③

【准备】吴茱萸5克，面粉适量。

【选穴】涌泉。

【操作】上药研为细末，加面粉少许，用水调成稀糊状，外敷涌泉。每日1换，一般用药1日后疼痛即可减轻，连续用药7~10日疼痛即可消失。

【功用】散寒止痛。

【主治】三叉神经痛。

5. 敷贴方④

【准备】穿山甲、厚朴、白芍、乳香、没药各等量。

【操作】上药共研细末，装瓶备用。每取适量，用黄酒调为稀糊状外敷肚脐处。每日1换，连续5~7日。

【功用】行气活血，通络止痛。

【主治】三叉神经痛。

6. 纳鼻方①

【准备】细辛、胡椒或花椒各10克，干姜5克，白酒15~30毫升。

【操作】上药加水适量煮沸，用纸筒将药液蒸汽吸入鼻腔。每次10分钟，每日2次，连续5~7日。

【功用】祛风通络止痛。

【主治】三叉神经痛。

7. 纳鼻方②

【准备】川芎、细辛、羌活、薄荷、茶叶、桔梗、防风各等量。

【操作】上药研为细末，装瓶备用。使用时每次取药末适量，吹入鼻中，一般用药4~6分钟后即可见效。

【功用】祛风通窍，活血止痛。

【主治】三叉神经痛。

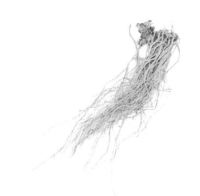

细辛

8. 纳鼻方③

【准备】白芷50克，冰片1克。

【操作】上药共研细末，装瓶备用。使用时取药末适量，吹入鼻内即可。一般用药后1~10分钟即可止痛。

【功用】散风通窍止痛。

【主治】三叉神经痛。

9. 纳鼻方④

【准备】硝石5克。

【操作】硝石溶于 20 毫升蒸馏水中，使用时以滴管取药液滴入鼻腔，左侧疼痛滴右侧鼻腔，右侧疼痛滴左侧鼻腔，双侧疼痛滴入双侧鼻腔各 2~3 滴。

【功用】辟秽浊邪。

【主治】三叉神经痛。

10. 熏蒸方

【准备】透骨草 30 克，川芎、细辛、白芷各 15 克，白僵蚕 1 个。

【操作】上药加水煮沸，取一厚纸，中间穿孔约手指大小，盖在锅上，使药气从孔中透出，熏患侧耳孔及疼痛部位。每次 10~20 分钟，每日 2~3 次，每剂药可用 2~3 日，连续 5~7 剂。

【功用】活血通络，祛风止痛。

【主治】三叉神经痛。

11. 药浴方

【准备】当归、川芎、穿山甲、延胡索、白芍、麻黄、花椒、细辛各 10 克。

【操作】上药水煎取汁足浴。每日 2 次，每次 10~30 分钟，连续 1 周。

【功用】活血通络，祛风解表，行气止痛。

【主治】三叉神经痛。

12. 热熨方

【准备】生乌头、生南星、生白附子各 50 克，鲜生姜 15 克，大葱 50 根。

【操作】前 4 味药共研细末，装瓶备用。使用时每次取 30 克，加入鲜生姜、大葱，捣烂如泥，纱布包好，放置痛处。每日 1 次，连续 3~5 日。

【功用】祛风散寒止痛。

【主治】三叉神经痛。

13. 芳香方

【准备】菊花、川芎、天麻、细辛、当归、延胡索、蔓荆子、红花、防风、白芷、藁本各等量。

【操作】上药共研细末，作枕心用，连续使用 1~2 个月。

【功用】祛风止痛，柔肝养血。

【主治】三叉神经痛。本法既可防又可治，效果较好。

14. 耳穴贴压方

【准备】王不留行籽贴。

【选穴】神门、面颊、皮质下、胃对应反射点。

【操作】常规消毒后，把王不留行籽贴贴于上述耳穴，稍用力压 1~2 分钟，嘱咐患者每日自行按压 3~4 次。

【功用】通络止痛，补益正气。

【主治】三叉神经痛。

失眠

失眠是指患者对睡眠时间和（或）质量不满足并影响日间社会功能的一种主观体验。中国成年人失眠的诊断标准：①入睡困难，入睡时间超过30分钟。②睡眠质量下降，睡眠持续障碍，整夜觉醒次数不小于2次、早醒、睡眠质量下降。③总睡眠时间减少，通常少于每天6小时。

失眠按病因可划分为原发性和继发性两类。原发性失眠通常缺少明确病因，或在排除可能引起失眠的病因后仍遗留失眠症状，主要包括心理生理性失眠、特发性失眠和主观性失眠3种类型。继发性失眠包括由于躯体疾病、精神障碍、药物滥用等引起的失眠，以及与睡眠呼吸紊乱、睡眠运动障碍等相关的失眠，常与其他疾病同时发生。有时很难确定这些疾病与失眠之间的因果关系，故近年来提出共病性失眠的概念，用以描述那些同时伴随其他疾病的失眠。本章节主要论述非器质性病变引起的失眠。

本病属于中医"不寐"范畴，病位主要在心，与肝、脾、肾关系密切。病理变化总属阳盛阴衰，阴阳失交，一为阴虚不能纳阳，一为阳盛不得入于阴。故治疗以补虚泻实，调整阴阳为原则。

不寐属心神病变，重视精神调摄和讲究睡眠卫生。积极进行心理情志调整，建立有规律的作息制度，养成良好的睡眠习惯。晚餐要清淡，不宜过饱，更忌浓茶、咖啡及吸烟。睡前避免从事紧张和兴奋的活动，养成定时就寝的习惯。另外，要注意睡眠环境的安宁，床铺要舒适，卧室光线要柔和，并努力减少噪声，去除各种可能影响睡眠的外在因素。中医外治疗法在帮助患者入睡的同时无安眠药的毒副作用，可以很好地辅助内治疗法进行全身调理，增加疗效，缩短疗程，使患者更快脱离失眠烦恼。

1. 药浴方①

【准备】红花、广木香、沉香、檀香各10克，茯神15克，酸枣仁、黄芪各25克。

【操作】将上药放入2000毫升水中浸泡30分钟后煮沸，取1000毫升药液加入热水至2000毫升，置于足浴盆，嘱治疗组患者足浴时液面要淹过踝关节，温度为40~45℃为宜，每次20~30分钟，早、晚各1次。

【功用】健脾益气，疏肝养血，宁心安神。

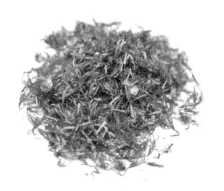

红花

【主治】失眠之心脾两虚证。

2. 药浴方②

【准备】煅磁石 30 克，甘草 2 克，菊花、夜交藤、黄芩各 15 克。

【操作】将上药水煎 500 毫升，加温水 1000 毫升。患者取坐位，双腿自然下垂，置于水盆内，水温保持在 40~45℃，水位保持在双侧踝关节以上，双足浸泡 20~30 分钟，每晚 1 次。

【功用】清热泻火，平肝潜阳，镇静安神。

【主治】失眠之肝火扰心证、痰火扰心证。

3. 药浴方③

【准备】桂枝、当归各 10 克，决明子、蒺藜、杜仲各 15 克，槲寄生、白芍、鸡血藤各 30 克，细辛 9 克，木通 12 克。

【操作】将上药水煎取汤汁 500 毫升。待中药液凉至 40~45℃时熏洗浴足。每日 1 剂，每日 1 次。

【功用】滋阴清热，养心安神，平肝潜阳。

【主治】失眠之肝火扰心证、心脾两虚证。

4. 药浴方④

【准备】艾叶、干姜、陈皮各 50 克。

【操作】将上药水煎 500 毫升，加温水 500 毫升。患者取坐位，双腿自然下垂，置于水盆内，水温保持在 40~45℃，每次浸泡 30 分钟，每晚睡前 1 次。

【功用】温经散寒，温补脾肾。

【主治】睡眠质量随年龄增加下降者。

5. 敷贴方①

【准备】黄连、酸枣仁各 10 份，肉桂 1 份，醋、凡士林各适量。

【选穴】涌泉、神阙。

【操作】前 3 味药制成粉末，用醋和凡士林调和成稠糊状，放入容器中备用，制成直径 2 厘米的药膏，睡前敷贴于上述穴位，晨起取下，隔日 1 次，每 3 次为 1 个疗程。

【功用】泻心火，温肾水，水火相济，交通心肾。

【主治】失眠之心肾不交证。

6. 敷贴方②

【准备】吴茱萸、醋各适量。

【选穴】涌泉。

【操作】将吴茱萸打粉，用醋调匀，每晚足浴后敷贴于涌泉，晨起取下。

【功用】引火下行，清热安神。

【主治】失眠之肝火扰心证、痰火扰心证。

7. 敷贴方③

【准备】朱砂 3~5 克。

【选穴】涌泉。

【操作】将朱砂研细末，用干净白布 1 块，涂浆糊少许，用药末均匀黏附于上，然后外敷涌泉，胶布固定。

【功用】镇心安神。

【主治】失眠。

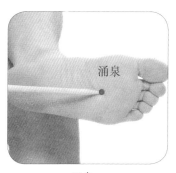

涌泉

8. 敷贴方④

【准备】丹参、远志、石菖蒲、硫黄各 20 克，白酒适量。

【操作】前 4 味药共研细末，装瓶备用。用时取药末适量加白酒调成膏状，贴于脐中，再以棉花至与脐周平齐，用胶布固定。每晚换药 1 次。

【功用】宁心除烦，安神定志。

【主治】失眠。

9. 敷贴方⑤

【准备】珍珠粉、丹参粉、硫黄粉

各等量。

【操作】上药混合备用。用时每次取药粉 0.25 克，填于脐中，外贴胶布。每日换药 1 次，连用 3~5 日为 1 个疗程。

【功用】安神定惊。

【主治】失眠之心虚胆怯证。

10. 敷贴方⑥

【准备】归脾丸、醋各适量。

【操作】每次取归脾丸 10 克（或 1 丸）研末，加适量醋调成糊状，睡前敷于脐部，外用胶布封固。每晚 1 次。

【功用】益气健脾，养血安神。

【主治】失眠之心脾两虚证。

11. 敷贴方⑦

【准备】石菖蒲、郁金、枳实、沉香、炒酸枣仁各 6 克，朱砂、琥珀各 2 克，生姜汁适量。

【操作】前 7 味药共研末，混匀备用。每次取药末填敷脐中，滴生姜汁适

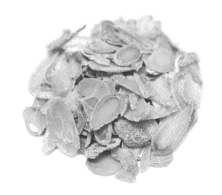

郁金

量，外盖纱布，胶布固定。24小时换药1次，1周为1个疗程。

【功用】疏肝行气，宁心安神。

【主治】失眠之肝火扰心证。

12. 热熨方①

【准备】制半夏12克，朱茯苓、陈皮、胆南星、石菖蒲、远志、淡竹叶各9克，枳实6克，炙甘草4.5克。

【操作】将上药水煎取汁，以纱布浸取药液，略拧干后热熨双目。临睡前熨目，每次15~30分钟。

【功用】清化痰热，和中安神。

【主治】失眠之痰热扰心证。

13. 热熨方②

【准备】茯神15克，五味子10克，磁石、刺五加各20克。

【选穴】太阳。

【操作】先煎煮磁石30分钟，然后加入其余药物再煎30分钟，去渣取汁。将1块干净纱布浸泡于药汁中，趁热熨于患者前额及太阳。每晚1次，每次20分钟。

【功用】镇惊安神。

【主治】失眠之心虚胆怯证。

14. 耳穴贴压方

【选穴】皮质下、心、神门、肝、内分泌、交感、神经衰弱点、三焦。

【操作】选取相应耳穴进行埋豆，每隔2日重新埋豆1次，两耳交替，嘱患者每日按压耳穴3~4次。

【功用】调和脏腑阴阳，宁心安神。

【主治】失眠。

15. 芳香方

【准备】菊花、合欢花、夜交藤各100克，生磁石200克，灯心草、丁香各30克，石菖蒲、远志、茯神各60克，檀香20克，冰片粉10克。多梦易醒加生龙骨100克，生牡蛎60克。

【准备】上药共研粗粉末，拌匀后装入一长方形布袋内，每晚当睡枕用。

【功用】宁心安神。

【主治】失眠。

神经衰弱

神经衰弱是一种以精神易兴奋且脑力易疲劳为主要临床表现的神经官能症，常伴有不同程度的情绪烦恼和一些心理、生理症状，多发于脑力劳动者，有显著的衰弱或持久的疲劳症状，主要表现为失眠多梦、心悸、记忆力减退、注意力不集中、头昏头痛、情绪烦躁、易激动、食欲不振等，在充分休息后仍无法缓解。对全身进行检查，又无躯体疾病或脑器质性病变，病程在3个月以上。

中医无此病名，其症状、病因病机及治疗散见于中医对"不寐""郁证""头痛""眩晕""百合病""脏躁""梅核气""心悸""虚劳"等病症的论述中。总的来说，本病分为实证与虚证，初起多因七情内伤，属实证，以头痛、心烦、失眠、精神不佳为主；病久损伤气血，多见虚证，主要表现为倦怠、乏力、头晕等。治疗上需辨明疾病的虚实和病情，辨证施治。

中医认为，情志疾病，药难独治，还需要患者在精神上调畅情志，放松心情，增强心神的安定和耐受能力以助治疗效果的优化。同时在生活中尽量做到起居规律，清淡饮食，劳逸结合，张弛有度。

1. 敷贴方①

【准备】酸枣仁或柏子仁 10 克，伤湿止痛膏适量。

【操作】上药研为细末，置肚脐中，外用伤湿止痛膏固定。每日 1 换，连续 3~5 日。

【功用】养血安神。

【主治】神经衰弱导致的失眠。

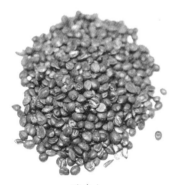

酸枣仁

2. 敷贴方②

【准备】丹参、硫黄、远志、石菖蒲各等量，伤湿止痛膏适量。

【操作】上药共研细末，装瓶中备用。使用时每次取药末适量，放于肚脐

中，外用棉花填平，再用伤湿止痛膏固定。每日 1 换，连续 3~5 日。

【功用】交通心肾，安神定志。

【主治】神经衰弱导致的心悸不安。

3. 敷贴方③

【准备】当归、川芎、百合、丁香、乳香、白芷、木香、吴茱萸、白醋各适量。

【选穴】涌泉、神阙、神门、内关、心俞。

【操作】将前 8 味药研磨成粉，用适量白醋调制成膏，敷贴时取 5 克药膏置于敷贴圈中，每晚睡前贴于上述穴位。

【功用】养血行气，安神定志。

【主治】神经衰弱导致的失眠、虚烦、神志恍惚。

4. 敷贴方④

【准备】磁石、刺五加、酸枣仁各 20 克，茯神 15 克，五味子 10 克。

【选穴】太阳。

【操作】先煎磁石 30 分钟，然后加

入余药再煎 30 分钟，去渣取汁，取 1 块干净纱布浸于药液中，趁热敷前额及太阳。每晚睡前敷 1 次，每次 20 分钟，敷后即睡。

【功用】养血除烦，清虚热。

【主治】神经衰弱。

5. 敷贴方⑤

【准备】生龙骨 20 克，珍珠粉、琥珀末各 5 克，复方鲜竹沥 1 支。

【操作】将前 3 味药共研细末，装瓶备用。每次取 3~4 克，加鲜竹沥少许调湿，分为 2 份，用双层纱布包好，于睡前分置于两手心，外用胶布固定，并用手指轮流缓慢按压，夜间可留药，次晨取下。

【功用】镇惊安神，清热除烦。

【主治】神经衰弱。

6. 敷贴方⑥

【准备】五味子、酸枣仁各等量，伤湿止痛膏适量。

【选穴】涌泉。

【操作】上药研为细末，置伤湿止痛膏中央，每晚洗脚后敷贴于涌泉，包扎固定。次晨除去，连续 3~5 日。

【功用】补肾宁心。

【主治】神经衰弱导致的心悸不安、失眠。

7. 敷贴方⑦

【准备】黄连 3 份，肉桂 1 份，米醋适量。

【选穴】涌泉。

【操作】上药共研细末，每次取适量，用米醋适量调为稀糊状，外敷双足底涌泉，纱布覆盖，胶布固定。每晚 1 次，连续 3~5 日。

【功用】交通心肾，引火归元。

【主治】神经衰弱导致的心烦不寐。

8. 药浴方①

【准备】黄连 10 克，夜交藤、合欢皮、丹参各 30 克，肉桂 5 克。

【操作】上药煎取 100 毫升药液装瓶密封待用。用时将 50 毫升药液加入 2000~3000 毫升 40℃ 左右的温水中，每次临睡前泡洗双足 15~20 分钟，10 日为 1 个疗程。

【功用】交通心肾，解郁安神。

【主治】神经衰弱导致的心烦不寐。

9. 药浴方②

【准备】磁石 30 克，菊花、黄芩、夜交藤各 15 克。

【操作】将上药水煎 2 次，去渣取液，趁热浸洗双足。每晚 1 次，每次 10~15 分钟，浴后即可上床睡觉，连续 3~5 日。

【功用】清热镇惊，和胃安神。

【主治】神经衰弱导致的失眠。

10. 药浴方③

【准备】酸枣仁、柏子仁、磁石各 30 克，当归、知母各 20 克，朱砂 10 克。

【操作】上药水煎，足浴。每晚睡

前 1 次，每次 15~30 分钟，2 日 1 剂。

【功用】镇惊安神。

【主治】神经衰弱导致的心烦不寐。

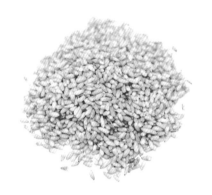

柏子仁

11. 药浴方④

【准备】红花、花椒、荷叶心各 3~5 克。

【操作】将上药置温热浴水中浸泡 10~15 分钟后足浴。每次 10~15 分钟，每晚 1 次，每次 1 剂，连续 5~7 日。

【功用】宁心安神。

【主治】神经衰弱导致的头痛失眠。

12. 芳香方①

【准备】菊花 1000 克，合欢皮 500 克，川芎 400 克，牡丹皮、白芷各 200 克。

【操作】用洁净的布缝制 1 个枕头，装入上药，睡眠时作枕。

【功用】疏风清热安眠。

【主治】神经衰弱导致的失眠。

13. 芳香方②

【准备】灯心草 100 克，酸枣仁 150 克，夜交藤 50 克。

【操作】上药研为粗末，装入布袋中，作为枕心，每晚作枕用。每月更换 1 次药物，连续 2~3 个月。

【功用】清热养阴。

【主治】神经衰弱导致的失眠。

14. 耳穴贴压方

【准备】王不留行籽贴。

【选穴】神门、皮质下、内分泌、神经衰弱点。

【操作】常规消毒后，将王不留行籽贴贴于上述耳穴，顺时针方向轻轻按压，单耳贴压，双侧耳廓交替进行，力度以患者感到发热、胀、痛、酸、麻，但能忍受为度，4 日更换 1 次，每日按压 5 次，每次每穴按压 1~2 分钟，每次按压时应用指腹。28 日为 1 个疗程。

【功用】安神定志。

【主治】神经衰弱伴失眠焦虑。

15. 按摩方

【选穴】至阳、气海、百会、身柱、命门、膻中、中脘、心俞、肝俞、脾俞、肾俞、环跳、足三里、三阴交、太冲、涌泉。

【操作】以揉法、按法、推法为主。每次按摩 40 分钟，每日 1 次。按压每个穴位时，以有酸、麻、胀、重或触电样感觉为好。

【功用】调和气血，安神定志。

【主治】神经衰弱导致的疲劳。

冻疮

冻疮是长期暴露于寒冷环境中而引起的局限性红斑炎症性皮肤损伤，为冬季常见病，冻疮易复发。常见于儿童、妇女或久坐不动末梢循环不良者。好发于手指、手背、脚趾、足跟、面颊、耳廓、耳垂等处。可见局限性指盖、蚕豆大小，暗紫红色隆起水肿性斑块或硬结，境界不清，边缘鲜红色，中央青紫色，表面紧张光亮、触之冰凉、压之褪色、去压后恢复较慢。

中医最早记载冻疮见于《五十二病方》，至隋朝的《诸病源候论》始称其为"冻疮""烂冻疮"。总结历代医家的认识，冻疮的症状可以概括为初期寒凝气滞血瘀而痛，色紫绀；郁久则红肿热痒，继而皮肤皲裂流脓导致皮肉溃烂，严重者肢节脱落。冻疮多见于两耳或者手足。

因冻疮多以局部症状为主，外治疗法丰富多样，对预防和治疗冻疮有较好效果。

1. 涂擦方①

【准备】当归、肉桂各6克，红花、花椒、细辛、干姜各3克，上等白酒或75%的酒精溶液100毫升。

【操作】上药入上等白酒或75%的酒精溶液中密封浸泡每日摇动数次，1周后即成。对冻疮初起、局部红肿硬痛者，取温水浸泡患处5~10分钟后拭干，再用本品适量涂擦患处，并揉搓至局部发热。每日3次，连续1周。若冬至后，每日取本品少许涂擦患处，还可预防冻疮。

【功用】活血化瘀，温经散寒，消肿止痛。

【主治】冻疮。

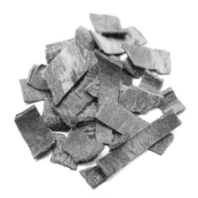

肉桂

2. 涂擦方②

【准备】生姜60克，75%的酒精溶液100~200毫升。

【操作】生姜入75%的酒精溶液中密封浸泡10~15日，而后用棉球蘸药液涂擦患处，并揉搓至局部发热。每日2~3次，连续1周。

【功用】温经散寒。

【主治】冻疮。

3. 涂擦方③

【准备】细辛、当归、花椒各 10 克，冰片 1 克，75% 的酒精溶液适量。

【操作】前 4 味药入 75% 的酒精溶液中浸泡 2~3 日，而后用棉球蘸药液涂擦患处，并揉搓至局部发热。每日 2~3 次，连续 1 周。

【功用】辛温散瘀止痛。

【主治】冻疮。

4. 涂擦方④

【准备】细辛、丁香各 10 克，75% 的酒精溶液或上等白酒 100 毫升。

【操作】细辛、丁香入 75% 的酒精溶液或白酒中浸泡 2~3 日后，用棉球蘸药液涂擦患处。每日 2~3 次，并揉搓至局部发热，连续 1 周。

【功用】散寒止痛。

【主治】冻疮。

5. 涂擦方⑤

【准备】新鲜红樱桃、酒精度 60 度白酒各等量。

【操作】将红樱桃与 60 度白酒以 1：1 的比例放入玻璃罐中密封，置于阴凉干燥处储存 1 个月余待用。每日反复搓揉手足部及耳部数次，连续月余。

【功用】收涩止痛。

【主治】冻疮。

6. 药浴方①

【准备】细辛、麻黄、桂枝、花椒各 15~30 克。

【操作】上药水煎取汁，放入浴盆中，待温时洗浴患处。每日 2~3 次，每次 15~20 分钟，每日 1 剂，连续 2~3 日。

【功用】温经散寒。

【主治】冻疮。

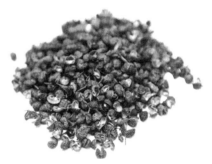

花椒

7. 药浴方②

【准备】川乌、制草乌、当归各 10 克，透骨草 15 克，红花 6 克。

【操作】上药加水 6 碗，煎至 3 碗，熏洗患处，每日 1 次，一般 1 次可去痛止痒，2 次即可痊愈。

【功用】温经止痛。

【主治】冻疮初起未破溃者。

8. 药浴方③

【准备】辣椒 30 克，经冻麦苗 60 克。

【操作】将辣椒切碎，和麦苗混合，加水 2000~3000 毫升，煮沸 3~5 分钟后，去渣取汁，置盆中熏洗患处，每日1次。冻疮破溃者，洗时有痛感，洗后拭干，用纱布包扎，连续1周。

【功用】活血散瘀，消肿止痛。

【主治】冻疮。

9. 药浴方④

【准备】荆芥50克，紫苏叶、桂枝各15克。

【操作】上药加清水3000毫升，煮沸，熏洗患处。每日1~2次，每日1剂。

【功用】活血通络，消肿散寒。

【主治】冻疮初起。

10. 药浴方⑤（复方冻疮散）

【准备】桂枝500克，制附子、荆芥、路路通、当归各150克，川芎、制吴茱萸各100克。

【操作】先将诸药分别粉碎，过30目筛，然后将上述中药粗末按比例混合均匀即成。把40克复方中药散剂分别装入塑料小封袋中备用。将40克中药散剂倒入纱布袋（预先做好的）中，将袋口扎紧，放在大一点的搪瓷菜盆中，加开水适量（500~1000毫升）冲泡取药液，待水温适宜（42℃左右）时，即可浸泡双手，轻柔按摩，活动双手，每次熏洗20分钟左右。药液可保留，用时需再加温，每天熏洗2次，每天1剂，7日为1个疗程。

【功用】散寒止痛，活血通络。

【主治】冻疮。

11. 敷贴方

【准备】仙人掌适量。

【操作】仙人掌去皮、刺，捣烂，搅拌成糊状，外敷患处，其厚度能以盖住皮肤为宜，然后用纱布绷带包扎。5日后去掉纱布，连续5~10次。

【功用】消肿止痛。

【主治】冻疮。

12. 涂擦方①

【准备】鲜芝麻叶适量。

【操作】鲜芝麻叶放在生过冻疮的部位，用手来回揉搓20分钟左右，让汁液留在皮肤上，1小时后再洗去。每日1次，连续1周。

【功用】养血通络。

【主治】预防冻疮。

13. 涂擦方②

【准备】白中带红的西瓜皮适量。

【操作】用西瓜皮轻轻揉搓生过冻疮的部位。每日1次，每次3分钟，连续1周。

【功用】消肿止痛。

【主治】预防冻疮。

14. 涂擦方③

【准备】红辣椒10克，樟脑3克，白酒60毫升。

【操作】红辣椒去子切碎，放入白酒中浸泡7日，再加3克樟脑摇匀。使用时用消毒棉签蘸药液涂擦生过冻疮的部位。每日2次，连续1周。

【功用】消肿止痛。

【主治】预防冻疮。

15. 涂擦方④

【准备】生姜 60 克，白酒 100 毫升。

【操作】生姜捣烂，加入白酒中浸泡 3 日即成。使用时用消毒棉签蘸药液涂擦生过冻疮的部位。每日 2 次，连续1周。

【功用】温经散寒。

【主治】预防冻疮。

16. 药浴方

【准备】白茄根 60 克，天花粉 10 克。

【操作】上药水煎熏洗易患冻疮处。每日 1 次，每次 10~30 分钟，每日 1 剂，连续 1 周。

【功用】消肿止痛。

【主治】预防冻疮。

17. 耳穴热敏灸方

【准备】艾条 2 支或 4 支。

【操作】2 支艾条为 1 组，点燃后对准对耳轮体下段和（或）耳垂近屏间切迹处施灸，持续时间 1 小时左右。

【功用】温经散寒，疏通经络。

【主治】冻疮。

中暑

中暑是在暑热天气、湿度大及无风环境中发生的一种急性热病，患者因汗出过多而发生体温调节障碍，而出现口渴、明显疲劳、四肢乏力、头昏眼花、胸闷、恶心、注意力不集中、四肢发麻等症状。若体温高于 38℃，则出现面色潮红、皮肤灼热，或面色苍白、恶心呕吐、血压下降、皮肤湿冷、脉搏细弱等。严重者，会出现昏迷、痉挛、皮肤干燥无汗、持续高热等症状。

中医学认为，暑为六淫之一，是夏季的主气。凡夏天感受暑热邪气而发生的多种急性热病，统称为"暑病"。暑病，古称中暍。狭义的暑病一般多是指暑温、中暑、感暑之类的病证，本病起病急骤，初起即见壮热、烦渴、汗多、脉洪等阳明气分热盛证。本节主要论述的是中暑。

1. 纳鼻方

【准备】细辛适量。

【操作】上药研为细末，取少许搐鼻取嚏。

【功用】通窍止痛。

【主治】中暑头昏而晕，胸闷心烦，甚则猝然昏倒，不省人事者。

2. 敷贴法①

【准备】附子、干姜各 20 克。

【选穴】涌泉。

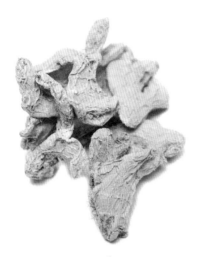

干姜

【操作】将上药共研细末，加温开水调为糊状，外敷于涌泉30~60分钟。

【功用】温阳通脉。

【主治】中暑汗多虚脱，四肢不温。

3. 敷贴法②

【准备】吴茱萸、地龙、面粉、米醋各适量。

【选穴】涌泉。

【操作】前2味药共研细末，加入适量面粉混匀，调入米醋适量为糊状，

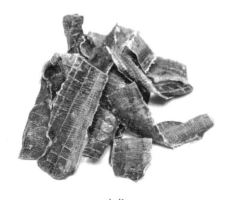

地龙

外敷于涌泉。纱布包扎固定。每日1换，7日为1个疗程。

【功用】通络止痛，清热除烦。

【主治】中暑头痛头晕、恶热心烦、面红气粗、口燥渴饮、汗多等。

4. 涂擦方①

【准备】金银花、菊花各30克。

【操作】上药水煎，过滤药液放冰箱冷却，用药液浸湿毛巾，放置患者头部、颈部、腋下、腹股沟等大血管分布区，每日冷敷20~30分钟，5分钟更换1次，直到体温降至正常。

【功用】清热解毒。

【主治】中暑高热。

5. 涂擦方②

【准备】葫芦茶36克，芝麻叶15克，鲜薄荷10克，白酒或75%的酒精溶液适量。

【操作】上药共捣如泥，加适量白酒或75%的酒精溶液，用药棉蘸药涂搓头、背、四肢、腋下、腹股沟等处，一般涂搓后5~10分钟即可见效，每日1~2次。

【功用】清热解毒，清暑解渴。

【主治】中暑。

6. 涂擦方③

【准备】藿香、佩兰各30克。

【操作】上药水煎取药液，用药棉蘸药涂搓头、背、四肢、腋下、腹股沟等处，一般涂搓后5~10分钟即可

见效，每日 1~2 次。

【功用】解暑化湿，辟秽和中。

【主治】中暑。

7. 涂擦方④

【准备】食盐 1 撮。

【操作】取食盐揉搓两手腕、两足心、两肋、前胸、后背等处，擦出许多红点，即觉轻松而愈。

【功用】消暑，止痛。

【主治】中暑。

8. 药浴方

【准备】胡芦茶 30 克，鲜薄荷 10 克，白酒或 75% 的酒精溶液各适量。

【操作】将上药共捣如泥，加适量白酒或 75% 的酒精溶液调匀，在浴桶内加入 400 毫升清水，水温调节在 40℃左右，然后泡浴。一般泡浴后 20 分钟左右即可见效，每日 1~2 次。

【功用】清热消暑。

【主治】中暑发热。

第二节 外科病症外治疗法

疖

疖是毛囊深部及周围组织的急性化脓性炎症，好发于头面部、颈部和臀部。皮损初起为毛囊性炎性丘疹，后炎症向周围扩展形成质硬的结节，伴红肿热痛，数天后中央变软，顶部出现黄白色点状脓栓，脱落后有脓血和坏死组织。

中医认为本病指发生在肌肤浅表部位、范围较小的急性化脓性疾病。临床表现为色红、灼热、疼痛、突起根浅，肿势局限，范围多小于3厘米，易脓、易溃、易敛的结节。可分为有头疖、无头疖、蝼蛄疖、疖病等。

外治疗法在治疗本病过程中，疗效显著。初起用千捶膏，脓成宜切开排脓，深者用药线引流，脓尽用生肌散、白玉膏收口。

1. 涂擦方①

【准备】鲜马齿苋20克。

【操作】鲜马齿苋捣烂外敷患处，或以鲜马齿苋绞汁，以消毒棉签不拘次数涂擦患处，连续5~10日。

【功用】清热解毒，散血消肿。

【主治】未溃破之疖。

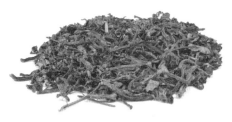

马齿苋

2. 涂擦方②

【准备】土茯苓、米醋各20克。

【操作】将土茯苓研为细末，用米醋适量调为稀糊状，涂擦患处。每日3~5次，连续3~5日。

【功用】清热解毒。

【主治】未破溃之疖。

3. 涂擦方③

【准备】仙人掌20克，生姜3片。

【操作】仙人掌洗净去皮刺，和生姜共捣烂成泥糊样，外敷患处，纱布包扎，胶布固定。每日换药1次，连续3~5日。

【功用】清热解毒，消肿止痛。

【主治】未破溃之疖。

4. 涂擦方④

【准备】生萝卜1个，米醋50毫升。

【操作】将生萝卜捣烂取汁，加醋涂擦患处，每日1~2次。

【功用】解毒消肿。

【主治】蝼蛄疖。

5. 涂擦方⑤

【准备】藤黄 15 克，75% 的酒精溶液 100 毫升。

【操作】将藤黄入 75% 的酒精溶液中密封浸泡 1 周即成。使用时，用棉签蘸药液涂擦患处。每日 3~5 次，连续 3~5 日。

【功用】消肿，散瘀。

【主治】疖。

6. 药浴方①

【准备】苍耳子 30 克，白矾 15 克，雄黄 12 克。

【操作】上药水煎洗患处，每日 2 次。

【功用】清热解毒。

【主治】暑疖。

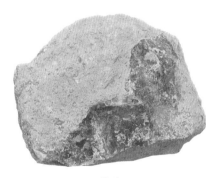

雄黄

7. 药浴方②

【准备】蒲公英、白花蛇舌草、蛇床子各 30 克，白矾 15 克。

【操作】上药煎汤淋洗患处，每日

2 次。

【功用】清热解毒。

【主治】疖。

8. 药浴方③

【准备】葱头 7 根，羌活、白芷、当归各 15 克。

【操作】将上药水煎取汁，待温度适宜时洗浴患处。每日 2~3 次，每日 1 剂，连续 2~3 日。

【功用】养血通络，消肿止痛。

【主治】疖。

9. 药浴方④

【准备】金银花、连翘、蒲公英、鱼腥草、皂角刺、野菊花各 15 克。

【操作】将诸药择净，放入药罐中，加清水适量，浸泡 5~10 分钟后，水煎取汁，倒入浴盆中。先用棉签蘸药液涂擦患处，待温度适合时洗浴患处。每日 2~3 次，每次 20 分钟，每日 1 剂，连续 5 日。

【功用】清热解毒，消肿散结。

【主治】疖。

10. 药浴方⑤

【准备】大黄、黄连、黄芩、黄柏、野菊花各 15 克。

【操作】将诸药择净，放入药罐中，加清水适量，上药水煎取汁，先用棉签蘸药液涂擦患处，待温度适合时洗浴患处。每日 2~3 次，每次 20 分钟，每日 1 剂，连续 5 日。

【功用】清热解毒，消肿散结。

【主治】疖。

11. 湿敷方①

【准备】蒲公英、野菊花、败酱草各 30 克，黄芩、黄柏、大黄各 15 克，冰片 3 克。

【操作】上药水煎取汁，用消毒纱布蘸药液湿敷患处。每日 2~3 次，每次 20~30 分钟，连续 2~3 日。

【功用】清热解毒，消肿止痛。

【主治】疖。

12. 湿敷方②

【准备】野菊花、金银花各 15 克，芒硝 10 克。

【操作】将二花择净，水煎取汁，纳入芒硝溶化，用消毒纱布蘸药液湿敷患处。每日 2~3 次，每次 20~30 分钟，连续 2~3 日。

【功用】清热解毒，消肿止痛。

【主治】疖。

13. 敷贴方①

【准备】鲜蒲公英 60 克，蜂蜜少许。

【操作】将蒲公英捣烂，加蜂蜜，调匀后敷贴于患处，每日 2 次。

【功用】清热解毒。

【主治】暑疖初起。

14. 敷贴方②

【准备】鲜马齿苋 5 份，青黛 1 份。

【操作】将鲜马齿苋洗净，放入石臼中捣成糊状，加入青黛研匀。用时将药物敷贴于患处，每日 3 次。

【功用】清热解毒。

【主治】暑疖。

15. 敷贴方③

【准备】天花粉 30 克，香油适量。

【操作】天花粉加香油调匀，敷贴于患处，每日 1~2 次。

【功用】清热泻火。

【主治】蝼蛄疖。

16. 敷贴方④

【准备】虎杖 500 克，蒲公英 150 克，紫花地丁 100 克，冰片 50 克，凡士林适量。

【操作】将前 4 味药研细末，加凡士林调匀成膏，敷贴于患处，每日 1 次。对于暴露部位的肿疖，先冲洗脓痂，再将药末直接撒在疖上，外用纱布固定。

【功用】清热解毒。

【主治】各种疖，尤以耳、鼻部为主。

17. 敷贴方⑤

【准备】紫草 50 克，花生油适量。

【操作】取紫草放于瓦片上用小火炒成粉末，晾凉后放入瓶中，用花生油浸没，放置 3 日。用时取无菌棉球蘸取少量药油，敷患处 20 分钟，每日 2 次，约 1 周后疖痈可基本消失。

【功用】清热解毒，凉血活血。

【主治】面部疖痈且未破溃者。

痈

痈是由多个疖组成，可深达皮下组织，好发于颈、背、臀和大腿等处。初起为弥漫性炎性肿块，表面紧张发亮，界限不清，迅速向四周及皮肤深部蔓延，继而化脓，中心软化坏死，表面有多个脓头，脱落后外观呈蜂窝状。

本病相当于中医的"有头疽"。中医认为，本病多由外感风温、湿热，内有脏腑蕴毒，内外邪毒互相搏结，凝聚肌肤，以致营卫不和，气血凝滞，经络阻隔而成。临床可见初起皮肤上有粟粒样脓头，焮热红肿胀痛，脓头增多，溃后状如莲蓬、蜂窝，多见于中老年人及消渴病患者，当以消热解毒，活血通络，消痈散结为治。

1. 敷贴方①

【准备】无花果 100 克。

【操作】上药水煎外洗或鲜果捣烂外敷，或研末后撒创面。每日 2~3 次，连续 3~5 日。

【功用】解毒消肿。

【主治】痈。

2. 敷贴方②

【准备】鱼腥草、野菊花各等量。

【操作】上药共捣烂为糊，外敷患处，胶布固定。每日换药 2~3 次，连续

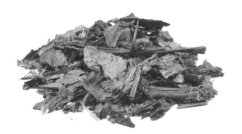

鱼腥草

3~5 日即可。

【功用】清热解毒，祛瘀生新。

【主治】痈。

3. 敷贴方③

【准备】硫黄、大黄粉各 15 克。

【操作】上药共用冷水适量调为稀糊状，用棉签蘸药液涂擦患处。每日 3~5 次，连续 2~3 日。

【功用】解毒消痈。

【主治】痈。

4. 敷贴方④

【准备】仙人掌 20 克，硫酸镁 35 克。

【操作】将仙人掌洗净，去皮刺，捣烂成泥糊样，加硫酸镁拌匀，外敷患处，纱布覆盖，胶布固定。每日换药 2~3 次，连续 3~5 日。

【功用】清热解毒，消肿止痛。

【主治】痈。

5. 敷贴方⑤

【准备】大葱1根，猪胆囊1个。

【操作】将葱捣烂，加入猪胆汁（猪胆囊中）调为泥糊状，外敷于肿块周围，外敷面积略大于肿块，外用塑料薄膜覆盖，再用纱布覆盖，胶布固定。每日换药1次，直到痊愈。

【功用】清热解毒。

【主治】痈。

6. 药浴方①

【准备】皂角刺、仙人掌、蒲公英、野菊花各10克。

【操作】将上药水煎取汁，先用棉签蘸药液涂擦患处，待温度适合时洗浴患处。每日2~3次，每次20分钟，每日1剂。

【功用】消肿排脓。

【主治】痈。

7. 药浴方②

【准备】金银花、连翘、当归、红花、野菊花各15克。

【操作】将上药水煎取汁，先用棉签蘸药液涂擦患处，待温度适合时洗浴患处。每日2~3次，每次20分钟，每日1剂。

【功用】清热解毒，消肿止痛。

【主治】痈。

8. 药浴方③

【准备】大黄、黄连、黄芩、黄柏、浙贝母、赤芍、地榆各15克。

【操作】将上药水煎取汁，先用棉签蘸药液涂擦患处，待温度适合时洗浴患处。每日2~3次，每次20分钟，每日1剂。

【功用】清热泻火，凉血解毒。

【主治】痈。

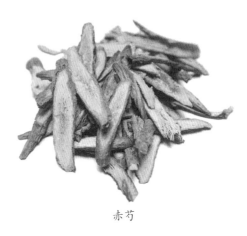

赤芍

9. 药浴方④

【准备】蒲公英、金银花、红藤、紫草各20克，碘伏2毫升。

【操作】前4味药加水1000毫升，煎取500毫升，加入碘伏2毫升，混匀后外洗患处。每日2次，每次30分钟，连续5~7日。

【功用】清热解毒，活血散瘀。

【主治】痈。

疔疮

疔疮是一种发病迅速，易于变化且危险性较大的急性化脓性疾病。本病无明显季节性，多发于颜面和手足等处。临床特点为疮形虽小，但根脚坚硬，有如钉疔之状，病情变化迅速，易造成毒邪走散。发于颜面部的疔疮易造成走黄，发于手足部的疔疮则可损筋伤骨，影响功能。

本病属中医"疮疡"范畴，常见的有三种：①颜面部疔疮。其临床特征为疮形如粟，坚硬根深，如钉之状，全身热毒症状明显，病情变化迅速等。治宜清热解毒。②手足部疔疮。其临床特征为手部发病多于足部，若治疗不当容易损筋伤骨，影响功能活动。治宜清热解毒，凉血。③红丝疔。其临床特征为发于四肢，呈红丝显露，迅速向上走窜，可伴有全身热毒症状。治宜清热解毒，凉血散结。

1. 涂擦方①

【准备】绿豆、赤小豆等量，醋适量。

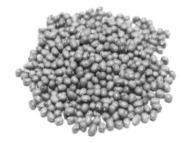

绿豆

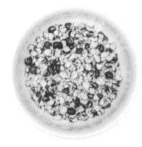

赤小豆

【操作】将绿豆、赤小豆研细末，用醋调成糊状，敷贴于患处。

【功用】清热解毒。

【主治】手足部疔疮。

2. 涂擦方②

【准备】猪苦胆 1 个，雄黄 0.3 克。

【操作】将雄黄装入猪苦胆内，套患指上扎紧，勿让胆汁外溢，每日 1 次。

【功用】清热解毒。

【主治】手足部疔疮（蛇头疔）。

3. 涂擦方③

【准备】重楼（七叶一枝花）适量。

【操作】将重楼加水磨汁，取其汁涂擦患处，每日 1~2 次。

【功用】清热解毒，消肿止痛。

【主治】红丝疔。

4. 敷贴方①

【准备】葱白约 7 厘米，红糖 6 克。

【操作】上药共捣烂，涂敷料上，包裹患处，2 日 1 次，一般 3~5 次即可愈。

【功用】活血散结，消肿止痛。

【主治】蛇头疔。

5. 敷贴方②

【准备】白菊花、食盐或红糖各适量。

【操作】将白菊花叶加食盐或红糖

少许同捣烂，敷贴于患处，连敷 3~4 次。

【功用】清热解毒。

【主治】红丝疔。

6. 敷贴方③

【准备】鲜蒲公英适量。

【操作】将蒲公英捣烂敷贴于患处。

【功用】清热解毒，消肿止痛。

【主治】各种疔疮。

毛囊性脓疱疮

毛囊性脓疱疮是由金黄色葡萄球菌和乙型溶血性链球菌引起的一种急性皮肤化脓性炎症。

中医称其为"黄水疮"，多发于头面、四肢等暴露部位，具有传染性。其临床主要表现为潜在性脓疱和脓痂。初起为红斑，或为水疱，约黄豆、豌豆大小，1~2 日后，水疱变为脓疱，界限分明。周围红晕，疱壁薄面易破，破后可见糜烂面，并形成黄色结痂，预后无瘢痕；严重者常伴有发热，少数可并发急性肾炎、心肌炎或败血症，对健康危害较大。

夏秋季节，气候炎热，湿热交蒸，暑湿热邪袭于肌表，以致气机不畅，疏泄障碍，熏蒸皮肤而发；若小儿机体虚弱，肌肤娇嫩，腠理不固，汗多湿重，暑邪湿毒侵袭，更易发病，且可相互传染。反复发作者，邪毒久羁，可造成脾气虚弱。外治疗法以解毒、收敛、燥湿为原则。

1. 敷贴方①

【准备】吴茱萸、地龙各等量，鸡蛋清适量。

【选穴】涌泉。

【操作】将上药共研细末，每取药粉 20~30 克，加鸡蛋清调敷于涌泉，

次晨取下，每日 1 换，连续 3~7 日。

【功用】清热解毒，通经活络。

【主治】毛囊性脓疱疮。

2. 敷贴方②

【准备】鲜桑叶 30 克。

【选穴】涌泉。

【操作】将鲜桑叶捣烂取汁涂擦患处，药渣敷于涌泉，每日换药数次。

【功用】清热解毒。

【主治】毛囊性脓疱疮。

3. 敷贴方③

【准备】鲜蒲公英 30 克。

【操作】将鲜蒲公英捣烂取汁，外敷患处，纱布覆盖，胶布固定，每日换药数次，连续 2~3 日。

【功用】清热解毒，祛瘀排脓。

【主治】毛囊性脓疱疮。

4. 敷贴方④

【准备】野菊花 30 克。

【选穴】涌泉。

【操作】将野菊花捣烂取汁，涂擦患处，药渣敷于涌泉，纱布覆盖，胶布固定。每日换药数次，连续 2~3 日。

【功用】清热解毒，祛瘀排脓。

【主治】毛囊性脓疱疮。

5. 敷贴方⑤

【准备】大黄粉、硫黄（水飞）各15 克。

【操作】上药加清水调为稀糊状涂擦患处。每日 3~5 次，连续 5~7 日。

【功用】清热解毒，消肿散结。

【主治】毛囊性脓疱疮。

6. 敷贴方⑥

【准备】滑石、石膏、黄柏各 20 克，青黛 10 克，香油适量。

【操作】前 4 味药共研细末，用香油调为稀糊状，涂擦患处。

【功用】清热解毒，凉血止血。

【主治】毛囊性脓疱疮。

滑石

7. 敷贴方⑦

【准备】黄连、凡士林各适量。

【操作】黄连研为细末，加凡士林调为稀糊状外涂患处，每日 2~3 次，连续 2~3 日。

【功用】清热解毒。

【主治】毛囊性脓疱疮。

8. 敷贴方⑧

【准备】紫草油 100 毫升，黄柏粉15 克，利福平粉、冰片各 2 克。

【操作】上药混合均匀，装瓶备用。局部常规消毒后，用消毒棉签蘸药液涂擦患处。每日 3~5 次，连续 5~7 日。

【功用】清热解毒。

【主治】毛囊性脓疱疮。

9. 敷贴方⑨

【准备】黄连、黄柏、黄芩各 30 克，

麻油适量。

【操作】前 3 味药研为细末，加麻油调匀即可。局部外敷，每日 1 次。

【功用】清热泻火，解毒。

【主治】毛囊性脓疱疮。

10. 药浴方①

【准备】金银花 30 克，甘草 5 克。

【操作】将上药水煎取汁，用消毒棉签蘸药液涂擦患处，每日 3 次，另将药液放入浴盆中，待温时足浴。每日 1~2 次，每日 1 剂，连续 2~3 日。

【功用】清热解毒，消肿止痛。

【主治】毛囊性脓疱疮。

11. 药浴方②

【准备】黄连、黄柏、黄芩各 10 克，甘草 5 克。

【操作】上药水煎取汁，用消毒棉签蘸药液涂擦患处，每日 3 次。另将药液放入浴盆中，待温时足浴。每日 1~2 次，每日 1 剂，连续 2~3 日。

【功用】清热凉血，泻火解毒。

【主治】毛囊性脓疱疮。

12. 药浴方③

【准备】大黄、黄连各 10 克。

【操作】上药水煎取汁，用消毒棉签蘸药液涂擦患处，每日 3 次。另将药液放入浴盆中，待温时足浴。每日 1~2 次，每日 1 剂，连续 2~3 日。

【功用】清热泻火，解毒。

【主治】毛囊性脓疱疮。

13. 药浴方④

【准备】蒲公英 30 克，连翘 10 克。

【操作】上药水煎取汁，用消毒棉签蘸药液涂擦患处，每日 3 次。另将药液放入浴盆中，待温时足浴。每日 1~2 次，每日 1 剂，连续 2~3 日。

【功用】清热解毒。

【主治】毛囊性脓疱疮。

14. 涂擦方①

【准备】雄黄粉 10 克，上等白酒 100 毫升。

【操作】雄黄粉入白酒中密封浸泡 3~5 日即成。使用时用消毒棉签蘸药液涂擦患处。每日 3~5 次，连续 5~7 日。

【功用】清热解毒，消肿止痛。

【主治】毛囊性脓疱疮。

15. 涂擦方②

【准备】大黄、黄连、蒲公英各 10 克，上等白酒 100 毫升。

【操作】上药入上等白酒中密封浸泡 3~5 日即成。使用时用消毒棉签蘸药液涂擦患处，每日 3~5 次，连续 5~7 日。

【功用】清热解毒，消肿止痒。

【主治】毛囊性脓疱疮。

16. 涂擦方③

【准备】煅白矾、炉甘石、黄柏各 60 克，黄连 10 克，冰片 6 克。

【操作】上药共研细末过筛。黄水多时，用干粉撒布患处；黄水少时，可加适量麻油或凉开水调匀搽之。用药前，将疮面用生理盐水洗净，每日涂抹1~2次。

【功用】清热解毒，消肿止痛。

【主治】毛囊性脓疱疮。

17. 涂擦方④

【准备】大黄、青黛、煅石膏、黄柏各30克，寒水石、滑石15克，麻油适量。

【操作】前6味药研末。丘疹、脓疱、脓痂等皮损，可用麻油将药粉调成糊状，涂在皮损上，每日3次。

【功用】清热解毒，消肿止痛。

【主治】毛囊性脓疱疮。

乳头皲裂

乳头皲裂是乳头、乳晕部发生大小不等的皮肤裂口。本病多见于哺乳期妇女，以初产妇为多见，也是引起化脓性乳腺炎的原因之一。其多发生在乳头、乳晕部的皮肤，喂奶时痛如刀割，常常愈合后又复发。乳头表面有大小不等的裂口和溃疡，或皮肤糜烂。有时沿着乳头基部发生裂痕很深的环状裂口，使乳头几乎从乳晕上脱落下来，哺乳时，痛不可忍，宛如刀割。裂口中分泌物干燥结成黄色痂皮，故发生干燥性疼痛。严重时乳头可部分断裂，垂直的皲裂能使乳头分成两瓣。致病菌可由乳头皲裂处进入乳房组织内，引起化脓性乳腺炎等乳房疾患。

因此，预防皲裂至关重要，掌握正确的哺乳姿势是关键。乳头皲裂的治疗大多数选择局部外治法，通过应用油剂、油膏剂、粉剂、维生素制剂、中药配伍及其他方式来覆盖和保护伤口，促进创口的愈合和恢复。

1. 敷贴方①

【准备】大黄、白及、黄柏、金银花各等量，冰片5克。

【操作】大黄、白及、黄柏、金银花各等量碾成粉，过100目筛细粉，冰片研细末，与上药混合均匀，加蜂蜜或香油后调成膏状涂于患处。

【功用】清热燥湿，收敛止血，消

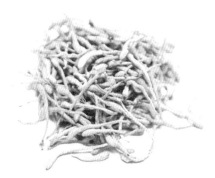

金银花

肿生肌，泻火解毒。

【主治】乳头皲裂。

2. 敷贴方②

【准备】黑芝麻、白芝麻各 20 克，川贝母 10 克，香油适量。

【操作】将黑、白芝麻炒香研细，川贝母研细，与芝麻混匀备用。治疗时视患处大小，取药粉适量与香油调为糊状涂擦患处。每日 2 次。若流血渗液可先用药粉撒于患处，待脓水收敛后再涂用。

【功用】补肝益肾。

【主治】乳头皲裂。

3. 敷贴方③

【准备】白及、生猪油各 30 克。

【操作】将白及研细末，用生猪油调敷。若在哺乳期，需用水将患处洗净后再哺乳。

【功用】凉血解毒，收敛生肌。

【主治】乳头皲裂。

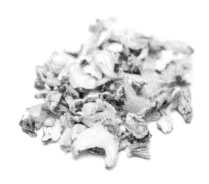

白及

4. 敷贴方④

【准备】土鸡蛋 2 个，蜂蜜 25 毫升。

【操作】将鸡蛋煮熟，取蛋黄，在锅上慢慢煎热出油，取蛋黄油加入蜂蜜调匀，将患处洗净后取本品涂擦。每日 4 次。若乳头溃烂或化脓不宜用。

【功用】收敛生肌。

【主治】乳头皲裂。

5. 敷贴方⑤

【准备】硼砂 0.6 克，蜂蜜 3 克。

【操作】硼砂研成细末，再加蜂蜜，调匀，放入干净的锅内蒸 15~20 分钟，待凉后入瓶备用，用干净淡盐水洗净患处，涂上硼蜜膏，每日 3~4 次。

【功用】祛腐生肌，解毒消肿。

【主治】乳头皲裂。

6. 药浴方

【准备】白芷 15 克，苦参、硼砂、蒲公英、生甘草各 10 克。

【操作】上药加水煎汤，去渣取汁，趁温热用无菌纱布蘸药液擦洗患处，每次 15~20 分钟，若药液变凉，可加温再用。每日 2 次，每剂药可用 2 日。

【功用】清热解毒。

【主治】乳头皲裂，并可防治继发急性乳腺炎。

7. 涂擦方

【准备】丁香、红糖各 5 克，白酒 1 小杯，菜油或麻油适量。

【操作】将前 2 味药放铁杓内加白酒 1 小杯，置火上炒至干枯，研细，用菜油或麻油调如膏状，擦乳头皲裂处。哺乳时擦去，哺乳后涂擦。

【功用】温中降逆，温肾助阳。

【主治】乳头皲裂。

乳腺增生

乳腺增生是一种乳腺组织的良性增生性疾病。本病好发于中青年妇女，患者单侧或双侧乳房可触及多个大小不等、圆形较硬的结节，可被推动，常感乳房胀痛，以每月月经前疼痛加剧，行经后疼痛减退或消失为特征。

本病与情志变化、卵巢功能失调有关，属中医"乳癖"范畴。其病因为情志内伤，导致肝郁痰凝或冲任失调，临床分为：①肝郁痰凝证，症见乳房肿块，质韧不坚，胀痛或刺痛，症状随喜怒消长，伴有胸闷胁胀，善郁易怒等。②冲任失调证，症见乳房肿块月经前加重，经后减缓，乳房疼痛较轻或无疼痛，伴有腰酸乏力，神疲倦怠。前者多见于青年妇女，后者多见于中老年妇女。治疗上还需审慎分辨。

乳房位于体表，乳腺增生的临床表现又多以乳房肿胀、疼痛、肿块为主，外治疗法能迅速地缓解症状，产生疗效。

1. 敷贴方①

【准备】大黄粉 15 克，醋适量。

【操作】将大黄粉用醋调匀，均匀敷于患处，每日 1 次。

【功用】清热消肿。

【主治】乳腺增生。

2. 敷贴方②

【准备】芒硝 60 克，生南星、蜂房各 20 克，乳香、没药各 15 克，凡士林适量。

【操作】前 5 味药共研为细末，用凡士林调为糊状，外敷于乳腺增生处，纱布覆盖，胶布固定。每日换药 1 次，以愈为度。

【功用】软坚散结。

【主治】乳腺增生。

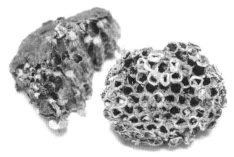

蜂房

3. 敷贴方③

【准备】白附子、香附、延胡索、甘遂、细辛各适量，凡士林适量。

【选穴】膻中、乳根、屋翳、期门、足三里、血海、三阴交、阿是穴。

【操作】上药各等量研成粉末，加凡士林调成膏状以备用。清洁皮肤后，将上述药物制成 2.5 厘米 ×2.5 厘米大小，0.3 厘米厚药膏敷贴于上述穴位，再用无菌纱块外敷，胶布固定。每日 1 次，每次 4~6 小时，经期停用。

【功用】疏肝理气，活血通络。

【主治】乳腺增生。

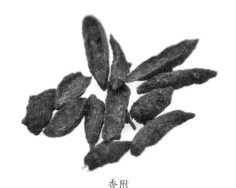

香附

4. 敷贴方④

【准备】防己、黄芩、黄连、大黄各等量，蜂蜜适量。

【选穴】期门、阿是穴。

【操作】将前 4 味药研末，水、蜂蜜各半，调成膏状，敷贴于上述穴位，每日敷 1 次，每次敷 6 小时，20 日为 1 个疗程。

【功用】祛风通络，消炎散结。

【主治】乳腺增生。

5. 药浴方①

【准备】大黄、黄柏各 20 克，芒硝 10 克，冰片 0.5 克。

【操作】上药加水煎汤，取汁外洗患处，每日 1 次。

【功用】清热消肿。

【主治】乳腺增生。

6. 药浴方②

【准备】苦参 60 克，透骨草、艾叶各 30 克，当归、乳香、没药、金银花、荆芥、白芷各 15 克，川芎、红花、防风各 10 克，甘草 5 克，葱根 7 根，核桃树枝、桃树枝各 7 节。

【操作】上药加水约 1500 毫升，水煎 40 分钟，待温度适合时（不烫皮肤时），用毛巾蘸取药液外洗患侧乳房 30 分钟左右，然后用手托起乳房晃动 3~5 分钟，并注意乳房保暖。每剂外洗 3 次，每晚 1 次，视病情状况连续用药 3~5 周。

【功用】活血化瘀。

【主治】乳腺增生。

7. 涂擦方①

【准备】补骨脂 150 克，蜈蚣 10 条，食醋 1000 毫升。

【操作】上药入食醋密封浸泡半个月即成。使用时用消毒棉签蘸药液涂擦患处。每日 3~5 次。

【功用】补肾壮阳。

【主治】乳腺增生。

8. 涂擦方②

【准备】乳香、没药各 20 克，路路通、瓜蒌皮、海藻、昆布各 30 克，生牡蛎 40 克，75% 的酒精溶液 1000 毫升。

【操作】上药捣碎，加 75% 的酒精溶液，浸泡 15 日。用时以棉签蘸药液搽于患处。

【功用】疏肝理气，活血通络。

【主治】乳腺增生。

9. 芳香方

【准备】全蝎、地龙、檀香、穿山甲、青皮、郁金、柴胡、牡蛎、海藻、川芎、延胡索、皂角刺各等量。

【操作】上药共研细末，装入布袋中，

外敷于乳腺增生处。15 日更换药袋 1 次，1 个月为 1 个疗程，连续 1~3 个疗程。

【功用】破血化瘀。

【主治】乳腺增生。

10. 耳穴贴压方

【准备】王不留行籽贴。

【选穴】内分泌、胸椎、肝。

【操作】常规消毒后，用王不留行籽贴贴于上述耳穴，每周贴耳穴 1 次，每日自行按压 4~5 次，每次按压 30 秒以上，力度以能够忍受为限度，双耳交替按压治疗，连续治疗 5 次为 1 个疗程。

【功用】调乳房气血，疏肝理气。

【主治】乳腺增生。

急性乳腺炎

急性乳腺炎是乳房的急性化脓性感染性疾病，以初产妇为多见，发病前常有乳头皲裂，乳头畸形，乳房受挤压，乳汁淤积等诱因，细菌感染为主要病因。临床表现为乳房红肿热痛，乳汁分泌不畅，严重者可伴有恶寒、发热、头痛等症状。

本病属中医"乳痈"范畴，按疾病发展的阶段，可分为初起、成脓、溃后三期。初起表现为乳房局部肿胀疼痛，乳汁排出不畅，或有结块，伴恶寒发热，头痛骨楚，或胸闷不舒，纳少泛恶，大便干结等；成脓期以乳房结块逐渐增大，疼痛加重，或焮红灼热，同侧腋窝淋巴结肿大压痛为主症，伴壮热不退，口渴喜饮，便秘溲赤。7~10 日成脓。成脓后可采用药线引流或自行破溃。溃后期要注意防止再次感染。

急性乳腺炎治疗得当，炎症可以吸收而治愈，否则就会形成脓肿，轻者不能给婴儿正常喂奶，重者则要手术治疗。急性乳腺炎多数发生在缺乏哺乳经验的初产妇身上。产后 1 个月是急性乳腺炎的高发期；6 个月后的婴儿开始长牙，哺乳时易损伤乳头，应小心预防；断奶期容易乳汁淤积，更要警惕急性乳腺炎的发生。

1. 敷贴方①

【准备】芒硝 100 克，鲜马齿苋 200 克。

【操作】将鲜马齿苋洗净捣烂绞汁，用药汁将芒硝调匀，敷贴于患处，每 4~6 小时换药 1 次。

【功用】散血消肿。

【主治】急性乳腺炎初期肿痛明显者。

2. 敷贴方②

【准备】红花 15 克，蒲公英 18 克，食醋 200 毫升。

【操作】将前 2 味药泡入醋内 30 分钟后捞出，直接敷贴于患处。为保持患处湿润，隔 30 分钟取泡药之醋涂擦，3 小时后去除敷药，次日可原药再用，直至痊愈。

【功用】活血祛瘀。

【主治】急性乳腺炎成脓期。

3. 敷贴方③

【准备】夏枯草 200 克，鲜丝瓜叶 20 克。

【操作】将夏枯草加水煎煮后熏蒸 30~40 分钟至患乳皮肤发红，微汗后以鲜丝瓜叶捣成的泥（鲜丝瓜叶洗净、晾干后捣烂成泥）外敷于患者肿痛部位（面积大于肿痛部位，厚约 1 厘米），纱布敷盖后着宽大乳罩加以固定托起，每日 2 次。

【功用】清热解毒，托里透脓。

【主治】急性乳腺炎初期乳汁淤积。

4. 敷贴方④

【准备】黄柏、炉甘石、轻粉各等量。

【操作】将上药研为细末混匀，创面洗净后撒上此药末，外用纱布包好固定，每日 1 次。

【功用】收敛生肌。

【主治】急性乳腺炎溃后日久不愈者。

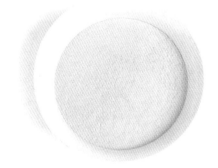

炉甘石

5. 敷贴方⑤

【准备】威灵仙 100 克，米醋适量。

【操作】威灵仙研为细末备用。临用时以米醋搅拌成糊状，待半小时后敷于患处。随干随换。一般应用 1~3 日可愈。

【功用】通络止痛。

【主治】急性乳腺炎。

6. 敷贴方⑥

【准备】川芎、黄连各 30 克，香油适量。

【操作】前 2 味药共研细末，用香油调糊敷患处。每日换药 1 次，连用 3~6 日。

【功用】清热解毒，行气消肿。

【主治】急性乳腺炎初起。

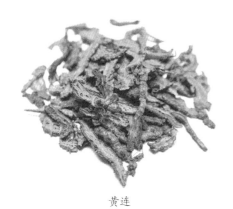

黄连

7. 敷贴方⑦

【准备】无花果、蒲公英各 30 克。

【操作】上药捣烂外敷患处。每日数次，连续 3~5 日。

【功用】通乳消肿。

【主治】急性乳腺炎。

8. 敷贴方⑧

【准备】蒲公英、野菊花、败酱草、金银花各 30 克，皂角刺、黄芩、黄柏、大黄各 15 克，冰片 3 克。

【操作】上药水煎取汁，用消毒纱布蘸药液湿敷患处。每日 2~3 次，每次 20~30 分钟，连续 2~3 日。

【功用】清热解毒，消肿止痛。

【主治】急性乳腺炎。

9. 敷贴方⑨

【准备】芒硝 50 克。

【操作】上药研为细末，加凉开水适量调匀，取消毒纱布浸湿后外敷于患处。每 3~4 小时换药 1 次，连续 3~5 日。

【功用】消炎消肿。

【主治】急性乳腺炎。

10. 敷贴方⑩

【准备】葱白、黄豆各等量，米醋适量。

【选穴】涌泉。

【用法】将前 2 味药捣烂，加米醋调为稀糊状，外敷乳房肿胀处及涌泉，纱布包扎固定。12~24 小时换药 1 次，连续 3~4 日。

【功用】疏肝理气。

【主治】乳腺炎。

11. 敷贴方⑪

【准备】大黄、黄芩、黄柏、栀子各等量。

【选穴】涌泉。

【用法】上药共研细末，装瓶备用。使用时每次取药末适量，用米醋调为稀糊状，外敷涌泉及乳房肿胀处，纱布覆盖，胶布固定。每日换药 1 次，连续 5~7 日。

【功用】清热解毒消肿。

【主治】乳腺炎。

12. 敷贴方⑫

【准备】鲜芦荟 500 克。

【操作】上药捣成泥状，用 4 层纱布包裹，外敷于乳房疼痛处，同时用吸奶器使淤积的乳汁排出。每日 3 次，每次 40 分钟，连续 2~3 日。

【功用】清热解毒消肿。

【主治】乳腺炎。

13. 敷贴方⑬

【准备】仙人掌适量，五冰散 6 克（五倍子 10 份，冰片 1 份）。

【操作】仙人掌去皮捣为糊状，同五冰散调匀涂擦患处，纱布覆盖，胶布固定。每日 1 换。乳痛早期用本品外敷，一般 3~5 日即可痊愈。

【功用】清热解毒消肿。

【主治】乳腺炎初起。

14. 药浴方①

【准备】蒲公英 60 克，金银花 30 克。

【操作】上药水煎趁热淋洗患处，每日 2~3 次。

【功用】清热解毒。

【主治】急性乳腺炎初期未化脓者。

15. 药浴方②

【准备】升麻根及全草 20 克。

【操作】取升麻根及全草，洗净后水

煎洗浴患处，每日 3 次。

【功用】托里透脓。

【主治】急性乳腺炎脓成未溃者。

16. 纳鼻方①

【准备】鲜葱白、生半夏各等量。

【操作】上药研细捣烂，捏成鼻孔大小的栓剂，塞入患乳对侧鼻孔中，20 分钟后去掉，每日 1~2 次。

【功用】通阳利窍，行气消肿。

【主治】急性乳腺炎。

17. 纳鼻方②

【准备】砂仁 10~20 克，糯米饭少许。

【操作】砂仁研细末，加糯米饭少许拌匀，做成如花生大的小丸，左病塞右鼻，右病塞左鼻，双侧患病则双鼻交替使用，每 12 小时更换 1 次，直至炎症消失为止。

【功用】行气散结，宽胸消肿。

【主治】急性乳腺炎肿块未溃者。

18. 纳鼻方③

【准备】天葵子适量。

【操作】天葵子捣烂，用消毒棉纱布包裹，以能塞入鼻孔为度，左例乳痛塞右侧鼻孔，右侧乳痛塞左侧鼻孔。每 5 小时换药 1 次，连续 3~4 日。

【功用】清热解毒，消肿散结。

【主治】急性乳腺炎。

19. 纳鼻方④

【准备】人造麝香 1.2 克，广木香、

朱砂、铅丹各 2.4 克。

【操作】将上药共研细末。用时取黄豆大一撮，包于药棉中，左乳病变塞右鼻，右乳病变塞左鼻，24 小时后取出。如果未愈，再塞药 1 次。一般 1 次即可，多则 2~3 次。

【功用】行气通窍。

【主治】急性乳腺炎初期未成脓期。

20. 按摩方

【选穴】乳根、膻中、肩井、膺窗、少泽、足三里。

【操作】将湿热毛巾放置于患者双乳之上，温度适宜，大约 15 分钟。在患侧乳房涂抹介质，如芝麻油。接着在结块处采用揉法揉 1~2 分钟，向乳头方向排空乳汁。手法通乳时间以 20~30 分钟为宜，不宜过长，手法不宜过重。

【功用】活血通络。

【主治】急性乳腺炎乳汁淤积。

肛裂

肛裂是由于长期便秘、粪便干结，引起齿状线下的肛管皮肤层裂伤后形成的小溃疡，常引起肛周剧烈疼痛，多见于青中年人。肛裂的典型症状是疼痛、便秘、出血。

本病属中医"钩肠痔""裂痔""裂肛痔""脉痔"的范畴，多因阴虚津液不足或脏腑热结肠燥，而致大便秘结，粪便粗硬，排便努挣，使肛门皮肤裂伤，湿热蕴阻，染毒而成。保持大便软化，养成按时排便的规律，改正久蹲强努的不良习惯，是预防肛裂的根本办法。肛裂的治疗以纠正便秘、止痛和促进溃疡愈合为目的。早期初发肛裂完全可以经保守治疗而愈，对慢性反复发作的肛裂宜手术治疗。

1. 熏洗方①

【准备】制乳香、制没药、仙鹤草、延胡索、赤芍、苦参、防风各 20 克，白矾、五倍子各 10 克。

【操作】将上药水煎取汁，放入浴盆中，待温时坐浴。每日 2~3 次，每次 10~30 分钟，每日 1 剂，连续

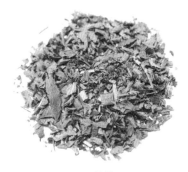

仙鹤草

7~10 日。

【功用】活血化瘀，消肿止痛。

【主治】肛裂。

2. 熏洗方②

【准备】蒲公英、败酱草、紫花地丁、金银花、赤芍、黄柏、黄芩各 30 克，白矾、五倍子各 10 克。

【操作】将上药水煎取汁，放入浴盆中，待温时坐浴，每日 2~3 次，每次 10~30 分钟，每日 1 剂，连续 7~10 日。

【功用】清热解毒，消肿止痛。

【主治】肛裂。

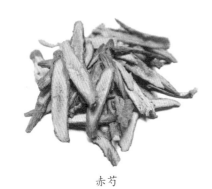

赤芍

3. 熏洗方③

【准备】黄芩、黄柏、苍术、当归、川芎、丹参、黄芪、白芷、延胡索各 20 克，制乳香、没药各 10 克，地榆、槐花各 15 克，冰片 5 克（后下）。

【操作】将上药水煎取汁，放入浴盆中，待温时坐浴。每日 2~3 次，每次 10~30 分钟，每剂可用 2~4 次，连续 3~5 剂。

【功用】清热解毒，化瘀止痛。

【主治】肛裂。

4. 熏洗方④

【准备】荆芥、当归、大黄、黄柏、苏木、白芷、蒲公英、艾叶、马齿苋、炒槐花各 20 克，醋乳香、醋没药各 15 克。

【操作】将上述各药水煎熏蒸坐浴，每次 10~15 分钟，每日 1~2 次。

【功用】清热泻火，消肿止痛。

【主治】肛裂。

5. 熏洗方⑤

【准备】苦参、延胡索各 30 克，黄柏、蛇床子、野菊花、萹蓄、白矾、生地黄各 20 克，地肤子、地榆、槐角各 15 克。

【操作】将以上药物加水适量煎煮，将药液倒入盆内，待药液温度适宜时进行坐浴，每次 20 分钟，每日早、晚 2 次，7 日为 1 个疗程。

【功用】活血化瘀，清热解毒。

【主治】急性肛裂。

6. 熏洗方⑥

【准备】五倍子、芒硝、桑寄生、莲房、荆芥各 30 克。

【操作】将上述中药煎好后倒入熏洗盆中，再加入 1000 毫升热水，使药液温度达到 60~70℃，先用热水熏，当水温降至 32~38℃时，嘱患者坐浴药液中，时间为 15~20 分钟。整个过程注意防止烫伤。

【功用】活血止痛，收敛消肿。

【主治】肛裂。

7. 涂擦方①

【准备】紫草100克，芝麻油1000克。

【操作】取芝麻油加热至110~130℃，保温30分钟，停止加热，待油温降至60~70℃时，加入紫草，缓缓升温至120℃左右，保温3小时，放凉，过滤，取滤液分装，即得。取本品少量涂于患处。

【功用】清热利湿，止痛止血，消肿生肌。

【主治】肛裂。

8. 涂擦方②

【准备】三七、没药、乳香、血竭、滑石、生大黄、丹参、黄连、当归、五倍子、甘草、芝麻油、蜂胶各适量。

【操作】三七、没药、乳香、血竭、滑石研磨为细粉，过100目筛，混匀备用；生大黄、丹参、黄连、当归、五倍子、甘草碎断，以芝麻油浸泡2日后，以武火加热至沸腾，改文火加热2小时，炸至药材枯黄，过滤取油，油温下降至50~60℃后，加入蜂胶混匀，加入前述细粉混匀即可。

将药膏均匀涂抹于患处。

【功用】化瘀止痛，祛腐生肌，清热利湿。

【主治】肛裂。

9. 耳穴贴压方①

【准备】王不留行籽贴。

【选穴】肛门、直肠、交感、神门、皮质。

【操作】常规消毒后，将王不留行籽贴贴于上述耳穴。每日自行按压3~5次，每次3~5分钟，以使局部产生酸、麻、胀、痛等感觉，双耳交替进行贴压。

【功用】解痉镇痛。

【主治】肛裂。

10. 耳穴贴压方②

【准备】王不留行籽贴。

【选穴】肛门、直肠、交感、膀胱、前列腺、神门。

【操作】常规消毒后，将王不留行籽贴贴于上述耳穴，每日自行按压3~5次，每次3~5分钟，以使局部产生酸、麻、胀、痛等感觉，双耳交替进行贴压。

【功用】温通经脉，化瘀止痛。

【主治】肛裂。

直肠脱垂

直肠脱垂可分为直肠黏膜脱垂和完全性直肠脱垂。本病属中医"脱肛"范畴。

中医认为，脱肛是直肠黏膜、肛管、直肠全层和部分乙状结肠向下移位，脱出肛门外的一种疾病。本病多见于小儿和老年人，其临床特点是努挣后肠黏膜或肠管全层脱出，不出血或有少量淡红色血性黏液，常伴肛门失禁或便秘。

脱肛可分为二度：①Ⅰ度脱垂，直肠黏膜脱出，脱出物呈淡红色，长3~5厘米，触之柔软，无弹性，不易出血，便后可自行回纳。②Ⅱ度脱垂，直肠全层脱出，脱出物长5~10厘米，呈圆锥状，淡红色，表面为环形而有层次的黏膜皱襞，触之较厚，有弹性，肛门松弛，便后有时需用手回复。③Ⅲ度脱垂，直肠及部分乙状结肠脱出，长达10厘米以上，呈圆柱形，触之很厚，肛门松弛无力。脱肛患者排便蹲踞时间不可太长，避免便秘或腹泻，便后立即复位，以改善局部情况，每日自行收缩肛门多次，可增加肛门括约肌的能力，治疗以补气升提为大法。

1. 涂擦方①

【准备】五倍子、石榴皮各10克，陈醋100毫升。

【操作】将前2味药浸泡入陈醋内，泡30日后，用药液涂擦患处，每日1~2次。

【功用】涩肠固脱，止泻。

【主治】小儿脱肛。

2. 涂擦方②

【准备】重楼60克，醋适量。

【操作】取重楼根茎加醋磨汁，涂擦患处，后用纱布压迫复位，每日2次。

【功用】消肿散瘀。

【主治】脱肛。

3. 药浴方①

【准备】苦参60克，石榴皮50克，五倍子40克，白矾、石菖蒲各20克。

【操作】将上药水煎取汁足浴，同时进行坐浴。每日1~2次，每日1剂。

【功用】除湿止痒，消肿止痛。

【主治】脱肛日久。

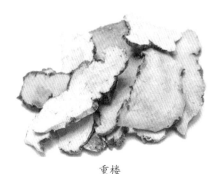

重楼

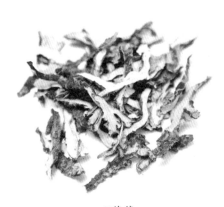

石菖蒲

4. 药浴方②

【准备】五倍子 20 克，秦艽、蛇床子各 15 克，槐花、马齿苋、荆芥各 12 克，花椒 6 克，芒硝 30 克。

【操作】将前 7 味药布包，煎沸 5 分钟后置盆内，纳入芒硝，先熏后坐浴。每次 15~30 分钟，每日 2~3 次，每日 1 剂。

【功用】清热解毒，除湿止痒。

【主治】脱肛及肛周湿疹。

5. 药浴方③

【准备】黄芪、白术、地榆各 20 克，党参 15 克，升麻、枳壳、五倍子、白矾、木贼、牡蛎、乌梅各 10 克。

【操作】上药加水 3000 毫升，煎沸 30 分钟后，先熏后坐浴。每日早、晚各 1 次，每次 10~30 分钟，每日 1 剂。

【功用】补益中气，涩肠固脱。

【主治】脱肛及内痔脱垂、嵌顿等。

6. 药浴方④

【准备】鲜鱼腥草 60 克，野菊花根 50 克，赤石脂、伏龙肝各 40 克。

【操作】将上药水煎取汁，放入浴盆中，待温时坐浴。每日 2~3 次，每次 10~30 分钟，每日 1 剂，连续 7~10 日。

【功用】清热解毒，消肿止痛。

【主治】脱肛。

7. 药浴方⑤

【准备】补骨脂 100 克，乌梅 30 克，五倍子 20 克。

【操作】上药加水 1500 毫升煮沸后趁热熏洗肛门。待温时坐浴。每日 2 次，每次 20 分钟，连续 2 周。

【功用】健脾益肾，止泻纳气。

【主治】小儿脱肛。

8. 药浴方⑥

【准备】五倍子、龙骨、煅白矾各 30 克，石榴皮、莲房、赤石脂、槐角各 20 克。

【操作】上药水煎取汁，趁热熏洗肛门，待温时坐浴。每日 2 次，每次 20 分钟，连续 2 周。

【功用】涩肠固脱，止泻。

【主治】脱肛。

9. 药浴方⑦

【准备】五倍子、地榆、土黄连各 30 克。

【操作】上药煎汤取药液，温时坐浴 20 分钟，每日 1 次。

【功用】涩肠固脱，收敛止血。

【主治】脱肛。

10. 敷贴方①

【准备】升麻 9 克，乌梅 6 克，紫背浮萍 5 克。

【操作】将升麻、乌梅炒炭，和紫背浮萍共研细末，用水调成糊状敷贴患处。

【功用】升阳举陷，涩肠固脱。

【主治】脱肛。

11. 敷贴方②

【准备】五倍子、龙骨各等量，1%白矾水、香油各适量。

【操作】将前2味药共研细末备用。每次排便后，用1%白矾水洗净肛门，涂以香油，而后在消毒纱布上撒上研好的药末，将脱出的直肠缓缓还纳，送入肛门，并卧床休息半小时。

【功用】收敛止泻。

【主治】脱肛。

12. 敷贴方③

【准备】蓖麻仁、五倍子各等量，伤湿止痛膏适量。

【操作】将上药共研细末，加清水适量调为稀糊状，外敷脐孔，再用伤湿止痛膏固定。每日换药1次，1周为1个疗程，连续3~6个疗程。

【功用】培本固元，益肾。

【主治】脱肛。

13. 敷贴方④

【准备】煅白矾、五倍子、石榴皮、冰片、黄柏各适量。

【操作】将上述各药研细末，敷于脱出的直肠黏膜上，然后将脱出部分回纳。

【功用】清热除湿，收涩固脱。

【主治】脱肛。

痔疮

痔疮是常见的肛肠疾病，分为内痔、外痔和混合痔。内痔是由肛垫的支持结构、静脉丛及动静脉吻合支发生病理性改变，导致肛垫充血增生肥大位移而形成。外痔是齿状线远侧皮下静脉丛的病理性扩张或结缔组织增生形成。内痔通过丰富的静脉丛吻合支和相应部位的外痔相互融合为混合痔。

中医认为，痔疮患者多因湿热风燥的饮食起居和情志，以致脏腑气血虚损、阴阳失调，导致浊气瘀血下注肛门而发病，以便血、脱出、肿痛为临床特点。因此，对于痔疮的治疗以化瘀止血、清热解毒、止痛、利湿消肿为原则，以外治疗法为主。

1. 敷贴方①

【准备】轻粉、儿茶、龙骨各3克，冰片（梅片）1.5克。

【操作】上药共研细末，先用淡盐水洗净患处，趁湿撒上药粉，或用纱布摊药敷贴，每日1次。

【功用】清热解毒，收敛止血。

【主治】内痔初起。

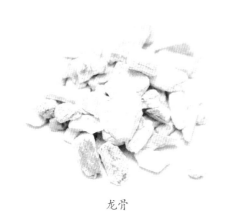

龙骨

2. 敷贴方②

【准备】滑石 600 克，月石 90 克，龙骨 120 克，川贝母、冰片、朱砂各 18 克，凡士林、香油各适量。

【操作】前 6 味药共为细末，加凡士林油调成 20% 的软膏，冬季可适当放入香油。每日早、晚或排便后敷用。

【功用】消肿止痛，收敛止血，祛腐生肌。

【主治】内痔发炎。

3. 敷贴方③

【准备】当归尾 15 克，生地黄 30 克，黄连、黄柏、姜黄各 9 克，黄蜡 120 克，香油 360 克。

【操作】用香油将前 5 味药炸枯，捞去渣；下黄蜡溶化尽，用纱布将油滤净，倾入瓷碗内，以柳枝不时搅之，候凝为度。将制作好的药膏涂抹于患处。

【功用】清火解毒。

【主治】内痔。

4. 敷贴方④

【准备】制炉甘石粉 30 克，朱砂、冰片各 10 克，滑石粉 100 克。

【操作】先将朱砂、冰片研成极细末，徐入制炉甘石粉，混匀至色泽一致，再将滑石粉纳入，搅拌均匀，可得一效散。患者每日排便后用温水清洁局部，消毒肛门，取适量一效膏均匀涂于凡士林纱条上，再将此纱条敷置于炎性外痔表面，敷料覆盖。每日 2 次，7 日为 1 个疗程。

【功用】清热解毒，祛风燥湿，消肿止痛。

【主治】炎性外痔。

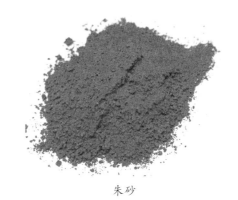

朱砂

5. 敷贴方⑤

【准备】肤痔清软膏（组成金果榄、土大黄、苦参、黄柏、野菊花、紫花地丁、朱砂根、雪胆、重楼、黄药子、姜黄、地榆）。

【操作】肤痔清软膏挤入肛门内，

并涂抹于肛门外，总量约 5 克，外涂部分用小块凡士林纱布覆盖。每日 2 次，1 周为 1 个疗程，治疗 2 个疗程。

【功用】清热解毒，化瘀消肿，除湿止痒。

【主治】血栓性外痔。

6. 敷贴方⑥

【准备】制半夏、延胡索、乳香、没药、肉桂各等量。

【选穴】承山、腰俞、大肠俞、涌泉。

【操作】将上药制成敷贴膏药，敷贴上述穴位，于术后 12 小时进行穴位敷贴治疗，每日敷贴 1 次，敷贴 12 小时后揭除，局部清洁处理，总疗程 7 日。

【功用】调气活血，理气化瘀。

【主治】混合痔术后疼痛。

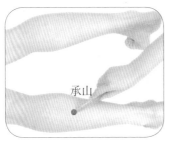

承山

7. 敷贴方⑦

【准备】小茴香 15 克，川芎 5 克，肉桂 3 克，薤白 6 克，冰片 1 克，52 度白酒 20 毫升。

【选穴】中极、关元。

【操作】将前 5 味药装入无纺布袋中，倒入 52 度白酒中浸透（酒液不滴为度），置于上述穴位进行敷贴。

【功用】疏通经络，行气止痛，通利水道。

【主治】混合痔术后尿潴留。

8. 敷贴法⑧

【准备】车前子、滑石粉、川木通、制延胡索、赤芍、炙甘草各 30 克。

【选穴】神阙、天枢、气海、关元、中脘、上巨虚、足三里。

【操作】将上药研磨成粉状，以透皮液充分搅拌成膏状，将上述药膏涂在无纺布空白穴位透气胶贴中间凹陷处，凹陷处直径 15 毫米，涂抹厚度大于 2 毫米，然后贴于上述穴位，每日 1 次，每次敷贴持续 4~6 小时后去除。

【功用】活血化瘀，疏通经络。

【主治】混合痔术后疼痛。

9. 敷贴方⑨

【准备】地龙、五倍子各 30 克，煅龙骨 20 克。

【操作】将上药共研细末混匀备用，使用时取药粉少许涂于痔疮上，有脱出者再轻轻还纳。每日 2 次，连续 5~7 日。

【功用】收敛止血。

【主治】痔疮。

10. 敷贴方⑩

【准备】大黄、红花各 20 克，赤芍、乳香、没药、五倍子各 15 克。

【操作】将上药共研细末，装瓶备用。使用时取药末 10 克，用清水适量调成糊状涂于痔疮上，纱布包扎，胶布固定。每日早、晚各 1 次，连续 7~10 日。

【功用】清热泻火，活血通络。

【主治】痔疮。

11. 敷贴方⑪

【准备】黄柏 15 克，冰片、雄黄、白矾各 3 克。

【操作】将上药共研细末，调开水敷贴于患处，每日 1 次。

【功用】清热解毒，收敛止血。

【主治】内、外痔伴出血者。

12. 药浴方①

【准备】五倍子、芒硝、桑寄生、莲房、荆芥各 30 克。

【操作】上药加水煮沸，先熏后洗，或用毛巾蘸药液趁热湿敷患处，冷则更换。

【功用】活血止痛，收敛消肿。

【主治】内痔。

13. 药浴方②

【准备】马齿苋、五倍子各 30 克，芒硝 15 克，苍术 12 克，黄柏 10 克。

【操作】上药煎汤，趁热先熏患处，待温时坐浴，每日 3 次。

【功用】清热泻火，收敛止血。

【主治】内痔伴便秘者。

14. 药浴方③

【准备】石榴皮 60 克，白矾 15 克。

【操作】上药加水煎汤，趁热熏洗患处，早、晚各 1 次。

【功用】收敛止血。

【主治】内痔伴出血者。

15. 药浴方④

【准备】白芷、石菖莆各 12 克，金银花 20 克，苦参、蛇床子、野菊花、黄柏、地肤子、丹参各 15 克，甘草 6 克。

【操作】熬煮上述中药，滤渣取汁后先熏后洗患处，每日 1 次。

【功用】活血止痛，收敛消肿。

【主治】内痔。

16. 药浴方⑤

【准备】皂角刺、五倍子各 30 克，桃仁、路路通、红花、丹参、牛膝、川楝子、延胡索、煅白矾、芒硝各 20 克。

【操作】将上药（煅白矾、芒硝除外）放入药罐中，水煎取汁，放入浴盆中，纳入煅白矾、芒硝溶化，待温时坐浴。每日 2~3 次，每次 10~30 分钟，每日 1 剂，连续 7~10 日。

【功用】活血通络，解毒止痛。

【主治】内痔嵌顿。

17. 药浴方⑥

【准备】马齿苋 30 克，白矾、生大黄各 20 克，五倍子 15 克。

【操作】将上药水煎取汁，放入浴盆中，待温时坐浴。每日 2~3 次，每次 10~30 分钟，每日 1 剂，连续 7~10 日。

【功用】清热解毒。

【主治】内痔脱出、嵌顿引起肿胀疼痛或脱肛水肿。

18. 药浴方⑦

【准备】苦参、芒硝各 60 克，白矾 50 克，花椒、艾叶、荆芥各 15 克，蛇床子 30 克。

【操作】上药水煎，放入浴盆中，待温时坐浴。每日 2 次，每次 15~20 分钟，每日 1 剂。

【功用】清热解毒，凉血止血。

【主治】内痔。

19. 药浴方⑧

【准备】芒硝 15 克，野菊花 10 克。

【操作】上药加水煎汤，趁热熏洗患处，待水温后，再坐浴 10~20 分钟，每日 1~2 次。

【功用】清热解毒，消炎止痛。

【主治】炎性外痔。

20. 药浴方⑨

【准备】大黄、桃仁、黄连、夏枯草各 30 克，红花、芒硝各 20 克。

【操作】将前 5 味药煎汤去渣，加芒硝入煎液中搅匀，先熏蒸肛门 2~3 分钟，待水温后，再坐浴 20~30 分钟，每日 1~2 次。

【功用】活血化瘀，凉血止血。

【主治】血栓性外痔。

21. 药浴方⑩

【准备】菊花、蒲公英、艾叶各 20 克，黄柏、苦参各 15 克，大黄、花椒各 10 克，冰片 1 克。

【操作】将上述药物用 1000 毫升开水冲泡，利用热气对肛门部位进行熏蒸，待温度降至 36℃左右时，再进行清洗。每次熏洗约 20 分钟，早、晚各 1 次，7 日为 1 个疗程，治疗 1 个疗程。

【功用】清热利湿，活血化瘀，消肿止痛。

【主治】炎性外痔。

22. 药浴方⑪

【准备】黄芩、黄柏、金银花、马鞭草、车前草、败酱草、延胡索、赤芍、蒲公英各 30 克，白矾、芒硝各 5 克。

【操作】将上药加水 2000 毫升，煮沸 10 分钟后，将药液倒入浴盆内，盆的口径以刚能坐进去为宜。先坐在盆上，使热气熏蒸肛门，待水温降至 40℃左右再坐入药液中浸泡 20~30 分钟，每日早、晚各 1 次，每日 1 剂，连续 7~10 日。

【功用】清热解毒，消肿止痛。

【主治】炎性外痔。

23. 药浴方⑫

【准备】金银花、紫花地丁、蒲公英各 30 克，牡丹皮、牛膝、生大黄、川芎、白芷各 20 克，野菊花、夏枯草各 10 克。

【操作】将上药水煎取汁，放入浴盆中，待温时坐浴。每日 2~3 次，每次 10~30 分钟，每日 1 剂，连续 7~10 日。

【功用】清热解毒。

【主治】炎性外痔。

24. 药浴方⑬

【准备】人参、苍术、蒲公英各 15 克，熟大黄、赤芍、牡丹皮、当归尾、地榆各 10 克，黄柏、泽泻、槟榔各 12 克，制草乌 6 克，芒硝 8 克。

【操作】将上药加入 2500 毫升清水中煎煮，待药汁浓缩至 1000~1500 毫升后取出，置于坐浴盆中，早、晚各熏洗 1 次。

【功用】清热祛湿，利水消肿，活血消痛。

【主治】炎性外痔。

25. 药浴方⑭

【准备】芒硝 25 克，乌梅 20 克，五倍子、大黄各 15 克。

【操作】上药加水煎汤熏洗患处，凉后加热再洗，每日 3 次。

【功用】清热利湿，收敛止血。

【主治】混合痔。

26. 药浴方⑮

【准备】煅白矾、蛇床子、防风、槐花、花椒、地榆、白鲜皮、赤芍、地肤子、苍术、五倍子各 20 克。

【操作】将上药煎煮，浓缩至 450 毫升，治疗时兑入适量温水熏洗，每日 2 次，每次 15 分钟，1 周为 1 个疗程。

【功用】清热燥湿，散瘀消肿止痛，凉血止血。

【主治】混合痔术后水肿疼痛。

27. 药浴方⑯

【准备】苦参、黄柏、芒硝各 2500 克，白矾 1000 克，冰片 300 克。

【操作】将上药研细粉，小袋分装每袋 30 克，制成袋装泡剂，每次取 1 包放置在盆中，倒入开水 1000~2000 毫升。排便后使用温水清洗或花洒冲洗肛门，再趁热熏蒸肛门部 3~5 分钟，待药液温度降至 37~40℃，再熏洗 10~15 分钟，每日 2 次，6 日为 1 个疗程。

【功用】清热燥湿，泻火解毒，除湿消肿。

【主治】混合痔术后疼痛。

28. 药浴方⑰

【准备】黄柏、苦参各 20 克，花椒 15 克，冰片、樟脑各 10 克。

【操作】将上药水煎，取 100~200

毫升药液加入 1000 毫升的热水中，先使患者熏蒸患处 15 分钟，待水温降至 30~40℃时，再使患者坐浴 10 分钟。

【功用】清热解毒，消肿止痛。

【主治】混合痔术后创面愈合。

29. 药浴方⑱

【准备】大黄、黄柏各 186 克，穿心莲、两面针、黄芩各 143 克，白芷 72 克，甘草 70 克，冰片 55 克。

【操作】将上药粉碎混匀，过 7 号筛，分装成每包 50 克，每包药粉加入 1500 毫升沸水浸泡后，趁热熏蒸肛门 5 分钟，待温度降至 37~40℃时坐浴 10 分钟。2 周为 1 个疗程。

【功用】活血化瘀，燥湿解毒。

【主治】混合痔。

30. 药浴方⑲

【准备】苦参、五倍子各 30 克，龙胆草 15 克，蒲公英、金银花、连翘、桃仁各 20 克，冰片 10 克，白矾 15 克，芒硝 10 克。

【操作】将前 8 味药加水至 2000 毫升，先武火煎沸，后以文火煎 20 分钟，去渣取 1000 毫升，加入白矾、芒硝，对肛门局部进行熏洗 10 分钟，熏洗后加温水稀释至 1500 毫升，将肛门浸入药液中坐浴约 20 分钟。早、晚各 1 次，10 日为 1 个疗程。

【功用】活血化瘀，清热解毒，消

肿止痛，通经活络。

【主治】混合痔。

31. 药浴法⑳

【准备】芒硝 30 克，蒲公英、鱼腥草、马齿苋、苍术、地榆炭各 20 克，防风、冰片、甘草各 15 克。

【操作】将上药混合后加入 2000 毫升清水中，煎煮 20 分钟。然后将药液倒入盆中，待水温适宜后，患者坐在盆上开始熏洗。每次 30 分钟，每日早晚各 1 次，治疗 21 日。

【功用】消肿止痛，燥湿解毒。

【主治】痔疮。

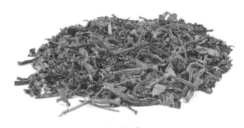

马齿苋

32. 药浴方㉑

【准备】大黄 20 克，皂角刺、黄柏、桃仁、槐花各 15 克，秦艽、防风、当归、苍术各 10 克。

【操作】将上药用水煎煮，待药液温度降至 60℃时，取 500 毫升药液进行熏蒸，每日 2 次，每次 1 分钟。熏蒸后，采用无菌纱布蘸药液对肛门进行擦洗。

【功用】调和气血，清利湿热，消

肿止痛。

【主治】痔疮。

33. 药浴方㉒

【准备】透骨草 40 克，荆芥、大黄各 20 克，艾叶、黄柏、苦参、马齿苋、蛇床子各 15 克，土茯苓、黄连各 12 克，花椒、冰片各 10 克。

【操作】将上药加水熬煮后熏洗肛门 15 分钟，每日 2 次，熏洗后采用碘伏消毒，7 日为 1 个疗程。

【功用】清热利湿，活血止痛。

【主治】痔疮术后水肿。

34. 药浴方㉓

【准备】苦参、黄柏、金银花、红花、槐花、败酱草、地榆、荆芥、芒硝各适量。

【操作】将上药煮沸后，利用水蒸气熏伤口，待水温适宜时坐浴 10~20 分钟，每次时间不宜过长，每日可多次。

【功用】消肿止痛。

【主治】痔疮水肿。

35. 药浴方㉔

【准备】苦参 30 克，白鲜皮、地肤子各 20 克，黄柏、川芎各 10 克，当归、炒苍术各 15 克，没药 6 克，红藤 45 克。

【操作】将上药煎煮至 200 毫升，每日便后将中药倒入坐浴盆内，加温至 40~42℃进行坐浴，坐浴时间为

20 分钟，7 日为 1 个疗程。

【功用】清热解毒，祛风燥湿止痒。

【主治】痔疮。

36. 药浴方㉕

【准备】苦参 40 克，防风、桃仁、苍术、金银花各 20 克，大黄 25 克，枳壳 10 克，槐角 30 克，黄柏 35 克。

【操作】上药采用药包包裹，加入 2000~3000 毫升水熬煮 2 小时，将其置于大盆中冷却，至 30~45℃，排空大小便后，坐浴 30 分钟，每日 1~2 次，7 日为 1 个疗程

【功用】行气通络，消肿止痛，利湿解毒。

【主治】痔疮术后疼痛。

37. 涂擦方①

【准备】鸡冠花、五倍子各 3 克，冰片少许，猪胆汁适量。

【操作】将前 3 味药共研细末，用猪胆汁调匀，涂擦患处，每日 1 次。

【功用】清热止血。

【主治】内痔伴出血者。

38. 涂擦方②

【准备】儿茶 90 克，冰片 10 克。

【操作】将上药研细混匀，装瓶备用，用时以棉签取少许药粉涂于患处，每日 1~2 次。

【功用】活血止痛，利湿消肿。

【主治】痔疮。

39. 涂擦方③

【准备】黄芩、黄柏、大黄、地榆、侧柏叶各200克，三七粉50克，凡士林适量。

【操作】将前5味药磨粉，再用蒸馏水（浸过药面）煎水至半量，过滤去渣，将药汁煎熬浓缩，盛在一消毒器皿内，加入三七粉及凡士林充分搅拌制成膏状涂擦。每日1次，5日为1个疗程，连续治疗2个疗程。

【功用】清热利湿，消肿止痛，活血化瘀。

【主治】孕产妇痔疮。

40. 塞药方

【准备】熊胆粉、冰片、猪胆汁各等量。

【操作】将上药制成栓剂，塞入肛内。

【功用】消肿，止痛，止血。

【主治】出血性内痔。

尿路结石

尿路结石是指肾、输尿管、膀胱及尿道的结石，可发生于任何年龄。尿路结石发作时多伴有肾绞痛、血尿等症状，严重者还会出现感染、肾功能不全等。

本病属中医"尿石症""石淋"等范畴。临床上根据尿路结石的部位划分，如上尿路结石表现为突然发作的腰部或腰腹部绞痛和血尿，其疼痛程度与结石的部位、大小及移动情况有关；膀胱结石以排尿中断，引起疼痛，并放射到远端尿道，经变换体位又可顺利排尿为主症；尿道结石则排尿困难、排尿费力，呈点滴状，或出现尿流中断及急性尿潴留为主要表现；结石合并感染多表现为尿频、尿急、尿痛。

但中医的外治疗法仍需辨证，根据疾病症状所表现出的虚实寒热来治疗，如湿热蕴结证、气滞血瘀证、肾气不足证。湿热蕴结证表现为腰痛或小腹痛，或尿流突然中断，尿频，尿急，尿痛，小便混赤，或为血尿，口干欲饮。气滞血瘀证表现为发病急骤，腰腹胀痛或绞痛，疼痛向外阴部放射，尿频，尿急，尿黄或赤。肾气不足证表现为结石日久，留滞不去，腰部胀痛，时发时止，遇劳加重，疲乏无力，尿少或频数不爽，或面部轻度浮肿。治疗本病时不应单一采用外治疗法，需结合中西医内治疗法，方能获得最大疗效。

尿路结石的病因十分复杂，常是多种因素综合作用所致，除遗传因素外，与患者的日常饮食习惯有一定关系，如长期大量蛋白质饮食而使尿中的钙和尿酸增加，形成钙性结石；天气高温，使人体水分蒸发太过，尿液高度浓缩，也可促进结石盐沉淀；另外，尿路梗阻、感染和异物都是结石生成的原因。养成良好的饮食习惯，每天"多喝一口水，少吃一撮盐"是预防尿路结石的重要原则。

1. 敷贴方①

【准备】鲜莴苣适量。

【操作】将莴苣捣烂敷于脐部，每日 1 次。

【功用】清热利尿。

【主治】尿路结石发作，疼痛剧烈。

2. 敷贴方②

【准备】生葱白 3~5 根，食盐少许。

【选穴】神阙、小肠俞、大肠俞。

【操作】上药共捣烂如膏，取药膏如枣仁大，放胶布中间，贴于上述穴位，每穴 1 张，每日换药 1 次。

【功用】温阳补气。

【主治】尿路结石腰腹剧痛，小便频急、涩痛。

3. 敷贴方③

【准备】鲜虎杖根 100 克，乳香 15克，琥珀 10 克，麝香 1 克。

【选穴】神阙、膀胱俞、肾俞。

【操作】将上药混合，捣烂如膏，用时取药膏如枣仁大，放于胶布中间，敷贴于上述穴位，每穴 1 张，每日换药 1 次。

【功用】排石止血。

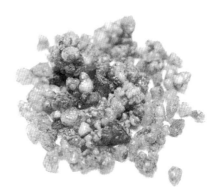

乳香

【主治】肾结石腰痛，小便涩痛，尿血。

4. 敷贴方④

【准备】白芥子、细辛、川芎、鸡内金、甘遂、大戟、生姜粉、白术、肉桂、补骨脂、黄芪各适量。

【选穴】肾俞、京门、阴陵泉、关元、足三里、三阴交。

【操作】将上药混合，捣烂如膏，用时取药膏如枣仁大，放于胶布中间，敷贴于上述穴位。。

【功用】活血利尿，补肾益气。

【主治】尿路结石腰痛伴尿血。

5. 敷贴方⑤

【准备】吴茱萸、茵陈、柴胡、大黄、金钱草各适量。

【选穴】日月、期门、足三里。

【操作】将上药混合，捣烂如膏，用时取药膏如枣仁大，放于胶布中间，敷贴于上述穴位。

【功用】清肝利胆，化湿止痛。

【主治】尿路结石腰痛伴小便灼热。

6. 药浴方

【准备】地榆 150 克。

【操作】将地榆煎汤，熏洗足部，每日 1~3 次，每次 20~30 分钟。

【功用】清热凉血止血。

【主治】尿路结石腰痛伴尿血。

7. 纳鼻方

【准备】蟾酥 15 克。

【操作】上药研细末备用，用时取少许吹鼻取嚏。

【功用】凉血利尿。

【主治】肾结石腰腹刺痛，甚或绞痛，小便闭塞。

8. 耳穴贴压方

【准备】王不留行籽贴。

【选穴】肾、膀胱、输尿管、尿道、三焦、外生殖器。

【操作】常规消毒后，将王不留行籽贴贴于上述耳穴，每日压迫 5 次，每次 30 分钟，耳压前 20 分钟饮水 250 ~ 500 毫升，并适当增加活动，以便排石。

【功用】排石。

【主治】肾结石。

甲状腺结节

甲状腺结节是指甲状腺肿块可随吞咽动作上下移动。甲状腺结节中有些结节内容是实体组织，有些结节内部则充斥着液体。因此，甲状腺退行性变、炎症、自身免疫及新生物等均可表现为结节。甲状腺结节病情呈慢性持续性发展，病情未及时治疗时，则患者甲状腺结节的恶化风险增加，极易对患者的生命安全造成威胁，其治疗方案主要是手术切除，一般都可治愈，不留有后遗症，预后较好。

中医一般将本病患者分为气郁证、痰湿证、湿热证、血瘀证及阳证。其中以痰湿证、气郁证及湿热证为主，治法以软坚散结、化痰消瘿、疏肝解郁为主，其次为清热滋阴。若患者胸胁刺痛，舌暗甚有瘀斑，可辅以活血化瘀，若患者畏寒，手足不温，可加用温补脾阳，主要采用软坚散结、化痰消瘿、疏肝解郁、清热滋阴四类治法。

1. 敷贴方①

【准备】苍术、姜黄各 125 克，黄柏 250 克，厚朴、陈皮、生胆南星、天花粉、大黄、白芷各 75 克，芝麻油适量。

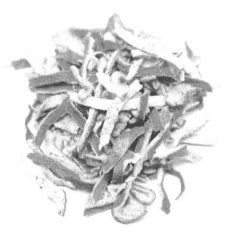

陈皮

【操作】将前 9 味药研为粉末，过 40 目筛，以芝麻油调制成油膏。睡前局部外敷，至次日清晨洗掉，保证用药时间 4 小时以上。出现局部皮肤红肿、瘙痒者缩短用药时间。每日 1 次，15 日为 1 个疗程，共治疗 3 个疗程。

【功用】清热燥湿。

【主治】甲状腺结节。

2. 敷贴方②

【准备】三黄膏（含黄柏、黄芩、黄连、栀子）等量。

【操作】将三黄膏摊于纱布上贴于患处或直接涂患处，每隔 1~2 日换药 1 次。

【功用】清热解毒，消肿止痛。

【主治】甲状腺结节。

颈椎病

　　颈椎病是指因颈椎间盘退变及其继发性改变，刺激或压迫相邻脊髓、神经、血管等组织而出现一系列症状和体征的综合征。

　　颈椎病是一种常见病，中医学中虽然没有颈椎病的提法，但其相关症状散见于"痹证""痿证""项强""眩晕"等方面的论述中。本病多见于 40 岁以上中老年患者。临床上常分为神经根型颈椎病、脊髓型颈椎病、椎动脉型颈椎病和交感神经型颈椎病。以手法治疗为主，配合药物、牵引、练功等治疗。

1. 按摩方

【选穴】风池、颈夹脊、阿是穴。

【操作】患者取坐位，医者站在患者背后，一手按于头顶，另一手从风池沿颈项两侧推至颈肩交界处，往返 10~20 遍，在揉的过程中，在两侧斜方肌处摸到硬结或条索时在背部筋膜处剥离，有明显的局部压痛时，加手法点摩。患者骑坐在靠背椅上，医者站在患者背后一手扶项后，拇指及中、食指扣紧风池，另一手掌托下颌，两手同时向上牵拉，一般拔伸 3~5 秒放松后按方法拔伸 3~5 次，随后采用双环式揉法使颈部软组织松解。每日 1 次，每周 5 次，30 日为 1 个疗程。

【功用】活血通经止痛。

【主治】神经根型颈椎病。

2. 敷贴方①

【准备】桂枝、生川乌、制乳香、制没药、皂角刺、黄芪、当归、狗脊、白芥子、金钱白花蛇、冰片各适量。

【选穴】颈部夹脊穴（受累神经根对应节段）、阿是穴及肩井、肩髃、天宗、臂臑、曲池、外关、合谷、后溪（以上腧穴均为患侧）。

【操作】将调制好的敷贴药物装入内径为 3 厘米的医用穴位贴布中，药物厚度约 0.5 厘米，每帖药物剂量约 10 克。敷贴时间为 3 小时。每日 1 次，

10 次为 1 个疗程，共治疗 2 个疗程。如有皮肤红肿、瘙痒等不良反应，应及时停止。

【功用】温经散寒，祛风通络，活血化瘀。

【主治】神经根型颈椎病。

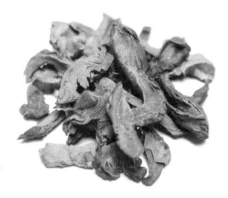

狗脊

3. 敷贴方②

【准备】乳香、没药、川芎、葛根、当归、桂枝、肉桂、羌活、威灵仙、徐长卿、赤芍、白芥子各 20 克。

【选穴】大椎、风池、肩井、尺泽、曲池、手三里、臂臑、肩髃。

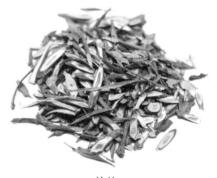

桂枝

【操作】将上药研末备用；取适量的药末放在剪好的胶布（大小约 2 厘米 ×2 厘米）中央。选择上述 3 个穴位敷贴，隔日更换 1 次。

【功用】温经通络，散寒祛湿，活血止痛，强筋骨，利关节。

【主治】神经根型颈椎病。

4. 刮痧方

【选穴】风府、大椎、肩井、风池、肩髃、大杼。

【操作】患者采取坐位，低头，充分暴露颈肩部，皮肤消毒后，取适量润体乳涂于刮痧部位，沿颈肩部由上至下，由内至外，进行单方向刮拭，手部力量由小到大，每一部位刮拭 5 分钟，再在上述穴位处，用刮板棱角各点压按揉 5 次，以患者皮肤出现红色、紫红色或青紫色痧点或痧斑为宜，但不可强求出痧，以免患者皮肤损伤。每周治疗 1 次，连续治疗 4 周。

【功用】舒筋活络止痛。

【主治】颈型颈椎病。

5. 拔罐方①

【准备】肝俞、脾俞、肾俞、膈俞、胆俞、三焦俞。

【操作】患者取俯卧位，选取大小合适的罐体在上述穴位拔火罐或气罐，留罐 10 分钟，注意不要烫伤皮肤。

【功用】行气活血，化痰祛瘀，畅经活络，除痹止痛。

【主治】颈型颈椎病。

6. 拔罐方②

【选穴】大椎、风府、天柱、风门、风池、肩井。

【操作】患者取端坐位，暴露颈背部及上肢部，选用大小合适的罐体，在所在穴位进行拔火罐或气罐。留罐 10 分钟，隔日 1 次，2 周为 1 个疗程。

【功用】温通经络，祛风散寒，消炎止痛，行气活血。

【主治】神经根型颈椎病。

7. 热熨方①

【准备】苍术、葛根各 50 克，威灵仙 60 克，肉桂 75 克，羌活、独活各 30 克，粗盐 100 克。

【操作】将中药粉碎，装入 40 厘米 ×40 厘米的棉布包中，缝制备用。治疗前，将中药封包置于微波炉中加热 3~5 分钟，使封包内部药物均匀受热且温度保持在 60℃左右。将中药封包置于患者颈肩部疼痛位置，如患者自觉封包温度高可加垫一层毛巾。治疗期间随时观察患者颈肩部皮肤肤色及肤温状况，避免烫伤。每日 1 次，每次 30 分钟，10 日为 1 个疗程，共治疗 3 个疗程。治疗后应避风保暖，静卧休息。

【功用】祛风除湿，温阳散寒，补

肾壮骨。

【主治】神经根型颈椎病。

8. 热熨方②

【准备】透骨草、川芎、忍冬藤、鸡血藤、白芷各20克，伸筋草、赤芍各30克，葛根50克。

【操作】水煎药液，去渣，放在不锈钢盆中。把厚毛巾叠成块状，浸在药液中。适度拧干浸湿药液的湿毛巾，放在颈肩部热敷。每次半小时。

【功用】温经通络，行气活血。

【主治】颈型颈椎病。

9. 热熨方③

【准备】桂枝、白芍、葛根、丹参、红花、鸡血藤、羌活、威灵仙各10克，川乌、草乌、马钱子各5克。

【操作】选取其提取物用150毫升沸水冲泡，搅拌至药粒完全溶化，制成渍渍液备用。将长脱脂棉全部浸入渍渍液中，将中药渍渍棉放于患者颈部痛点处，每次治疗时间为30分钟，14日为1个疗程。

【功用】通经活络，活血化瘀，祛风散寒。

【主治】颈型颈椎病。

腰椎间盘突出症

腰椎间盘突出症是由于腰椎间盘劳损变性、纤维环破裂、髓核组织突出刺激或压迫相应水平的神经根、脊髓等引起的，在外力作用下，椎间盘的各部分向外突出，导致相邻脊神经根遭受刺激或压迫，从而产生腰部疼痛，一侧下肢或双下肢麻木、疼痛等一系列临床症状。该病多是由工作久坐或运动姿势不当，或长期抬重物、外力撞击等慢性劳损引起的。根据其突出程度及影像学特征，可分为膨出型、突出型、脱出型、游离型等。后三者的突出程度较高，常需要手术治疗，而膨出型可接受保守治疗。

目前根据其发病特征及典型症状进行辨证分析，将本病归属于中医"腰痛"及"痹症"范畴。该病与瘀血、风寒、风湿、肝肾不足等因素有密切关系。中医认为"通而不痛""痛而不通"，故腰痛多由于风寒湿邪侵袭，寒湿阻络，进而引起气血在腰部凝滞，筋脉失养，气血不通畅引起疼痛，进而发病。故治疗上多采用通经活络的方法以求气血通畅，缓解疼痛。

腰椎间盘突出症若未及时治疗，病情反复迁延，进一步加重表现为腰腿痛，严重时伴有行走困难甚至瘫痪，目前主要治疗方法有西医手术疗法及中医针灸、按摩、牵引等，但尚无统一的治疗标准及方法。以下列举的中医外治法可有效缓解腰部不适的症状，可适当选用。

1. 敷贴方①

【准备】白芥子、甘遂、延胡索、乳香、没药、独活、羌活、冰片、安息香各适量，生姜汁适量。

【选穴】夹脊、肾俞、命门、腰阳关、阿是穴。

【操作】将前9味药混匀研成细末，加入生姜汁，调和做成直径1厘米、厚0.3厘米的圆形药饼，备用。将贴膏敷于上述穴位，用胶布固定。6小时后自行将药饼取下。

【功用】活血通络，祛湿止痛。

【主治】腰椎间盘突出症腰痛。

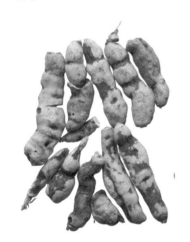

甘遂

2. 敷贴方②

【准备】乳香、没药、甘遂、皂角刺、威灵仙、全蝎、地龙、肉桂、巴戟天、雄黄、冰片各50克。

【选穴】夹脊、环跳、承扶、委中、承筋、阳陵泉。

【操作】将上药经超微粉碎，外加皮肤透入剂，用温水调成糊状，敷于上述穴位。每日1次，5日为1个疗程，休息2日。

【功用】通经活络。

【主治】腰椎间盘突出症腰痛。

3. 敷贴方③

【准备】制附子、干姜、生川乌、生天南星、生姜汁各适量。

【操作】将前4味药按一定比例混匀研成细末，加入生姜汁，调和做成圆形药饼，在夜间敷贴于患处，次日更换。

【功用】温经散寒，消肿止痛。

【主治】腰椎间盘突出症腰痛。

4. 敷贴方④

【准备】透骨草20克，红花、川乌、川芎、防风、牛膝、乳香、当归、没药各15克，羌活、细辛各12克，肉桂9克，蜂蜜、松节各适量。

【操作】将前12味药研磨成细粉，加适量蜂蜜及松节油调成糊状，外敷于病灶部位，留药24小时，隔日1次。10日为1个疗程，连续治疗2个疗程。

【功用】活血化瘀，行气止痛。

【主治】腰椎间盘突出症腰痛。

5. 热敷方①

【准备】蚕沙、赤芍、川芎、独活、干姜、海风藤、木瓜、没药、佩兰、青风藤、羌活、乳香、透骨草、制川乌、伸筋草各10克，广藿香、桂枝各15克，桃仁30克。

【操作】将上药装入纱布袋中，把纱布袋放在冷水中浸泡40分钟后，再放在蒸锅中蒸30分钟，取出，用毛巾包裹，待温度降至42~60℃，放在疼痛部位，注意保暖，每次30分钟。

【功用】活血化瘀，祛风除湿，温经通络。

【主治】腰椎间盘突出症腰腿痛。

6. 热敷方②

【准备】艾绒、粗盐各等量。

【选穴】中脘、神阙。

【操作】将上药混匀置于布袋内备用。用时放于微波炉内加热3分钟。待温度适宜后热熨腰部20分钟。待凉后再加热，热熨上述穴位各10分钟。

【功用】温经通络，理气活血。

【主治】腰椎间盘突出症。

7. 热敷方③

【准备】当归尾、麻黄各15克，独活、川芎、羌活、白芷、透骨草、三七、没药各10克，桃仁、细辛各8克。

【操作】将上药置于药袋中，在使

用前以医用外敷加热器加热后，外敷于腰部，以局部皮肤发热为度，时间不宜过长，每日30分钟。

【功用】活血通痹。

【主治】腰椎间盘突出症。

8. 敷贴方④

【准备】祖师麻、透骨草、白芍、牛膝各30克，川乌、草乌、半夏、胆南星、乳香、没药、细辛、冰片、樟脑、红花、刘寄奴、皂角刺、白芷各10克，白酒适量。

【操作】将前17味药共研细末，装于纱布袋内，用白酒浸湿（以酒液不漏出为度），外敷患者腰椎间盘突出相应的腰部显痛点皮肤平面，然后用热水袋装满开水，置药袋上热敷。其间若药袋干可再用白酒浸湿，热水袋要保持一定温度。敷后用塑料袋将药包裹好，以免芳香药物走窜而影响疗效。每次20~30分钟，每日2次，每治疗10次休息5日，之后再行下一次治疗。

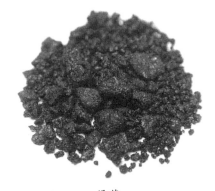

没药

【功用】活血化瘀，利水消肿。

【主治】腰椎间盘突出症腰痛。

9. 敷贴方⑤

【准备】桃仁、当归、炒枳壳各20克，红花5克，延胡索15克，小茴香10克。

【操作】取上药，加水800毫升，浸泡30分钟，煎40分钟，取汁500毫升，待自然降温至50℃备用。用干燥大棉垫浸入药汁，适度挤水后敷贴于患处。当皮温相近后再浸入药汁，取之再敷，其间药汁保持热度。以皮肤微微红，患者感温热但不烫为最佳。一般每日1次，每次30分钟。2周为1个疗程。

【功用】活血化瘀。

【主治】腰椎间盘突出症腰部刺痛。

10. 敷贴方⑥

【准备】制川乌9克，小茴香、防风各10克，桂枝15克，葛根、白芍各30克。

【操作】取上药，加水800毫升，浸泡30分钟，煎40分钟，取汁500毫升，待自然降温至50℃备用。用干燥大棉垫浸入药汁，适度挤水后敷贴于患处。当皮温相近后再浸入药汁，取之再敷，其间药汁保持热度。以皮肤微微红，患者感温热但不烫为最佳。一般每日1次，每次30分钟。2周为1个疗程。

【功用】散寒祛湿。

【主治】腰椎间盘突出症腰部隐隐作痛。

11. 敷贴方⑦

【准备】制狗脊30克，山萸肉、炒杜仲、牛膝、巴戟天、续断各20克。

【操作】取上药，加水800毫升，浸泡30分钟，煎40分钟，取汁500毫升，待自然降温至50℃备用。用干燥大棉垫浸入药汁，适度挤水后敷贴于患处。当皮温相近后再浸入药汁，取之再敷，其间药汁保持热度。以皮肤微微红，患者感温热但不烫为最佳。一般每日1次，每次30分钟。2周为1个疗程。

【功用】补益肝肾。

【主治】腰椎间盘突出症。

12. 敷贴方⑧

【准备】熟地黄50克，制狗脊30克，菟丝子、枸杞子、吴茱萸、牛膝各20克。

【操作】取上药，加水800毫升，浸泡30分钟，煎40分钟，取汁500毫升，待自然降温至50℃备用。用干燥大棉垫浸入药汁，适度挤水后敷贴于患处。当皮温相近后再浸入药汁，取之再敷，其间药汁保持热度。以皮肤微微红，患者感温热但不烫为最佳。一般每日1次，每次30分钟。2周为1个疗程。

【功用】补益肝肾。

【主治】腰椎间盘突出症。

13. 药浴方

【准备】川芎、丹参、细辛、牛膝、羌活、乳香、川乌、艾叶、陈皮、当归、没药、独活各20克。

【操作】取2000毫升水，将上药煎煮20分钟，药汁熏洗患处每次30分钟，每日1次，连续熏洗1个月。

【功用】活血化瘀，通络止痛，益气养阴。

【主治】腰椎间盘突出症。

14. 耳穴贴压方

【准备】王不留行籽贴。

【选穴】神门、三焦、皮质下、腰骶椎。

【操作】常规消毒后，将王不留行籽贴贴于上述耳穴，用由轻到重的力度按压，使患者感觉酸麻或胀痛即可，若耳廓发红、发热则效果更佳，每穴3~5分钟，两耳交替按压，每日3次。

【功用】通络止痛，安神。

【主治】腰椎间盘突出症腰痛。

第三节　男科病症外治疗法

前列腺炎

前列腺炎是一种生殖系统的炎症性疾病。临床上有急性和慢性、有菌性和无菌性、特异性和非特异性的区别，其中以慢性无菌性非特异性前列腺炎最为多见，其特点是发病缓慢、病情顽固、缠绵难愈。本病好发于中青年男性，以尿频、尿急、尿痛、尿道口常有白色分泌物溢出，伴有会阴部、腰骶部、耻骨上区等隐痛不适为特征。前列腺炎常由感染、泌尿系结石、前列腺慢性充血等引起。

本病属中医"精浊"范畴，是指精室在邪毒或其他致病因素作用下产生的一种疾病。急性者多由饮食不节，嗜食醇酒肥甘，酿生湿热；或因外感湿热之邪，壅聚于下焦而成。慢性者多由相火妄动，所愿不遂，或忍精不泄，肾火郁而不散，离位之精化成白浊；或房事不洁，精室空虚，湿热从精道内侵，湿热壅滞，气血瘀阻而成。病久伤阴，肾阴暗耗，可出现阴虚火旺证候；亦有体质阳虚者，久则火势衰微，易见肾阳不足之象。此外，精浊患者多有或轻或重的抑郁倾向，甚至是抑郁的表现，其基本病理变化为肝郁。因此，不论何因、何证或病程新久，均可适当加入疏肝解郁之品。

患者平时应建立良好的生活习惯，如忌烟、酒和辛辣、高脂食物等；骑车、开车时间不要过长；有规律地进行性生活等，以减少本病的复发。合理结合中医外治疗法在防治前列腺炎上有显著疗效。

1. 敷贴方①

【准备】甘遂9克，面粉、冰片各50克。

【选穴】中极。

【操作】甘遂研为细末，加面粉、冰片，用温水调成糊状，外贴中极，纱布覆盖，胶布固定。每日1换，连续5~7日。

【功用】泻热除湿，益肾兴阳。

【主治】急性精浊，尿频、尿急、尿痛，尿道灼热感。

2. 敷贴法②

【准备】吴茱萸30克，米醋适量。

【选穴】中极、会阴。

【操作】吴茱萸研为细末，装瓶备用。使用时每次取药末适量，用米醋调成糊状，外贴中极、会阴，纱布覆盖，胶布固定。每日1换，10日为1个疗程，连续1~2个疗程。

【功用】温肾助阳。

【主治】慢性精浊肾阳虚损证，腰酸膝冷，阳痿早泄，甚至稍劳后即有白浊溢出。

3. 敷贴方③

【准备】木香、延胡索、吴茱萸各2份，丁香1份，醋适量。

【选穴】神阙。

【操作】将前4味药研末，醋调，敷贴于神阙，每日1次。

【功用】行气解郁，理气止痛。

【主治】精浊伴情志抑郁。

4. 敷贴方④

【准备】黄柏、肉桂、丁香、赤芍、延胡索各等量，凡士林适量。

【选穴】神阙、关元、中极、会阴。

【操作】将前5味药研为中药粉末，干燥后混合，再与凡士林按照1:1等量调制成药丸，敷贴于上述穴位。

【功用】清热解毒，活血行气止痛。

【主治】慢性精浊，少腹、会阴、睾丸、腰骶部坠胀疼痛。

5. 敷贴方⑤

【准备】独头蒜1头，栀子3个，食盐少许。

【操作】上药共同捣烂后摊于纸上，贴于脐部，纱布覆盖，胶布固定。

每日1换，连续5~7日。

【功用】清热利湿。

【主治】急性精浊尿频、尿急、尿痛。

6. 敷贴方⑥

【准备】香附9克，乌药、延胡索、小茴香各6克，白芷1克。

【操作】上药共研细末，装瓶备用。使用时取药末适量，用清水调匀外敷于肚脐处，纱布覆盖，胶布固定。每日1换，4次为1个疗程，连续3个疗程。

【功用】行气活血，通经止痛。

【主治】精浊会阴、睾丸坠胀疼痛。

7. 敷贴方⑦

【准备】黄柏、知母、茯苓、酸枣仁各20克，五倍子30克，蜂蜜适量。

【操作】前5味药共研细末，装瓶备用。使用时每次取药末10克，加蜂蜜适量调为稀糊状外敷于肚脐处，纱布覆盖，胶布固定。每日换药1次，10次为1个疗程，连续2~4个疗程。

【功用】滋阴降火。

【主治】精浊尿末或大便时尿道口有白色分泌物溢出，尿道不适，阳事易举，遗精或血精；腰膝酸软，头晕耳鸣，失眠多梦。

8. 敷贴方⑧

【准备】丁香、肉桂各等量，醋适量。

【操作】将前2味药混匀细磨后，用醋调和，敷于脐部。

【功用】疏肝行气，温肾助阳。

【主治】慢性精浊。

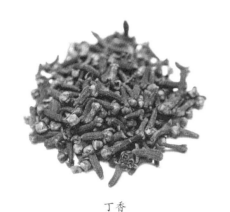

丁香

9. 热熨方

【准备】川芎、黄柏、肉桂、延胡索各 15 克，姜黄、丁香各 10 克，赤芍 25 克，鱼腥草、通草各 12 克，补骨脂、连翘各 20 克。

【操作】将上药装入布袋内，将布袋用水充分浸泡后蒸汽加热，外敷于腹部脐周，每日 2 次。

【功用】活血祛瘀，行气止痛，清热解毒，温经通络。

【主治】慢性精浊，少腹、会阴、睾

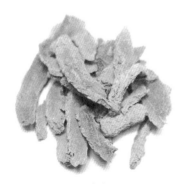

姜黄

丸、腰骶部坠胀疼痛。

10. 药浴方①

【准备】龙胆草、栀子、黄芩、黄柏、草薢、生地黄、车前子各 10 克。

【操作】上药水煎取汁，放入浴盆中，待温度适合时坐浴。每日 2 次，每次 20 分钟，每日 1 剂。

【功用】清热利湿。

【主治】精浊尿频、尿急、尿痛。

11. 药浴方②

【准备】芒硝、蒲公英各 30 克，野菊花、虎杖、大黄各 15 克。

【操作】将上药水煎取汁，放入浴盆中，待温度适合时坐浴。每日 2 次，每次 20 分钟，每日 1 剂。

【功用】清热解毒利湿。

【主治】精浊尿频、尿急、尿痛。

12. 药浴方③

【准备】豨莶草 30 克，荔枝叶 20 克，红花、牛膝各 10 克。

【操作】将上药水煎取汁，放入浴盆中坐浴。每日 2 次，每次 20 分钟，每日 1 剂，连续 2~3 个月。

【功用】清热除湿，活血逐瘀。

【主治】精浊少腹、会阴、睾丸坠胀疼痛。

13. 药浴方④

【准备】苦参、黄柏、牡丹皮、连翘、土茯苓、透骨草、败酱草各 30 克，红花、土鳖虫各 10 克。

【操作】上药水煎取汁坐浴。每日1次，每剂药用3日，3剂为1个疗程，连续1~2个疗程。

【功用】清热解毒，活血行气。

【主治】精浊尿频、尿急、尿痛，会阴、睾丸坠胀疼痛。

14. 药浴方⑤

【准备】丹参、黄芪、王不留行、赤芍、白芍各30克，白术、延胡索各15克，水蛭、甘草、红花各10克，桃仁12克。

【操作】上药煎汤后，先熏后坐浴，每日1次。

【功用】活血行气，祛瘀止痛。

【主治】精浊少腹、会阴、睾丸坠胀疼痛。

15. 药浴方⑥

【准备】生大黄50克。

【操作】取生大黄放入砂锅内，加水400毫升，煎至200毫升左右，倒入盆中熏会阴部，待温时坐浴，也可用毛巾浸药液擦洗。同时用手指在局部顺时针按摩。早、晚各1次，每次30分钟。

【功用】清热泻火祛湿。

【主治】精浊尿频、尿急、尿痛。

16. 药物灌肠方①

【准备】败酱草、橘核各50克，地榆、夏枯草、王不留行、白花蛇舌草各25克，乌药20克，肉桂、三棱、穿山甲各15克，甘草10克，蜈蚣4条。

【操作】将上药水煎3次，共取汁300毫升，每次取150毫升保留灌肠。每日1剂，每日2次，1个月为1个疗程。

【功用】行气活血，清热解毒，补益肝肾。

【主治】精浊会阴、睾丸坠胀疼痛。

17. 药物灌肠方②

【准备】没药、野菊花、白花蛇舌草、王不留行、黄连各30克，威灵仙20克，柴胡、橘核、荔枝核、三棱、通草各10克。

【操作】将上药水煎3次，共取汁300毫升，每次取150毫升保留灌肠。每日1剂，每日2次，1个月为1个疗程。

【功用】清热利湿，行气散瘀。

【主治】慢性精浊。

18. 药物灌肠方③

【准备】金银花、蒲公英、野菊花、紫花地丁、败酱草、土茯苓各20克，赤芍25克，大黄15克。

【操作】将上药水煎3次，共取汁300毫升，每次取150毫升保留灌肠。每日1剂，每日2次，1个月为1个疗程。

【功用】清热解毒，利湿通淋。

【主治】急性精浊尿急、尿频、尿痛、尿不尽。

前列腺增生

前列腺增生又称良性前列腺增生，是引起中老年男性排尿障碍最常见的一种良性疾病，主要表现为尿频、尿急、夜尿增多、排尿分叉和进行性排尿困难等症状。

本病属中医"精癃"范畴，病理基础是年老肾气虚衰，气化不利，血行不畅，与肾和膀胱的功能失调有关，可分为湿热下注证、脾肾气虚证、气滞血瘀证、肾阴亏虚证、肾阳不足证。湿热下注证表现为小便频数黄赤，尿道灼热或涩痛，排尿不畅，甚或点滴不通，小腹胀满。脾肾气虚证表现为尿频，滴沥不畅，尿线细，甚或夜间遗尿或尿闭不通，神疲乏力，纳谷不香，面色无华，便溏脱肛。气滞血瘀证表现为小便不畅，尿线变细或点滴而下，或尿道涩痛，闭塞不通，或小腹胀满隐痛，偶有血尿。肾阴亏虚证表现为小便频数不爽，尿少热赤，或闭塞不通，头晕耳鸣，腰膝酸软，五心烦热，大便秘结。肾阳不足证表现为小便频数，夜间尤甚，尿线变细，余沥不尽，尿程缩短，或点滴不爽，甚则尿闭不通，精神萎靡，面色无华，畏寒肢冷。

前列腺增生是一种良性疾病，随男性年龄增长而逐渐发病。大部分轻、中度症状前列腺增生患者，通过观察或药物治疗，预后良好，生活质量可以显著改善。对于重症前列腺增生患者，需要积极干预。由于疾病呈进行性发展，下尿路进行性梗阻加重，极易导致尿潴留，伴随而来的是反复尿道感染、血尿，甚至出现肾积水、肾功能不全，预后较差。手术切除被认为是根治前列腺增生的首选方法，但患者的高龄问题又常使手术治疗具有一定的局限性。中医外治法多为急则治标之法，必要时可行导尿术。使用中医外治疗法及早的干预治疗，在改善患者生活质量的同时，对患者身体造成的伤害较手术治疗小，具有极大的优势。

1. 敷贴方①

【准备】甘遂9克，冰片3克，面粉少许。

【选穴】中极。

【操作】将甘遂和冰片共研细末，加入少许面粉，调成糊状，敷于中极，外加热敷，每日1次。

【功用】消肿散结，泻热逐水。

【主治】前列腺增生之湿热下注证。

2. 敷贴方②

【准备】肉桂、桃仁各12克，乌药、莪术、川牛膝各15克，王不留行、车前子各30克，淫羊藿20克。

【选穴】关元、中极。

【操作】将上药研成细粉后用开水调和成糊状备用，患者取平卧位，充分暴露腹部，并要求皮肤清洁干燥，无红肿及破溃。将调好的中药糊用压舌板准确地涂敷在上述穴位，直径约2厘米，厚约0.5厘米，伤口用敷料固定。一般每次敷贴6~8小时，每日1次，7日为1个疗程。

【功用】行气活血，通窍利尿，温肾扶阳。

【主治】前列腺增生之气滞血瘀证、肾阳不足证。

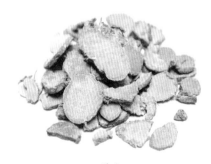

莪术

3. 敷贴方③

【准备】王不留行2份，土茯苓1.5份，大黄、牛膝、肉桂、吴茱萸各1份，乳香、冰片各0.5份，生姜汁适量。

【选穴】关元、神阙。

【操作】将前8味药研成细粉，用生姜汁调成膏状，取适量置于敷贴中备用。协助患者清洁局部皮肤后，将已做好的敷贴贴于上述穴位，24小时后更换敷贴，连续贴3日。

【功用】利尿通淋，活血行气，补肝益肾。

【主治】前列腺增生。

4. 敷贴方④

【准备】肉桂6克，水蛭、土鳖虫各10克，王不留行30克，甘油、月桂油适量。

【选穴】大椎、神阙、关元。

【操作】将前4味药研粉，加适量甘油、月桂油调和成丸状，每丸10克。将每粒药丸用胶布固定于上述穴位，每次敷贴8小时，每日1次。

【功用】利尿通淋，活血化瘀。

【主治】前列腺增生之气滞血瘀证。

5. 敷贴方⑤

【准备】独头蒜1个，栀子3个，食盐少许。

【操作】上药共捣烂为泥糊状，外敷于肚脐处。每日1换，连续5~7次。

【功用】清热利湿，消癥通闭。

【主治】前列腺增生之湿热下注证。

6. 敷贴方⑥

【准备】急性子、法半夏、大黄、商陆、枳壳各100克，肉桂、红花、三七各50克，甘遂30克，凡士林适量。

【操作】将前 9 味药共研末，用凡士林调膏，每次 50 克摊涂牛皮纸上敷脐，每日 1 次，每次敷 12 小时。

【功用】行气活血，通窍利尿。

【主治】前列腺增生之气滞血瘀证。

7. 敷贴方⑦

【准备】肉桂、熟地黄、山药、益母草、制香附、车前子、茯苓、泽泻各等量。

【操作】将上药混合超微粉碎，每人每次取药粉 8~10 克，用生姜汁调成膏状填满肚脐，用医用自贴式敷料固封，每天敷贴 8 小时，4 周为 1 个疗程。

【功用】补火助阳，滋阴益肾，补脾益肺，利水通淋。

【主治】前列腺增生之脾肾气虚证、肾阳不足证、肾阴亏虚证。

8. 敷贴方⑧

【准备】水仙头 1 个，大麻子 30 粒。

【选穴】涌泉。

【操作】将大麻子去壳，与水仙头同捣烂如泥糊状，外敷于涌泉，纱布覆盖，胶布固定。每日 1 换，连续 5~7 日。

【功用】清热解毒，散结消肿。

【主治】前列腺增生。

9. 药浴方①

【准备】生大黄 20 克。

【操作】将大黄煎汤，先熏后坐浴，可同时进行前列腺按摩，每日 1 剂。

【功用】泻热利湿。

【主治】前列腺增生之湿热下注证。

10. 药浴方②

【准备】大黄、毛冬青、忍冬藤各 30 克，红花 12 克，吴茱萸、泽兰各 15 克。

【操作】将上药煎汤，待温时坐浴。每日 1 剂，早、晚各坐浴 1 次，每次 15~20 分钟。

【功用】清热利湿，消癥通闭。

【主治】前列腺增生之湿热下注证。

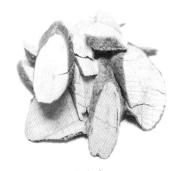

毛冬青

11. 药浴方③

【准备】白茅根、牛膝、野菊花各 30 克，皂角刺、贝母、当归尾、泽兰、丹参各 15 克。

【操作】将上药煎汤，待温时坐浴，每日 1 剂，早、晚各坐浴 1 次。

【功用】滋补肾阴，通窍利尿。

【主治】前列腺增生之肾阴亏虚证。

12. 药浴方④

【准备】乌药、牛膝、木香、橘核、荔枝核、黄柏、水蛭、红花、透骨草、橘核各 15 克，小茴香、白花蛇舌草各 10 克。

【操作】将上药煎 2 次取汁 2000~3000 毫升，倒入盆中，先熏蒸，待药汁不烫后再坐浴。

【功用】行气活血，通窍利尿。

【主治】前列腺增生之气滞血瘀证。

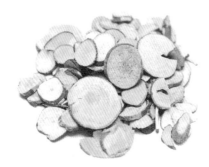

乌药

13. 药浴方⑤

【准备】丹参、泽兰、泽泻、王不留行、车前子、木通、石韦、灯心草、茯苓、车前子、穿山甲、益母草、甘草。

【操作】将上药水煎后取 2000 毫升，熏洗坐浴，每日 1 次，每次 20~30 分钟。

【功用】清热利湿，消癃通闭。

【主治】前列腺增生之湿热下注证。

14. 药浴方⑥

【准备】芒硝、益母草、天花粉、生葱各 30 克，大黄、白芷、艾叶、车前草各 20 克。

【操作】上药放入药罐中，水煎取汁后，汁液放入浴盆中，先熏局部，待温度适宜时坐浴。每日 2 次，每次 10~30 分钟，每日 1 剂，连续 3~5 日。

【功用】清热利湿，通淋利尿。

【主治】前列腺增生之湿热下注证。

15. 药浴方⑦

【准备】皂角、葱头各 60 克，王不留行 30 克。

【操作】将上药水煎取汁，放入浴盆中，待温度适宜时足浴。每日 2 次，每次 10~30 分钟，每日 1 剂，连续 3~5 日。

【功用】通窍利尿，通阳利水。

【主治】前列腺增生尿潴留甚者。

16. 药浴方⑧

【准备】黄酒 1000 毫升。

【操作】将黄酒加热，温度适宜后倒入盆内，浸洗双脚，每次 40~60 分钟。

【功用】导热下行，清泻湿热，通利小便。

【主治】前列腺增生之湿热下注证。

17. 艾灸方

【准备】粗盐、艾炷各适量。

【操作】将炒制过的纯净干燥粗盐适量纳入脐中，使与脐平。然后上置艾炷，点着尖部，令其缓缓燃下，至患者稍感烫热，即易炷再灸。每次灸 4 壮。

【功用】温补肾阳，消瘀化痰，散结利尿。

【主治】前列腺增生之肾阳不足证。

18. 热熨方

【准备】艾叶 60 克，石菖蒲 30 克。

【操作】上药同入锅内炒热，取出后用布包裹，待温度适宜时熨小腹部，冷则换之，一般 2~4 小时即可见效。

【功用】清热解毒，祛湿利水，活血化瘀。

【主治】前列腺增生之湿热下注证、气滞血瘀证。

19. 纳鼻方

【准备】皂荚、细辛、半夏、胆矾各等量。

【操作】上药共研细末，装瓶备用。使用时以空心小管取药末少许吹入

鼻孔，取嚏，移时即可使尿液排出，连续用药 2~3 次。

【功用】通上窍，利下窍。

【主治】前列腺增生尿潴留。

20. 按摩方

【选穴】三阴交、会阴。

【操作】患者于排便后自然放松，双手叠放下丹田（右手在内、左手在外，内外劳宫穴相连）按揉，按照先顺时针、后逆时针的顺序各按揉 36 圈，然后用两手拇指分别按压左右三阴交，各 36 次，再以中指轻轻按压会阴 18 次，然后做提肛动作（前后二阴同提）18 次，最后重复揉按下丹田 1 遍。每日 3 次，连续 1 个月，急性期勿用。

【功用】温肾滋阴，活血利尿。

【主治】前列腺增生非急性期。

勃起功能障碍（阳痿）

勃起功能障碍，又称阳痿，是最常见的一种男性性功能障碍，是指男性除发育未成熟或已到性欲衰退时期外，性交时阴茎不能勃起，或虽勃起但勃起不坚，或勃起不能维持，以致不能进行或完成性交全过程的一种疾病，病程 3 个月以上，并排除由阴茎发育不良引起的性交不能。按病因可分为心理性勃起功能障碍、器质性勃起功能障碍及混合性勃起功能障碍。

本病属中医"阳痿"范畴，常伴有神疲乏力、腰膝酸软、畏寒肢冷，或夜寐不安、精神苦闷、胆怯多疑，或小便不畅、淋漓不尽等。患者的心理、饮食等各方面因素对病情的改善都起到重要作用。目前临床上主要运用外治疗法治疗肝气郁结证、脾胃虚弱证、肾阳不足证、肾阴亏虚证等。对于病程较短或证

型单一的患者单用中医外治疗法治疗可以取得较好疗效，帮助患者快速建立信心。对于病程较久或证型较复杂的患者，中医外治疗法有很好的辅助治疗作用。

1. 艾灸方①

【准备】督灸粉、生姜粉、艾炷适量。

【选穴】背后督脉大椎至长强。

【操作】患者取俯卧位，充分暴露背部，自大椎至长强充分消毒后，沿督脉循行线及两侧将督灸粉均匀洒在督脉上。将桑皮纸平铺于督灸粉上，再将治疗巾铺于桑皮纸上。将250克生姜粉碎后，滤去姜汁，平铺于治疗巾上，并捏底座。把艾炷均匀置于姜带上。将艾炷点燃施灸，并重复施灸3壮。灸完后从背部两端轻轻提起治疗巾，移去生姜及艾灰，并用温开水将背部擦拭一遍，嘱患者勿受凉，平躺10分钟后离去。7日灸1次。

【功用】温通经脉，调和气血，培元固本。

【主治】阳痿之肾阳不足证。

2. 艾灸方②

【选穴】关元、足三里、三阴交、百会。

【操作】关元、足三里、三阴交隔姜灸，每日1壮。百会悬起灸，每日1次，3~5分钟。

【功用】温阳补气，调肝补肾，健脾益血。

【主治】阳痿之脾胃虚弱证、肾阳不足证。

3. 艾灸方③

【准备】灸罐、艾绒各适量。

【选穴】肾俞、命门，若第3、4、5腰椎有明显压痛者选命门、腰阳关及压痛点。

【操作】在灸罐中加入适量艾绒，点燃后置于背部取相应穴位处，灸感以局部发热，皮肤温热潮红，有向内渗透热感疗效最佳。每日1次，每次15分钟左右。

【功用】振奋肾经，温肾助阳。

【主治】阳痿之肾阳不足证。

4. 敷贴方①

【准备】龟甲、枸杞子、熟地黄各15克，巴戟天、人参、香附、当归、白芍、茯苓各12克，鹿茸、淫羊藿、仙茅、附子、山茱萸、益智、柴胡各10克，煅龙骨、煅牡蛎各20克，肉桂8克，蜂蜜适量。

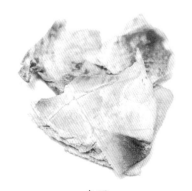

龟甲

【选穴】神阙、关元、肾俞。

【操作】将前 19 味药研成细粉，蜂蜜炼成中蜜，将药粉调和成稠膏状，备用。上述穴位每穴取 6 克药膏摊于 8 层厚的纱布上，其中，贴神阙的一贴将药膏塑形成圆锥状，其他三贴塑形成直径约为 3.5 厘米的圆片状，用橡皮膏固定在穴位上。每 3 日更换 1 次。若在敷贴过程中出现局部皮肤发痒、发红现象，可暂时取下药膏，用温水洗净后擦少许生姜汁，待皮肤发痒、发红现象消退后，可继续敷贴。

【功用】阴阳相济，补肾调经，滋养宗筋。

【主治】阳痿之肾阳不足证、肾阴亏虚证。

5. 敷贴方②

【准备】淫羊藿、蛇床子、皂荚、马钱子、肉苁蓉、制附子、丁香各 100 克，白酒适量。

【选穴】命门。

【操作】将前 7 味药水煎 2 次，再浓缩成膏，阴凉干燥，研为细末，过 100 目筛。用白酒将药末调为干糊状，取药糊 2 克于命门处，外用胶布覆盖，每日换药 1 次。

【功用】温肾起痿。

【主治】阳痿之肾阳不足证。

6. 敷贴方③

【准备】小茴香、炮干姜、蜂房、五倍子、白芷，蜂蜜（或鸡蛋清）、食盐各适量。

【选穴】肾俞、命门、关元、气海、三阴交、太溪、涌泉。

【操作】前 5 味药共研细末，加食盐少许，用蜂蜜（或鸡蛋清）调为稀糊状；用透皮贴外敷于上述穴位。

【功用】疏肝理气，暖肾祛寒，温脾开胃。

【主治】阳痿之肝气郁证、脾胃虚弱证、肾阳不足证。

阴囊湿疹

阴囊湿疹是湿疹中常见的一种，局限于阴囊皮肤，有时延及肛门周围，少数可延至阴茎。此病瘙痒剧烈，皮疹呈多形性改变，临床上按病程分为三型：①急性阴囊湿疹，主要自觉症状是瘙痒，患者常因阴囊的瘙痒而发现本病。随着病情的发展，瘙痒逐渐加重，搔抓不能缓解瘙痒，严重者影响睡眠和工作。②慢性阴囊湿疹，由急性、亚急性湿疹长期不愈、反复发作而来。由于时间长，加上不断的搔抓，使阴囊的皮肤干燥肥厚，皱纹变深，呈核桃皮状，常有薄薄的痂皮和鳞屑，皮肤色素加深；也有因搔抓引起色素减退的情况。常常剧烈瘙痒，无法入睡。由于治疗困难，反复不愈，阴囊皮肤可出现象皮肿样改变。③亚急性阴囊湿疹，由急性阴囊湿疹转变而来，表现为阴囊皮肤轻度变厚和轻度糜烂，鳞屑较多，渗液甚少，仍有剧烈瘙痒。按病变类型又有潮湿型和干燥型两种，前者表现为整个阴囊肿胀、潮红、轻度糜烂、流滋、结痂，日久皮肤肥厚，皮色发亮，色素加深；后者潮红、肿胀不如前者，皮肤浸润变厚，呈灰色，上覆鳞屑，且有裂隙，因经常搔抓而有不规则小片色素消失，瘙痒剧烈，夜间更甚，常影响睡眠和工作。

本病属中医"湿疮"范畴，因其发病部位在阴囊，故称为"肾囊风"。以清热利湿止痒为主要治法。急性者以清热利湿为主，慢性者以养血润肤为主。辨证可分为湿热蕴肤证、脾虚湿蕴证、血虚风燥证。湿热蕴肤证表现为发病快，病程短，皮损潮红，有丘疱疹，灼热瘙痒无休，抓破渗液流脂水。脾虚湿蕴证表现为发病较缓，皮损潮红，有丘疹，瘙痒，抓后糜烂渗出，可见鳞屑；伴纳少，腹胀便溏，易疲乏。血虚风燥证表现为病程久，反复发作，皮损色暗或色素沉着，或皮损粗糙肥厚，剧痒难忍，遇热或肥皂水洗后瘙痒加重。

该病如果未经及时诊治，可绵延反复，转变为亚急性、慢性症状，出现苔藓样变。中医外治疗法以温和方式进行治疗，且具有疗程短、操作简单的特点，在阴囊湿疹的家庭护理方面有显著的优势。

1. 药浴方①

【准备】苦参、蛇床子、皂矾各20克。

【操作】将苦参、蛇床子水煎取汁，加皂矾溶化，趁热坐浴，清洗外阴部。每日2次，每次30分钟，每日1剂。

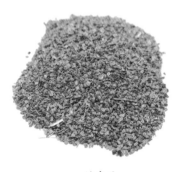

蛇床子

【功用】清热利湿，解毒止痒。

【主治】阴囊湿疹之湿热蕴肤证。

2. 药浴方②

【准备】苦参、蛇床子、威灵仙各30克，花椒、白矾、香附、白芷、狗脊、细辛、肉桂各10克。

【操作】上药水煎取汁，坐浴，每次30分钟，每日1剂。

【功用】养血润肤，祛风止痒。

【主治】阴囊湿疹之血虚风燥证。

3. 药浴方③

【准备】当归、大黄、苦参、蛇床子、

威灵仙各 15 克，砂仁 10 克，葱头 9 根。

【操作】上药水煎取汁，坐浴。

【功用】清热利湿，解毒止痒，健脾养血。

【主治】阴囊湿疹。

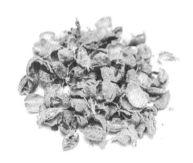

砂仁

4. 药浴方④

【准备】千里光、石菖蒲各 30 克。

【操作】将上药加水 2000~4000 毫升，水煎取汁，坐浴。

【功用】清热利湿解毒。

【主治】阴囊湿疹之湿热蕴肤证。

5. 药浴方⑤

【准备】吴茱萸 25 克，蛇床子 20 克，苦参 10 克，雄黄、煅白矾各 5 克。

【操作】将前 3 味药水煎取汁，加入雄黄、煅白矾混合均匀，待温度适宜时洗浴患处。每日 2~3 次，每次 10~30 分钟，连续 3~5 日。

【功用】清热燥湿止痒。

【主治】阴囊湿疹之湿热蕴肤证。

6. 药浴方⑥

【准备】蛇床子、黄连、黄柏、百部各 30 克，苦参、土茯苓各 50 克，花椒 10 克。

【操作】将上药用 3000 毫升水浸泡 1 小时，煎沸 15 分钟，弃渣再将药液放入干净盆内趁热先以药液之蒸汽熏蒸外阴。待药液降温后洗涤阴囊并坐浴 30 分钟，每剂坐浴 2 次。

【功用】清热利湿，解毒止痒。

【主治】阴囊湿疹之湿热蕴肤证。

7. 药浴方⑦

【准备】黄芪 15 克，连翘、何首乌各 6 克，防风、当归各 9 克，蒺藜 3 克。

【操作】每日 1 剂，水煎取汁 200 毫升，其中 150 毫升早、晚温服，50 毫升自然放凉，每晚用医用消毒纱布蘸取药汁外洗患处。

【功用】益气养血，祛风止痒。

【主治】阴囊湿疹之脾虚湿蕴证或血虚风燥证。

8. 药浴方⑧

【准备】芒硝 30 克，地肤子 10 克，食盐 15 克。

【操作】将上药倾于盆内，以沸水溶化为度，待温度降至适中时浸洗，每日 2~3 次。

【功用】清热利湿，祛风止痒。

【主治】阴囊湿疹之湿热蕴肤证。

9. 涂擦方

【准备】大黄、黄连、黄柏各100克，食用菜油500毫升。

【操作】将前3味药研粉后用500毫升食用菜油浸泡1周，1周后早、晚擦患处。

【功用】清热除湿，止痒敛疮，养血润肤。

【主治】阴囊湿疹之血虚风燥证。

10. 敷贴方①

【准备】黄柏、大黄、煅石膏、滑石各50克，青黛、五倍子各20克，雄黄、密陀僧各30克，冰片5克，米醋适量。

【操作】前9味药共研细末，装瓶备用。局部常规消毒后，每次取药末适量，用米醋调为稀糊状，外敷阴囊处。每日换药1次，连续5~7日。

【功用】清热利湿，解毒止痒。

【主治】阴囊湿疹之湿热蕴肤证。

11. 敷贴方②

【准备】吴茱萸30克，海螵蛸24克，硫黄9克，冰片3克，芝麻油适量。

【操作】前4味药共研细末，湿重流水者用药粉撒患处，湿轻流水不重者，用芝麻油和药抹患处，每日2次。

【功用】燥湿清热解毒。

【主治】阴囊湿疹之湿热蕴肤证。

12. 敷贴方③

【准备】鲜仙人掌2片，煅白矾、铅粉各30克，冰片15克。

【操作】将鲜仙人掌去皮、刺，洗净，切碎捣烂，与余药及清水适量拌匀，外敷患处，纱布敷盖，胶布固定。每日换药1次，连续3~5日。

【功用】清热解毒，祛风止痒。

【主治】阴囊湿疹之湿热蕴肤证。

第四节　妇产科病症外治疗法

闭经

闭经是指从未有过月经或月经周期已建立后又停止的现象。年过 16 岁，有第二性征发育（如乳房发育）但未来经者，或年过 14 岁，尚无第二性征发育及月经者称原发性闭经；月经已来潮又停止 6 个月或 3 个周期者称继发性闭经。本病以持续性月经停闭为特征，其病因病机分虚实，虚者因精血匮乏、血海不足导致无血可下；实者多是邪气阻滞如痰、饮等，导致脉道不通，血无从而下。故治疗上以补虚和泻实为主。

闭经分为功能性闭经、器质性闭经，下丘脑 – 垂体 – 卵巢轴的功能失调所致的闭经为功能性闭经；器质性因素有生殖器官发育不全、肿瘤、创伤、慢性消耗性疾病（如结核）等。按解剖部位不同分为子宫性闭经、卵巢性闭经、脑垂体及下丘脑性闭经。器质性因素引起的闭经要针对病因治疗。对功能性闭经根据病情给予适当的内分泌治疗及中西医结合治疗，外治疗法有辅助治疗的功用。

1. 热熨方①

【准备】蚕沙 120 克。

【操作】将蚕沙置锅内炒热，用布包好，趁热熨患者小腹，每日 3 次，每次 20~30 分钟，连续熨 7 日为 1 个疗程。

【功用】祛湿通络。

【主治】闭经。

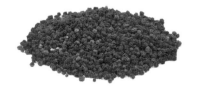

蚕沙

2. 热熨方②

【准备】桂枝 20 克，大黄、延胡索、五味子各 12 克，山楂 10 克，木香 8 克，食盐适量。

【操作】上药共研细末，加食盐炒热，外熨腰部、小腹部。

【功用】调和气血。

【主治】闭经。

3. 热熨方③

【准备】益母草 120 克，月季花 60 克。

【操作】将益母草、月季花放在陶罐中，用清水 2500 毫升煎浓汁，捞去药渣，再置文火上炖，保持药汁温热。

嘱患者仰卧床上，以厚毛巾2条浸泡在药汁内轮流取起，拧去药汁，热敷脐下少腹部，以少腹部内有温暖舒适感为佳。

【功用】疏肝解郁，活血调经。

【主治】闭经。

4. 药浴方①

【准备】益母草、香附、茺蔚子、当归、红花、桃仁、黄芪各等量。

【操作】上药共研细末，装瓶备用。使用时每次取药末10~30克，放入温水中足浴。每晚1次，连续2~3个月。

【功用】活血化瘀。

【主治】闭经。

5. 药浴方②

【准备】益母草、党参、白术、杜仲、黄芪各等量。

【操作】上药共研细末，装瓶备用。使用时每次取药末10~30克，放入温水中足浴。每晚1次，连续2~3个月。

【功用】益气养血。

【主治】闭经。

6. 药浴方③

【准备】刺五加、肉桂、茺蔚子、杜仲、淫羊藿、五味子、黄芪各等量。

【操作】上药共研为细末，装瓶备用。使用时每次取药末10~30克，放入温水中足浴。每晚1次，连续2~3个月。

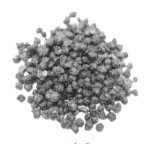

五味子

【功用】补肾活血，调经。

【主治】闭经。

7. 敷贴方①

【准备】牛膝20克，当归、柴胡各12克，白术、白芍、茯苓各10克，薄荷3克，三棱6克，凡士林适量。

【选穴】涌泉。

【操作】将前8味药共研细末，每次取适量，加凡士林调为膏状，外敷涌泉。每日1换，连续3~5个月，至经来为止。

【功用】补益气血。

【主治】闭经。

8. 敷贴方②

【准备】桃仁12克，半夏10克，红花6克，生姜汁（或米醋、白酒）适量。

【选穴】涌泉。

【操作】前3味药共研细末，用生姜汁（或米醋、白酒）调糊，外敷涌泉。每日1换，连续3~5个月，至经来为止。

【功用】活血化瘀。

【主治】闭经。

月经不调

凡是月经的周期或经量出现异常，都称为月经不调，包括以月经周期改变为主的月经先期、月经后期、月经先后无定期，经期延长和经量改变为主的月经过多、月经过少等。月经不调是常见的妇科疾病，除量、期异常外，常伴有经色、经质的变异。

中医认为，本病虚实寒热错杂，临证治疗原则有二：一是重在治本以调经，是指运用各种治疗方法消除病因从而使月经周期恢复正常；二是急则治其标，如痛经剧烈应当先止痛为主。因此，在临床治疗上还需内外结合，内治疗法以调理整体来消除月经病的病因，外治疗法有辅助治疗之效。

1. 敷贴方①

【准备】艾叶 12 克，桂枝 10 克，米酒或水适量。

【选穴】涌泉。

【操作】前 2 味药共研细末，用米酒或水调为稀糊状，外敷于涌泉。每日 1 换，连续 5~7 日。

【功用】温经通络。

【主治】月经后期。

2. 敷贴方②

【准备】益母草 60 克，生地黄、五味子各 12 克。

【选穴】涌泉。

【操作】上药共捣烂成膏，外敷于涌泉。每日 1 换，连续 3~5 日。

【功用】固冲调经。

【主治】月经先期。

3. 敷贴方③

【准备】益母草 60 克，夏枯草 30 克。

【选穴】涌泉。

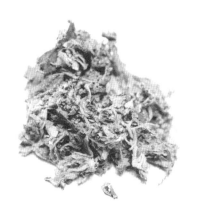

艾叶

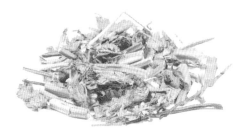

益母草

【操作】上药共研细末，加清水适量调为糊状，外敷于涌泉。若为鲜草，则同捣为糊状外敷。每日1换，连续3~5日。

【功用】活血化瘀。

【主治】月经先期，月经后期，或脐腹疼痛伴血块。

4. 敷贴方④

【准备】香附、鸡血藤各20克，白芍、木通、牛膝各12克，牡蛎、三棱各10克，凡士林适量。

【选穴】涌泉。

【操作】前7味药共研细末，加凡士林适量调为膏糊状，外敷于涌泉。每日1换，连续3~5日。

【功用】疏肝行气，养血活血。

【主治】月经不调，或前或后，或脐腹疼痛伴血块。

5. 敷贴方⑤

【准备】没药、乳香、白芍、川牛膝、丹参、山楂、木香、红花各15克，冰片1克，生姜汁适量。

【选穴】涌泉。

【操作】前9味药共研细末，装瓶备用，每次取适量，用生姜汁调为稀糊状，外敷于涌泉。每日1换，连续3~5日。

【功用】行气活血，通络止痛。

【主治】月经不调，经前腹痛。

6. 敷贴方⑥

【准备】当归20克，五味子12克，樟脑3克，凡士林适量。

【选穴】涌泉。

【操作】前3味药共研细末，装瓶备用。每次取适量，加凡士林调为膏糊状，外敷于涌泉。每日1换，连续3~5日。

【功用】补肾活血，散寒止痛。

【主治】月经不调，经前腹痛。

7. 敷贴方⑦

【准备】黄柏、牡丹皮、郁金、栀子各15克，大蒜适量。

【选穴】涌泉。

【操作】前4味药共研细末，与大蒜捣匀成糊状，分成3份，贴于涌泉及肚脐，待足心及脐部有强烈刺激感时除去，每日1次。

【功用】引火归元。

【主治】经血不止。

8. 敷贴方⑧

【准备】生地黄、牛膝各15克。

【选穴】涌泉。

【操作】将上药共捣烂如糊状，外敷于涌泉。每日换药1~2次，连续3~5日。

【功用】清热泻火，凉血止血。

【主治】经血不止。

9. 敷贴方⑨

【准备】当归 30 克，红花、月季花各 15 克，茶叶水适量。

【操作】前 3 味药研末，用茶叶水调敷脐部，再用纱布覆盖即可。每次在月经之前 1 日敷脐，连敷 5~7 日，至月经干净为止。

【功用】活血调经。

【主治】青年女子月经不调。

10. 敷贴方⑩

【准备】当归 1 份，黄芪 6 份。

【操作】上药共研细末，装瓶备用。使用时每次取药末适量，用清水适量调为糊状，外敷于脐部，纱布覆盖，胶布固定。每日 1 换，30 日为 1 个疗程，连续 2~3 个疗程。

【功用】行气补血。

【主治】月经不调。

11. 敷贴方⑪

【准备】杜仲、续断、茺蔚子、益母草各等量。

【操作】上药共研细末，装瓶备用。使用时每次取药末适量，用清水适量调为糊状，外敷于脐部，纱布覆盖，胶布固定。每日 1 换，30 日为 1 个疗程，连续 2~3 个疗程。

【功用】补益肝肾。

【主治】月经不调。

12. 敷贴方⑫

【准备】党参、黄芪、当归、茺蔚子各等量。

【操作】上药共研细末，装瓶备用。使用时每次取药末适量，用清水适量调为糊状，外敷于脐部，纱布覆盖，胶布固定。每日 1 换，30 日为 1 个疗程，连续 2~3 个疗程。

【功用】补气养血。

【主治】月经不调。

13. 敷贴方⑬

【准备】蓖麻仁 30 克，蓖麻叶 2 张。

【操作】上药共捣为糊状，外敷于肚脐，纱布覆盖，胶布固定。每日换药 1 次，至血停为止。

【功用】清热解毒，凉血止血。

【主治】异常子宫出血，月经过多。本方止血作用较强。

痛经

痛经，是妇女在月经前后或经期反复出现下腹疼痛（绞痛、坠胀痛、痉挛痛），或伴腰骶疼痛及其他不适，严重可出现呕吐、冷汗、手足冰凉等症状，以致影响工作、生活。痛经分为原发性和继发性两种。原发性痛经为无明显生殖器官病变的月经期疼痛，多见于初潮不久的青春期少女；继发性痛经多为生殖器官的器质性病变所致，如子宫内膜异位症、盆腔炎、宫腔粘连、宫内异物等引起的月经期疼痛。

原发性痛经属中医"经行腹痛"范畴，本病病位在胞宫、冲任，与肝、肾密切相关。病机分为气血运行不畅"不通则痛"的实证和胞宫失养"不荣则痛"的虚证。实证，以疼痛拒按，经期有血块等为主；虚证，以疼痛喜温喜按，面色苍白为主。

中医外治疗法治疗原发性痛经取得了确切的临床疗效，在临床上具有广阔的前景，其疗效迅速而显著，能迅速激发经气、疏经活血，可以起到立即止痛的效果，还能从整体上调理机体气血，从根本上解决原发性痛经，值得临床上广泛应用。而继发性痛经则需要结合病因，对因治疗，解除病因后才能进一步缓解痛经。

1. 敷贴方①

【准备】速效救心丸 5 粒，伤湿止痛膏适量。

【选穴】关元、气海。

【操作】痛经发作时，取本品 5 粒研为细末，置于伤湿止痛膏中央，外贴于关元、气海。每日 1 换，一般用药 5~20 分钟疼痛可止。也可于每次月经来潮前 3 日，取本品 3~5 粒研为细末，于伤湿止痛膏中央，外贴于关元、气海。每日 1 换，至月经来潮后停用，连续使用 2~3 个月经周期即可。

【功用】行气活血，祛瘀止痛。

【主治】痛经。

2. 敷贴方②

【准备】白芥子 12 克，面粉、米醋各适量。

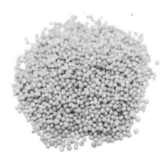

白芥子

【选穴】涌泉、关元、气海。

【操作】白芥子研为细末，加面粉适量，用米醋调为稀糊状，外敷于涌泉，包扎固定。每日 1 换（尚可配合外敷于关元、气海）。

【功用】理气化痰，温中散寒。

【主治】痛经。

3. 敷贴方③

【准备】干姜、吴茱萸各等量，米醋或黄酒适量。

【选穴】涌泉。

【操作】前 2 味药共研细末，装瓶备用。使用时每次取药末适量，用米醋或黄酒调成糊状，外敷于涌泉，纱布覆盖，胶布固定。每日换药 1 次，连用 5~7 日。

【功用】温中散寒。

【主治】痛经。

4. 敷贴方④

【准备】红花、益母草各等量，米醋或黄酒适量。

【选穴】涌泉。

【操作】前 2 味药共研细末，装瓶备用。每次取药末适量，用米醋或黄酒调成糊状，外敷于涌泉，纱布覆盖，胶布固定。每日换药 1 次，连用 5~7 日。

【功用】益气活血。

【主治】痛经。

5. 敷贴方⑤

【准备】肉桂、干姜、茴香各 15 克，米醋或黄酒适量。

【操作】前 3 味药共研细末，用米醋或黄酒调成糊状，每次取适量敷于脐部，覆盖消毒纱布 1 块。每日换药 1 次，连用 5~7 日。

【功用】温经散寒。

【主治】痛经。

6. 敷贴方⑥

【准备】细辛、当归、吴茱萸、肉桂、乳香、没药各 10 克，樟脑 1 克，

75% 的酒精溶液适量，伤湿止痛膏适量。

【操作】前 7 味药共研细末，每取适量，加 75% 的酒精溶液适量调为稀糊状，外敷于肚脐上，用伤湿止痛膏固定，并加热水袋热熨。每日 2~3 次，每次 15 分钟，连续 2~3 次。

【功用】活血化瘀，调经止痛。

【主治】痛经。

7. 敷贴方⑦

【准备】当归、川芎各 30 克，红花、延胡索、小茴香、肉桂各 15 克，细辛 10 克，黄酒、伤湿止痛膏各适量。

【操作】前 7 味药共研成细末，用时取本散 9 克以适量黄酒调匀，制成饼状敷于脐中，上覆伤湿止痛膏，再配合微波治疗 30 分钟。于每次月经前 3 日开始治疗，每日换药 1 次，经行 3 日后止，连续治疗 3 个月经周期。

【功用】理气活血，痛经止痛。

【主治】痛经。

8. 药浴方①

【准备】益母草、香附、乳香、没药、夏枯草各 20 克。

【操作】上药加水 2000 毫升，煎 30 分钟，待温度适宜时足浴。每次 15~20 分钟，每日 1 次。

【功用】活血散寒，温经止痛。

【主治】痛经。

9. 药浴方②

【准备】艾叶、牛膝、鸡血藤各 30 克，制首乌、桂枝、赤芍各 20 克，当归、仲筋草各 15 克，红花、川芎、草乌、吴茱萸各 10 克。

【操作】上述药物加水 3 升煮沸 20 分钟后，待药液温度降至 40℃时开始泡足，其间不断加入热水将水温维持在 40℃左右，每次浸泡 20 分钟，每日 1 次，经前及经期足浴 7 日。

【功用】助阳消癥，祛寒止痛。

【主治】子宫腺肌病继发痛经。

10. 药浴方③

【准备】桂枝、益母草、柴胡、当归、甘草、白芍各适量。

【操作】先将上药加水浸泡 20 分钟，煮沸后再煮 10 分钟，待药液温度降至 35~40℃时开始泡足，浸泡中逐渐加热水，使水温维持在 40℃，水面至踝关节 10 厘米以上，每次浸泡 30~40 分钟，每日 1 次，经前期连续 3~5 日，连续 3 个月经周期。

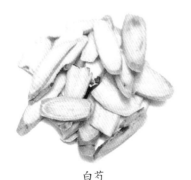

白芍

【功用】调和气血，活血化瘀。

【主治】原发性痛经。

11. 纳鼻方①

【准备】川芎 15 克，生川乌 10 克，细辛 5 克，冰片 1 克。

【操作】上药共研细末，密封备用。使用时每取药粉 1~2 克，以纱布包后纳入鼻中（纱布团系一长线留于鼻孔外以便取出）。一般用药 15~30 分钟，疼痛可减轻或停止，若 20 分钟仍疼痛不止时，可取出药团，另取药再置另一鼻孔中 10~20 分钟，其疼痛大多可止。

【功用】辛温开窍，散寒止痛。

【主治】痛经。

12. 纳鼻方②

【准备】皂荚 3 份，冰片 1 份。

【操作】上药共研极细末，装瓶备用。痛经发作时，取药末少许置患者手帕或手掌中，令其揾鼻呼吸，顷刻患者张口收腹，喷嚏频作，继而周身微汗，精神振奋。每日 1~2 次，一般 1~3 次痛经可止，1 个月经周期为 1 个疗程，连续 1~2 个疗程。

【功用】祛痰开窍，通络止痛。

【主治】痛经。

13. 热熨方①

【准备】附子、干姜、桂枝、吴茱萸、香附、延胡索、小茴香、当归、赤芍、红花、艾叶各等量。

【操作】将上药用布包好，隔水蒸热，趁热热熨下腹部。每日 1~2 次，每次于经前 2~3 日开始，连续应用 3~5 日，每个月经周期可用 1 剂，连续使用 2~3 个月经周期。

【功用】温经通络，调和气血。

【主治】痛经。

14. 热熨方②

【准备】益母草、丹参、桃仁、红花、牡丹皮、木通、当归、川芎、木香、香附、小茴香、蒲公英各等量，米醋适量。

【操作】前 12 味药共研细末，加米醋少许，装于布袋中，放锅中蒸热，置于小腹部，可再放热水袋助热。每次温 20~30 分钟，每日 1~2 次，连续 3~5 日。

【功用】活血化瘀。

【主治】痛经。

15. 热熨方③

【准备】生姜、花椒各 120 克。

【操作】上药共捣成细末，炒热后包熨痛处。

【功用】散寒止痛。

【主治】痛经。

16. 热熨方④

【准备】石菖蒲、白芷各 30 克，丁香 10 克，食盐 500 克。

【操作】前 3 味药共研成细末，另将食盐炒至热极，再将药末倒入拌

炒片刻，立即取起，装入白布袋中，热熨脐部及痛处，并盖被静卧。若 1 次未愈，可再炒热熨敷 1 次。

【功用】散寒通络止痛。

【主治】痛经。

17. 耳穴贴压方①

【准备】王不留行籽贴。

【选穴】子宫、腹、内分泌、交感、神门。

【操作】常规消毒后，将王不留行籽贴贴于上述耳穴，按压行气，使耳穴有刺、胀、痛、麻、热感。两耳交替使用，每 3~4 日进行更换，10 次为 1 个疗程。

【功用】温经通络。

【主治】原发性痛经。

18. 耳穴贴压方②

【准备】王不留行籽贴。

【选穴】子宫、神门、内分泌、交感、肾、肝和皮质下。

【操作】月经来潮前 3 日，常规消毒后，将王不留行籽贴贴于上述耳穴，按压行气，使耳穴有刺、胀、痛、麻、热感。两耳交替使用，每 3~4 日进行更换，10 次为 1 个疗程。

【功用】活血通络。

【主治】子宫内膜异位症继发痛经。

19. 按摩方

【准备】麝香风湿油适量。

【选穴】气海、关元。

【操作】取麝香风湿油按摩上述穴位3~5分钟，致发热内传为止，每日1次，直至月经干净为止，连用2~3

个月经周期。

【功用】散寒祛湿止痛。

【主治】痛经。

阴道炎

阴道炎是阴道黏膜及黏膜下结缔组织的炎症。正常健康妇女由于解剖及生理特点，阴道对病原体的侵入有自然防御功能，当阴道的自然防御功能遭到破坏，则病原体易于侵入，导致阴道炎症的发生。通常情况下，幼女及绝经后妇女比青春期及育龄妇女更易受感染。阴道炎临床上以白带的性状发生改变以及外阴瘙痒灼痛为主要临床特点，感染累及尿道时，可有尿痛、尿急等症状。常见的阴道炎有细菌性阴道炎、滴虫性阴道炎及真菌性阴道炎。

本病属中医"阴痒""带下"范畴，女性外阴及阴道瘙痒，甚则痒痛难忍，坐卧不宁，或伴带下增多者，称为"阴痒"，又称"阴门瘙痒"。带下则指带下量明显增多或减少，色、质、气味发生异常，或伴全身或局部症状者。

1. 药浴方①

【准备】苦参、蛇床子、白鲜皮各30克，黄连15克，狼毒10克。

【操作】将上药水煎取汁分2份，1份先熏后坐浴，1份足浴。每日1次，每次10~30分钟，10日为1个疗程。

【功用】清热解毒，杀虫利湿。

【主治】滴虫性阴道炎。

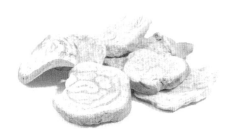

狼毒

2. 药浴方②

【准备】黄柏、苦参各35克，苦瓜子50克。

【操作】上药水煎取汁进行阴部坐浴，最后足浴。每日1次，10次为1个疗程。

【功用】清热泻火，利湿解毒，杀虫止痒。

【主治】滴虫性阴道炎。

3. 药浴方③

【准备】苦参、百部、白矾、花椒、蛇床子各10~15克。

【操作】上药水煎取汁进行阴部坐浴，最后足浴。若阴部破溃者，则去花椒。

【功用】杀虫止痒。

【主治】滴虫性阴道炎。

4. 药浴方④

【准备】黄柏 30 克，苍术、藿香各 15 克，白矾 10 克。

【操作】上药前 3 味水煎取汁，加入白矾溶化，先阴部坐浴，后足浴。

【功用】杀虫止痒。

【主治】滴虫性阴道炎。

5. 药浴方⑤

【准备】苦参、黄柏、蛇床子、白鲜皮、紫荆皮各 30 克。若为滴虫感染者，加乌梅 30 克；若为真菌感染者，加百部、贯众各 30 克。

【操作】上药水煎取汁，先阴部坐浴，后足浴。

【功用】杀虫止痒。

【主治】滴虫性阴道炎。

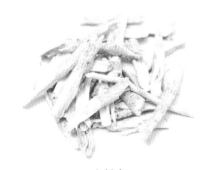

白鲜皮

6. 药浴方⑥

【准备】苦参、龙胆草各 30 克。

【操作】上药加水煎汤，先熏后洗患处。每日 2 次。

【功用】清热燥湿，杀虫止痒。

【主治】阴道炎。

7. 药浴方⑦

【准备】蛇床子、地肤子各 30 克，五味子、黄柏各 15 克。

【操作】上药加水煎汤，先熏后洗患处。每日 2 次。

【功用】清热解毒，收湿止痒。

【主治】阴道炎。

8. 药浴方⑧

【准备】黄柏 100 克，甘草、花椒、白芷各 50 克。

【操作】上药加水煎汤，先熏后洗患处。每日 2 次。

【功用】解毒祛湿，杀虫止痒。

【主治】阴道炎。

9. 药浴方⑨

【准备】一枝黄花 100 克。

【操作】上药加水煎汤，先熏后洗患处。

【功用】消肿解毒。

【主治】真菌性阴道炎。

10. 药浴方⑩

【准备】藿香 600 克，葫芦茶、矮地茶各 200 克。

【操作】上药加水煎汤，熏洗阴道，每日 2 次。

【功用】清热燥湿，解毒杀虫。

【主治】真菌性、滴虫性阴道炎。

11. 药浴方⑪

【准备】白鲜皮、金银花各 30 克，荆芥、龙胆草各 20 克。

【操作】上药加水煎汤，先熏后洗。每日 1 剂，连用 5 天。

【功用】清热解毒，燥湿止痒。

【主治】阴道炎。

12. 塞药方

【准备】鲜葎草 200 克（无葎草者可用苦参 50 克代替），六神丸适量。

【操作】鲜葎草洗净切碎，加水 2000 毫升煎煮，取药液 1000 毫升倒入洁净的盆中，先熏后浴、清洗外阴约 15 分钟，而后取六神丸 15 粒塞入阴道。每晚 1 次，6 日为 1 个疗程，连续 2 个疗程。经期停用。

【功用】清热解毒。

【主治】阴道炎。

外阴炎

外阴部皮肤或黏膜发炎时统称外阴炎。由于外阴部与尿道、阴道、肛门邻近，经常受尿液及阴道分泌物的浸渍，行动时又受大腿的摩擦，因而为炎症的好发部位。外阴炎可分为特异性和非特异性两种，特异性以念珠菌、滴虫感染为主；非特异性包括葡萄球菌、大肠杆菌等感染。急性期表现为外阴肿胀、充血，继之糜烂及溃疡形成，伴有外阴疼痛灼热感，排尿时疼痛加重。慢性期表现为外阴皮肤增厚，粗糙或有皲裂、瘙痒。

本病属中医"阴痒"范畴，表现为女性外阴及阴道瘙痒，甚则痒痛难忍，坐卧不宁，或伴带下增多。

1. 药浴方①

【准备】蛇床子、花椒、百部、苦参各 15 克。

【操作】上药水煎，趁热熏洗外阴，连用 10 日为 1 个疗程。

【功用】清热利湿，杀虫止痒。

【主治】外阴炎。

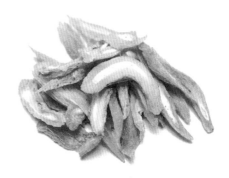

百部

2. 药浴方②

【准备】地骨皮、蛇床子各等量。

【操作】上药水煎,熏洗外阴,宜常洗。

【功用】凉血燥湿杀虫。

【主治】外阴炎。

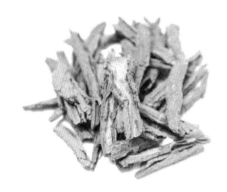

地骨皮

3. 药浴方③

【准备】黄柏、苦参、百部各15克,马齿苋、白鲜皮、蛇床子各30克,金银花10克。

【操作】将上药煎汤,对瘙痒部位进行熏蒸清洗,每日2次,1次15~30分钟。

【功用】清热解毒,燥湿杀虫止痒。

【主治】非特异性外阴炎。

4. 药浴方④

【准备】蒲公英60克,土茯苓50克,马齿苋45克,苦瓜子30克。

【操作】将上药加入清水适量,浸泡5~10分钟后,水煎取汁分2份,1份

先熏后坐浴,1份足浴。每日2次,每次15~30分钟,每日1剂,连续5~7日。

【功用】清热燥湿止痒。

【主治】外阴炎。

5. 药浴方⑤

【准备】鹤虱、蛇床子各30克,生百部15克。

【操作】上药水煎取汁分2份,1份坐浴,1份足浴。每日1~2次,每次15~20分钟,每日1剂,连续5~7日。

【功用】清热解毒,祛湿止痒。

【主治】外阴炎。

6. 药浴方⑥

【准备】苦参、芒硝、蛇床子、黄柏、花椒各15克。

【操作】上药(除芒硝外)水煎取汁,冲入芒硝,先熏后坐浴,最后再足浴。

【功用】解毒利湿。

【主治】外阴炎。

7. 药浴方⑦

【准备】白鲜皮20克,煅白矾15克,蛇床子、地肤子、荆芥各12克,蒲公英、苦参、大黄各9克。

【操作】上药(除煅白矾外)水煎取汁,冲入煅白矾,先熏后坐浴,最后再足浴。

【功用】清热解毒,祛湿止痒。

【主治】外阴炎。

8. 药浴方⑧

【准备】苦参、蛇床子各 30 克，黄柏、苦楝皮 15 克，煅白矾 10 克。

【操作】上药（除煅白矾）水煎取汁，冲入煅白矾，先熏后坐浴，最后再足浴。

【功用】清热止痒，解毒利湿。

【主治】外阴炎。

9. 药浴方⑨

【准备】蛇床子、苦参、土茯苓各 30 克，生百部 45 克，甘草、银翘、桔梗、金银花、苍术各 15 克，地肤子 24 克。

【操作】将上药洗净后用纱布包裹，用 2500 毫升的清水煮沸，煎至 500 毫升，去渣取汁。然后用此药液对患者的外阴进行热熏，待药液温度合适后，开始进行坐浴治疗并擦洗外阴，每日 1 剂，分早、晚 2 次用药，每次 30 分钟，连续治疗 10 日为 1 个疗程。

【功用】清热祛湿，止痒。

【主治】外阴炎。

10. 药浴方⑩

【准备】龙葵、防风、百部、马齿苋、苦参各 30 克，龙胆草、黄柏、花椒、苍耳子、车前子、白鲜皮、薄荷各 20 克。

【操作】上药加水 3000 毫升煎汤，过滤去渣，趁热先熏后洗再坐浴，每日 2 次，每次 30 分钟。

【功用】清热，解毒，祛风，止痒。

【主治】非特异性外阴炎。

11. 药浴方⑪

【准备】生黄芪、紫草、地肤子、白鲜皮、苦参各 10 克，淫羊藿、龙胆草各 5 克，黄连 2 克，金银花 14 克，黄柏、白头翁各 7 克，百部 13 克。

【操作】上药水煎后熏洗坐浴。每日 2 次，连续 7 日。

【功用】解毒止痒，清热利湿。

【主治】外阴炎。

宫颈炎

　　宫颈炎是常见的妇科炎性疾病，有急性与慢性之分，炎症部位在宫颈外口周围及宫颈管。急性宫颈炎多发生于产褥感染、感染性流产，或与阴道及子宫内膜炎并存，大部分无症状，有症状者表现为阴道分泌物增多，呈黏液脓性，外阴瘙痒、灼热感。慢性宫颈炎可由急性期转变而来，或由经期性生活不洁引起，临床上最常见，约占已婚妇女半数以上，病原体多为一般化脓菌如葡萄球菌、链球菌、大肠杆菌、淋病双球菌或支原体、衣原体等，临床表现为白带增多，有时黄色或脓性，有时带血丝，可伴有腰骶部酸痛或小腹坠痛等症状，严重者可有接触性出血，月经间期出血。

本病属中医"带下病"范畴，指带下量明显增多或减少，色、质、气味发生异常，或伴全身或局部症状者。

1. 塞药方①

【准备】葱白1根，五倍子粉、黄连粉各5克，雄黄粉1克。

【操作】上药共捣烂为糊状，用纱布包成药栓，外系一小段线，将药栓纳入阴道，线留于外。每日1换，7次为1个疗程，连续2~3个疗程。

【功用】清热解毒，消炎止痛。

【主治】宫颈炎。

2. 塞药方②

【准备】鸦胆子20个。

【操作】鸦胆子去皮，用水1杯，煎成半杯，用带线的棉球浸后塞阴道。每日1次，连用10日。

【功用】清热解毒。

【主治】宫颈炎。

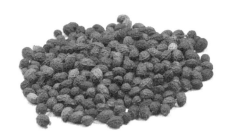

鸦胆子

3. 涂擦方①

【准备】孩儿茶15克，白矾10克，黄柏5克，冰片3克，香油、豆油或甘油适量。

【操作】将前4味药共研为极细末，加适量香油、豆油或甘油调成软膏状，装瓶备用。用时，先对宫颈行常规消毒，再将软膏涂患处，每次1克。

【功用】清热燥湿，祛腐生肌。

【主治】宫颈炎。

4. 涂擦方②

【准备】生百部50克，蛇床子、苦参、土茯苓各30克，地肤子24克，花椒、黄柏、苍术、龙胆草、紫荆皮各15克。

【操作】将上药加水至2500毫升进行煎煮，时间控制在15分钟，倒掉药渣，取出汁液，等待药汁温度适宜后，涂擦外阴部，每剂2次，每日1剂。

【功用】祛风止痒，清热解毒。

【主治】慢性宫颈炎。

5. 药浴方①

【准备】无花果叶50克。

【操作】将上药水煎汤，灌洗阴道或坐浴，10日为1个疗程。

【功用】清热利湿，解毒消肿。

【主治】宫颈炎。

6. 药浴方②

【准备】蛇床子、贯众、秦皮、苦参子各30克，乌梅15克。

【操作】将上药水煎汤，冲洗阴道，每日1次，连用10日为1个疗程。

【功用】清热燥湿，收敛止痛。

【主治】宫颈炎。

7. 药浴方③

【准备】蛇床子30克，花椒10克，白矾、百部各20克。

【操作】将上药加水煎汤，冲洗阴道。每日1次，连用10日为1个疗程。

【功用】燥湿止痛，清热解毒。

【主治】宫颈炎。

8. 药浴方④

【准备】花椒、冰片、苯甲酸钠各10克，蛇床子、苦参、地肤子、百部、龙胆草、黄柏、败酱草各30克，羟苯乙酯、防风、荆芥各20克，三白草40克。

【操作】将上药加水共煎煮。煮完后，取药汁100毫升，与此同时加上500毫升温水在患者阴部和患处进行冲洗，每日1次，疗程1个月。

【功用】清热解毒，燥湿利水。

【主治】慢性宫颈炎。

9. 药浴方⑤

【准备】花椒、黄柏、苍术、龙胆草、紫荆皮各15克，地肤子24克，蛇床子、苦参、土茯苓各30克，生百部50克。

【操作】将上药加水2500毫升煎煮15分钟，滤渣取药液待温度降至40℃时可以擦洗阴部，然后使用冲洗器冲洗阴道，每日1次，持续治疗1周。

【功用】祛风止痒，清热解毒。

【主治】慢性宫颈炎。

土茯苓

10. 药浴方⑥

【准备】蛇床子、地肤子各30克，黄柏、苦参、徐长卿、土茯苓各15克，花椒10克，冰片6克。

【操作】将上药加水2000~3000毫升煮沸，15~30分钟后去渣取汁。待药汁温和时进行坐浴，并对外阴进行清洗，每日早、晚各1次，连续治疗4周。

【功用】清热解毒，燥湿止带。

【主治】慢性宫颈炎。

11. 药浴方⑦

【准备】甘草6克，金樱子20克，柴胡、芡实、鹿角霜、白术、菟丝子各15克，陈皮、苍术、肉苁蓉、荆芥炭、人参、山药各10克，干姜3克。

【操作】将上药用水煎熬，用所得液体进行坐浴，每日1次，每次20分钟，经期暂停坐浴，连续治疗60日。

【功用】补脾益肾。

【主治】复发性宫颈炎。

带下病

　　带下病，是指带下量明显增多或减少，色、质、气味发生异常，或伴全身或局部症状的疾病，多见于西医的阴道炎、宫颈炎、盆腔炎等妇科疾病，是困扰患者，缠绵难愈，苦不堪言，严重影响生活质量及夫妻生活的妇科疾病。而今生活环境的日益复杂致使该病发病率日渐增高。

　　中医认为，带下病的主要病因是湿邪，因带脉不能约束，湿邪下注所致，与脾、肾两脏关系密切，尤与脾脏有关。带下病可按颜色分为青、赤、黄、白、黑五种，辨证分型有外感寒湿证、脾虚湿盛证、肝气郁滞证、肾阳虚损证、湿热下注证等，均属湿证，但临床上常见的是脾虚湿盛之白带和湿热下注之黄带。治疗上以健脾祛湿，清热利湿为主。

1. 药浴方①

【准备】野菊花、大黄、蒲公英、苦参、当归、红花、白鲜皮、土槿皮、鲜艾叶、五倍子各适量。

【操作】将上药水煎取汁，早、晚各坐浴1次，每次5~10分钟，7剂为1个疗程。

【功用】清热解毒，杀虫止痒。

【主治】带下病。

2. 药浴方②

【准备】蛇床子、煅龙骨、煅牡蛎、生薏苡仁各15克，百部、金银花各12克，白花蛇舌草、紫苏叶各10克。

【操作】将上药水煎取汁，坐浴5~10分钟，每日1剂，早、晚各1次，月经干净后连用7日。

【功用】清热解毒，杀虫止痒。

【主治】带下病。

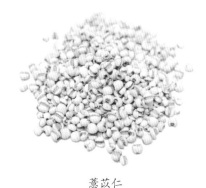

薏苡仁

3. 药浴方③

【准备】苦参100克，黄柏30克，百部、白鲜皮、地肤子、蛇床子、萆薢、蒲公英、土茯苓、五倍子、乌梅各50克。

【操作】取上药药量的1/3，用5000毫升清水煎至剩3500毫升药液，过滤后取500毫升用阴道冲洗器冲洗阴道，剩余的药液用来熏洗坐浴。冲洗阴道内的药液温度为25~30℃。每日1次，10日为1个疗程。

【功用】清热燥湿解毒，祛风止痒，杀虫止带。

【主治】带下病。

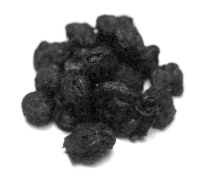

乌梅

4. 敷贴方

【准备】黄芪15克，肉桂、黄连各3克，白术、白及、白芷各10克，白头翁30克，丁香、冰片5克，小茴香6克，米醋、伤湿止痛膏各适量。

【选穴】神阙。

【操作】前10味药共研细末制成散剂备用，每次5~6克，用米醋调成稠膏状敷于神阙，伤湿止痛膏覆盖固定。3日换药1次，15日为1个疗程。

【功用】健脾补肾，解毒活血。

【主治】慢性盆腔炎之带下量多。

5. 热熨方①

【准备】熟地黄30克，麻黄5克，鹿角胶10克，白芥子6克，炮姜炭2克，肉桂、甘草各3克。

【操作】将上药炒热置布袋内熨腹部处。

【功用】温阳补血，散寒通滞。

【主治】慢性盆腔炎之带下量多。

6. 热熨方②

【准备】三棱、莪术、赤芍、重楼、香附、当归各10克，地鳖虫、木香各5克，鸡血藤、蒲公英、红藤各15克。

【操作】将上药炒热置布袋内熨腹部处。

【功用】活血化瘀，清热解毒。

【主治】慢性盆腔炎之带下量多。

卵巢囊肿

卵巢囊肿是一种与卵巢功能关系密切的潴留性囊肿，可分为生理性和病理性两大类。生理性卵巢囊肿通常不会损害健康，很少引起疼痛，通常在2~3个月经周期内自行消退，包括滤泡囊肿（卵泡囊肿）、黄体囊肿等。病理因素引起的卵巢囊肿，包括皮样囊肿（成熟畸胎瘤）、囊腺瘤、卵巢子宫内膜异位囊肿等。妇科检查可扪及肿块位于子宫旁，一般无压痛，B超可见一侧或两侧液性包块。

本病主要属中医妇科"癥瘕""肠覃"范畴，其伴有症状可归属于"痛经""经期延长""月经过多"等病症范畴，临床以痰湿凝滞证、气滞血瘀证、湿热瘀阻证者居多。痰湿凝滞证表现为胸脘痞闷，肢体倦怠，带下量多，色白质稠。气滞血瘀证表现为精神抑郁，善太息，胸胁胀闷，乳房胀痛。湿热瘀阻证表现为经色暗有血块，质黏稠，经行小腹疼痛，身热口渴，心烦不宁，大便秘结，小便黄赤。

本病临证时务必排除肿瘤恶变，临床应遵循"急则治其标，缓则治其本"的治疗原则，伴有症状严重则参考前文对月经病的治疗。本章节主要论述伴有症状较轻或未见明显异常的癥瘕治疗。中医外治疗法在优化治疗手段、提高局部药效浓度及疗效方面弥补了内治疗法的不足，能有效提高治愈率。

1. 药物灌肠方①

【准备】赤芍、三棱、莪术、桃仁、海藻、郁金、黄柏各10克，红藤、巴戟天各20克，败酱草15克，土鳖虫6克。

【操作】将上药加水500毫升，煎至150毫升。保留灌肠，隔日1次，共10日。

【功用】化痰软坚，破瘀散结。

【主治】卵巢囊肿。

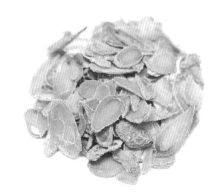

郁金

2. 药物灌肠方②

【准备】海藻、昆布、三棱、石见穿、莪术、山楂、川芎、茯苓、当归、山慈姑各 12 克，夏枯草、黄芪各 15 克，红藤、败酱草各 30 克，甘草 6 克。

【操作】将上药加水煎 30 分钟，取汁 150~200 毫升，每晚睡前用专用灌肠器保留灌肠，10 日为 1 个疗程。2 个疗程后观察疗效。

【功用】化痰软坚，破瘀散结。

【主治】卵巢囊肿。

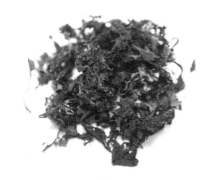

海藻

3. 药物灌肠方③

【准备】红藤 30 克，败酱草、蒲公英、土茯苓各 24 克，车前子、紫花地丁各 18 克，三棱、莪术、牛膝各 12 克。

【操作】将上药煎浓汤至 150 毫升，用导尿管沿肛门插入直肠深 14 厘米左右，缓慢滴入，15~20 分钟滴完。

【功用】清热解毒，活血化瘀，软坚散结。

【主治】卵巢囊肿之湿热瘀阻证。

4. 药物灌肠方④

【准备】毛冬青、败酱草、蒲公英、白花蛇舌草、黄柏、黄连等各适量。

【操作】上药加水煎至 80 毫升，睡前灌肠保留 1 晚，次晨排空。每日 1 剂，7 日为 1 个疗程。

【功用】活血化瘀，清热利湿，软坚消癥。

【主治】卵巢囊肿之湿热瘀阻证。

5. 药物灌肠方⑤

【准备】海藻、昆布、制鳖甲、滑石各 12 克，生牡蛎、车前子各 30 克，泽泻 9 克，赤芍 15 克，丹参 25 克，桂枝、茯苓各 10 克，肉桂 4 克，六路通、荔枝核、丝瓜络各 6 克，川牛膝 9 克。

【操作】每日 1 剂，每剂水煎 300 毫升。将已煎煮好的药液加热至 35~37℃ 时即可进行灌肠，每日早、晚各灌肠 1 次，1 次 150 毫升。患者左侧卧位，臀部稍垫高，用一次性导尿管插入肛门达 20 厘米，采用输液器缓缓滴入，一般以每分钟 40~50 滴最佳，灌肠后患者需改变体位，由左侧卧位臀部抬高半小时变为仰卧位，平躺 1 小时，1 个月经周期为 1 个疗程，经期停药。

【功用】温阳化痰，软坚散结，利水渗湿，化瘀行气通络。

【主治】卵巢囊肿之痰湿凝滞证。

妊娠高血压综合征

妊娠高血压综合征，简称妊高征，是孕产妇特有的一种全身性疾病，多发生在妊娠 20 周以后至产后 2 周，临床上主要表现为水肿、高血压、蛋白尿，重度患者伴有头痛、眼花，甚至抽搐、昏迷，严重威胁母婴健康，是引起孕产妇和围产儿死亡的主要原因。目前有研究表明，妊高征已成为孕妇第二大致死因素，若病情无法控制，还需及时就医，寻求医生专业治疗。

根据妊高征的不同阶段，中医将其分属为"子肿""子晕""子痫"等范畴。子肿是指孕妇出现肢体面目等部位肿胀，亦称"妊娠肿胀"。子晕多是以出现头晕目眩、状若眩冒为主症，甚则眩晕欲厥，亦称"妊娠眩晕"。子痫是指突然出现眩晕头痛，昏不知人，两目上视，牙关紧闭，四肢抽搐，全身僵直，甚至昏迷不醒，又称为"子冒""妊娠痫证"。治疗时可根据不同的症状对症治疗。

本病好发于家族中有高血压或肾炎、糖尿病病史者，多胎妊娠、羊水过多、葡萄胎患者。尤其在寒冷季节、气压升高时发病增多，因此妊高征患者需密切注意天气变化。同时保证充分的休息对妊高征极为重要，左侧卧位具有重要治疗意义。定期做产前检查，及早治疗，注意休息，病情多半可以得到控制并好转。

1. 敷贴方

【准备】吴茱萸 3 克，大蒜 2 枚。

【选穴】涌泉。

【操作】将吴茱萸研末，大蒜捣泥、拌匀，敷于涌泉，外用纱布覆盖固定，并于足底热敷。用药后觉足底刺激感强烈，4 小时后血压可逐渐正常。

【功用】散寒止痛，疏肝下气。

【主治】妊高征眩晕。

2. 药浴方①

【准备】夏枯草、淡竹叶各 30 克。

【操作】上药水煎取汁，倒入浴盆中，先熏双足心，待温度适宜时再洗浴双足。每日 1~2 次，每次 10~30 分钟，每日 1 剂，连续 2~3 日。

【功用】淡渗利湿，祛肿。

【主治】妊高征肿胀。

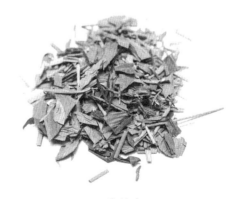

淡竹叶

3. 药浴方②

【准备】泽泻、车前草各 30 克。

【操作】上药水煎取汁，倒入浴盆中，先熏双足心，待温度适宜时再洗浴双足。每日 1~2 次，每次 10~30 分钟，每日 1 剂，连续 2~3 日。

【功用】利水渗湿。

【主治】妊高征肿胀。

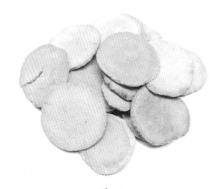

泽泻

4. 药浴方③

【准备】黄芪、益母草、枳壳、木香、厚朴、王不留行、制大黄各适量。

【选穴】涌泉、三阴交、足三里。

【操作】上药水煎取汁，倒入浴盆中 100 毫升，水温保持在 40℃左右，患者家人可在患者泡脚时按摩上述穴位，时间持续 30 分钟，每日 2 次，连续护理 1 周。

【功用】温通经脉，调畅气血，安神定志。

【主治】妊高征肿胀。

5. 药浴方④

【准备】甘松 100~300 克。

【操作】甘松加水适量，煮沸数分钟，去渣，待药液温度降到 40℃时，擦洗下肢。每日 1~2 次，每剂可洗 4 次。

【功用】醒脾健胃，理气祛水。

【主治】妊高征肿胀。

6. 芳香方①

【准备】枸杞子 500 克，黄芩、生地黄各 300 克，菊花、白术、钩藤、石决明各 200 克。

【操作】上药分别烘干，共研细末，和匀，装入枕心作枕头。

【功用】平肝息风，止眩晕。

【主治】妊高征眩晕。

7. 芳香方②

【准备】白术、泽泻、薏苡仁、车前子各 500 克，茯神、钩藤、石决明各 400 克，旋覆花 300 克。

【操作】上药分别烘干，共研粗末，和匀，装入枕心作枕头。

【功用】平肝息风，利水渗湿。

【主治】妊高征眩晕。

妊娠剧吐

孕妇在妊娠早期发生不同程度恶心呕吐等现象，称为正常怀孕反应。若恶心呕吐频繁，或食入即吐，以致不能进食，厌食油腻、头晕乏力，严重者可因频繁呕吐而出现电解质紊乱，新陈代谢障碍而危及母子健康，称为妊娠恶阻，也称为妊娠剧吐，需要及时治疗以保证母胎安全。

现代医学认为，妊娠剧吐的发病与妊娠期血液中绒毛膜促性腺激素水平急剧上升密切相关。最新研究认为，体质类型亦是妊娠剧吐患者发病的重要因素。

中医学对于该病早有记载，在中医妇科中属于"妊娠恶阻"范畴，现也称"子病""恶阻"，中医认为其发病与肝、脾、胃三者的功能密切相关，临床上根据其功能分为肝热证、胃虚证、痰滞证。肝热证以妊娠早期，呕吐酸水或苦水，胸胁满闷，口苦咽干目眩为主。痰滞证则主要表现为妊娠早期，呕吐痰涎。胃虚证以妊娠早期，恶心呕吐，甚则食入即吐，脘腹胀闷，倦怠乏力为主。

中医学强调本病发生的关键取决于孕妇的体质因素以及脏腑功能，故临床治疗时还需注意孕妇的体质和剧吐的症状表现。中医外治疗法对止急性呕吐有较好疗效，可辨证使用。

1. 敷贴方①

【准备】丁香、陈皮、半夏各3克，新鲜生姜汁适量。

【操作】前3味药共研细末，取新鲜生姜煎浓汁调为糊状。取适量敷于脐部，覆盖纱布，胶布固定。每日换药1次，连敷2~3次。

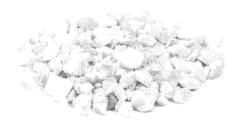

半夏

【功用】温胃降逆止呕。

【主治】妊娠剧吐。

2. 敷贴方②

【准备】葱白1根，生姜3片。

【操作】上药共捣烂为稀糊状，外敷于肚脐，纱布覆盖，胶布固定。每日换药1次，连续2~3日。

【功用】降逆止呕。

【主治】妊娠剧吐。

3. 敷贴方③

【准备】花椒、陈皮各3克。

【操作】上药共研细末，用清水适量调为稀糊状外敷于肚脐，纱布覆盖，

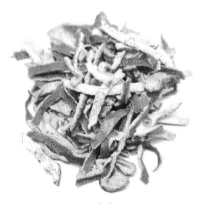

陈皮

胶布固定。每日换药 1 次，连续 2~3 日。

【功用】温中散寒，行气止呕。

【主治】妊娠剧吐。

4. 敷贴方④

【准备】丁香、茴香各 3 克。

【操作】上药共研细末，用清水适量调为稀糊状外敷于肚脐，纱布覆盖，胶布固定。每日换药 1 次，连续 2~3 日。

【功用】温胃下气止呕。

【主治】妊娠剧吐。

5. 敷贴方⑤

【准备】吴茱萸 5 克，姜制半夏、丁香各 3 克，生姜汁适量。

【操作】前 3 味药共研细末，用生姜汁调成糊状，烘干后制成饼状，填满患者整个肚脐，可高出腹部皮肤 2 毫米左右，顶部覆盖直径达 2~2.5 厘米，轻轻压实并以敷贴用胶布覆盖固定，在气温较低时以 40~50℃暖水袋置于患者脐部敷贴上保温。每次

敷贴 6 小时，每日 2 次，7 日为 1 个疗程。

【功用】降逆止呕，理气健脾。

【主治】妊娠剧吐。

6. 敷贴方⑥

【准备】半夏、干姜、胡椒各 3 克。

【选穴】涌泉。

【操作】上药共研细末，用清水适量调为糊状，外敷于涌泉，纱布覆盖，胶布固定。每日换药 1 次，连敷 2~3 次。

【功用】温脾散寒，降逆止呕。

【主治】妊娠剧吐。

7. 敷贴方⑦

【准备】吴茱萸 5 克。

【选穴】涌泉。

【操作】上药研为细末，用清水适量调为糊状，外敷于涌泉，纱布覆盖，胶布固定。每日换药 1 次，连敷 2~3 次。

【功用】温中止呕。

【主治】妊娠剧吐。

8. 敷贴方⑧

【准备】紫苏叶、生姜、面粉、鸡蛋清各适量。

【选穴】涌泉。

【操作】前 2 味药共捣为稀糊状，用面粉及鸡蛋清适量调匀，外敷于涌泉，纱布覆盖，胶布固定。每日换药 1 次，连敷 2~3 次。

【功用】理气和胃止呕。

【主治】妊娠剧吐。

9. 敷贴方⑨

【准备】鲜橘叶、生姜、鸡蛋清各适量。

【选穴】涌泉。

【操作】前2味药共捣为稀糊状，用鸡蛋清适量调匀，外敷于涌泉，纱布覆盖，胶布固定。每日换药1次，连敷2~3次。

【功用】温中化痰止呕。

【主治】妊娠剧吐。

10. 敷贴方⑩

【准备】生姜1个。

【选穴】内关。

【操作】生姜切片，分别敷贴于内关，胶布包扎固定。每日敷12小时。

【功用】温中止呕。

【主治】妊娠剧吐。

11. 敷贴方⑪

【准备】生姜1个。

【操作】生姜捣烂如泥，敷于肚脐，纱布覆盖，胶布固定，每日换药1次，连续2~3日。

【功用】温中止呕。

【主治】妊娠剧吐。

12. 敷贴方⑫

【准备】丁香15克，半夏20克，生姜3克。

【操作】生姜捣碎，加适量水，煎煮10分钟取姜汁。将丁香、半夏研末，用姜汁调成糊状，涂敷于脐孔，

纱布覆盖，用胶布固定。

【功用】行气化痰止呕。

【主治】妊娠剧吐。

13. 敷贴方⑬

【准备】半夏15克，砂仁、白豆蔻各3克，生姜适量。

【操作】将前3味药研成细末，以生姜绞汁1小杯，调药末如稠糊状，涂敷于脐孔上，用纱布覆盖，胶布固定，每日换药3~5次。

【功用】温中化湿，行气止呕。

【主治】妊娠剧吐。

14. 敷贴方⑭

【准备】炒党参15克，茯苓12克，炒白术、焦山楂、炒稻芽各10克，木香8克，陈皮、姜半夏各6克，吴茱萸、甘草各4克，大枣3个，蜂蜜适量。

【选穴】神阙、足三里。

【操作】将前11味药研成粉末，用蜂蜜调成糊状，取适量涂于上述穴位，用纱布盖住，胶布固定，每日1次，连续治疗1周。

【功用】健脾和胃，降逆止呕。

【主治】妊娠剧吐。

15. 纳鼻方

【准备】藿香6克，芫荽10克，香橼皮10克。

【操作】上药水煎沸后倒入壶内，趁热让患者吸气熏鼻。

【功用】疏肝理气，和胃止呕。

【主治】妊娠剧吐。

16. 耳穴贴压方

【准备】王不留行籽贴。

【选穴】膈俞、肾、神门、胃、脾、肝。

【操作】常规消毒后，将王不留行籽贴贴压于上述耳穴，嘱患者三餐前、出现恶心呕吐等症状时按压，每次按压2~5分钟，每日至少4~5次，以出现酸、麻、胀、痛等表现为佳。7日为1个疗程。

【功用】降逆止呕。

【主治】妊娠剧吐。

产后缺乳

中医认为，哺乳期内，产妇乳汁甚少，或无乳可下，称为"缺乳"，又称"乳汁不足""乳汁不行"。本病的特点是产妇哺乳期完全无乳或乳汁甚少，不足以喂养婴儿，多发生在产后2~3日至半个月内，也可发生在整个哺乳期。

乳汁分泌除与乳腺的发育、催乳素的分泌及全身情况相关外，还与哺乳不当、营养不良、精神因素和休息有关，其中任何因素的异常均可致产后缺乳。由于乳汁过少或无乳，不仅对婴儿的生长、发育造成影响，还会给家庭带来各种困难，故对产后缺乳要进行积极有效的防治。

1. 敷贴方①

【准备】金针花根30克，通草20克，当归、芙蓉花叶各6克。

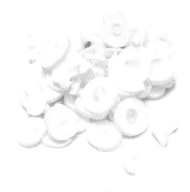

通草

【操作】上药共捣烂敷贴于乳房。

【功用】疏肝解郁，活血通络。

【主治】产后缺乳、肝郁乳汁不通、乳房胀痛者。

2. 敷贴方②

【准备】酒酿1杯，菊花叶适量。

【操作】将酒酿炖热，另将菊花叶洗净，捣烂，取半杯汁液，冲入酒酿服之，并将上2味之余渣搅合匀，敷于患处，每日2次。

【功用】清热解毒，通经通乳络。

【主治】乳水不通，乳腺阻塞胀痛。

3. 敷贴方③

【准备】蒲公英适量。

【操作】将上药捣烂敷于肿处，势欲成脓者，可按乳痈处理。

【功用】清热，解毒，通络。

【主治】产后乳汁不通，欲发乳痈。

4. 药浴方①

【准备】三棱 1500 克。

【操作】将上药加水 2 碗，煎成 1 碗，洗乳房，以乳汁出为度。

【功用】活血行气，通乳络。

【主治】产后缺乳，尤其适用于窟滞证之乳汁不通。

5. 药浴方②

【准备】大葱适量。

【操作】上药煎汤，趁热洗乳房。

【功用】活血通络。

【主治】产后缺乳。

6. 药浴方③

【准备】麦芽 120 克。

【操作】麦芽以水 500 毫升煎汤洗乳房，并用木梳梳千遍。

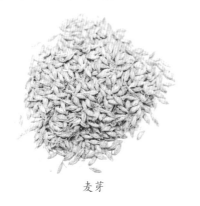

麦芽

【功用】通经下乳。

【主治】乳汁不通，乳汁不下。

7. 热熨方

【准备】鲜蓖麻叶 200 克。

【操作】上药水煎 50~60 分钟，取药汁热敷于乳房上。

【功用】通络下乳。

【主治】产后缺乳。

8. 耳穴贴压方①

【准备】王不留行籽贴。

【选穴】胸、内分泌、肝、脾、肾、三焦。

【操作】常规消毒后，将王不留行籽贴贴于上述耳穴，并按压 3~5 分钟，使有胀痛感，每日 1 次，至乳汁增加为止。一般 6 日乳汁即通，可满足婴儿吮吸。

【功用】益气补血，通乳。

【主治】产后缺乳。

9. 耳穴贴压方②

【准备】王不留行籽贴。

【选穴】胸、肝、胆、脑、皮质下、交感。

【操作】常规消毒后，将王不留行籽贴贴于上述耳穴，并进行按压 3~5 分钟，使有胀痛感，每日 1 次，至乳汁增加为止。一般 6 日乳汁即通，可满足婴儿吮吸。

【功用】疏肝解郁。

【主治】产后缺乳之肝郁气滞证。

10. 耳穴贴压方③

【准备】王不留行籽贴。

【选穴】肝、脾、胃、胸、内分泌、肾上腺、子宫、交感。

【操作】常规消毒后，将王不留行籽贴贴于上述耳穴，采用捏、揉、压、按等手法，每穴 2 分钟，至感觉麻、酸、胀、痛为宜。每日 3~5 次，连续治疗 1 周。

【功用】行气活血，通乳。

【主治】产后缺乳。

11. 按摩方①

【选穴】中府、云门、膻中、乳中、乳根、足三里、水冲、内关、少泽。

【操作】用掌揉、推摩、按揉、抓梳、捏揉等手法刺激上述穴位。每日 1 次，3 日为 1 个疗程。

【功用】补血生津，活血通络。

【主治】产后缺乳。

12. 按摩方②

【选穴】膻中、少泽、乳根。

【操作】用点按、分推、环揉、弹拨、抓梳等方法刺激上述穴位。产后 24 小时后每日 1 次，时间为 9：00~10：00，3 日为 1 个疗程。

【功用】行气活血。

【主治】产后缺乳。

13. 按摩方③

【选穴】膻中、乳根、脾俞、肝俞、少泽、足三里、内关、太冲。

【操作】取仰卧位，首先左右手反向同时推摩产妇双乳，右手逆时针、左手顺时针，约 30 次，至产妇感到局部发热。然后采用拇指按压上述穴位。每穴约 2 分钟，连续按摩 1 周。

【功用】补气生血，通经下乳。

【主治】产后缺乳。

产后小便不通

　　产后小便不通是产褥期常见病，一般来说，产妇在顺产后 4~6 小时内就可以自行排尿了，但如果分娩 6~8 小时后甚至在月子中，仍然不能正常地将尿液排出，并且膀胱还有饱胀的感觉，就是产后小便不通。产后小便不通包括完全性和部分性两种，前者是指自己完全不能排尿，后者是指仅能解出部分尿液。产后小便不通不仅可能影响子宫收缩，导致阴道出血量增多，也是造成产后泌尿系统感染的重要因素之一，需积极治疗。

产妇发生排尿困难，小便点滴而下，甚或闭塞不通，小腹胀急疼痛者，中医称之为"产后小便不通"，又称"产后癃闭"。小便的正常排出，有赖于膀胱的气化调节。肺气的通调、脾气的转输和肾气的开阖失调，影响膀胱气化功能，而致小便不通为其主要病机。本病以通利小便为治疗原则，虚者补气温阳以化之，实者疏利决渎以通之。

1. 热熨方①

【准备】生姜 30 克，淡豆豉 10 克，食盐 5 克，连须葱 1 根。

【操作】上药共捣烂如泥状外敷于肚脐处，包扎固定。并不时用热水袋热熨，经 10~30 分钟，小便即可通畅。

【功用】温中理气，利尿。

【主治】产后小便不通。

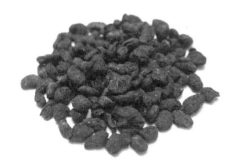

淡豆豉

2. 热熨方②

【准备】生半夏 15 克，大蒜 2 瓣。

【选穴】关元。

【操作】上药共捣为稀糊状，外敷于肚脐及关元，纱布覆盖，胶布固定。然后用热水袋热敷，当感觉热气入腹时，即可有尿意，一般 1~2 小时即见效。为巩固疗效，可保留 12 小时。

【功用】散寒理气，通利小便。

【主治】产后小便不通。

3. 热熨方③

【准备】芒硝、葱白各 200~250 克。

【选穴】关元、中极。

【操作】上药共捣烂如泥状外敷于肚脐、关元、中极处，包扎固定。并不时用热水袋热熨，经 10~30 分钟，小便即可通畅。

【功用】补气温阳，通利小便。

【主治】产后小便不通。

4. 敷贴方①

【准备】栀子 5 枚，独头蒜 1 个，食盐、冰片少许。

【操作】上药共捣烂，用纱布包好，贴于肚脐处，胶布固定，可用热水袋配合热敷，约 2 小时后取下。一般使用 1~2 次即可。

【功用】温阳化气。

【主治】产后小便不通。

5. 敷贴方②

【准备】肉桂 10 克，桃仁、甘遂各 15 克，生葱白 20 克，姜汁、黄酒各适量。

【操作】前 3 味打成细粉，生葱白捣烂成糊状，以姜汁加黄酒调成糊状，外敷于膀胱，用纱布覆盖，加热水袋保温，温度以患者能耐受为宜。持续 1~2 小时。

【功用】振奋下焦阳气，恢复膀胱气化之功，并能散瘀止痛。

【主治】产后小便不通。

6. 敷贴方③

【准备】麻黄和肉桂各等量，黄酒或 60% 乙醇溶液适量。

【选穴】神阙、关元。

【操作】将麻黄、肉桂研成 100 目规格的粉末，用黄酒或 60% 乙醇溶液调和，每次 5 克，分成 2 份，分别敷于神阙和关元，每日 1 次。

【功用】温补肾阳，温经散寒。

【主治】产后小便不通。

7. 艾灸方①

【准备】艾条适量。

【选穴】神阙、关元、中极。

【操作】采用温和灸，点燃艾条一端，在距皮肤 2~3 厘米处进行悬灸，每个穴位 5~7 分钟。操作上要注意控制熏灸程度，应以局部皮肤发红、无灼痛感为度，不可烫伤皮肤。

【功用】温补元气，调理脾肾。

【主治】产后小便不通。

8. 艾灸方②

【准备】附子、肉桂、吴茱萸、生姜汁、黄豆大艾炷各适量。

【选穴】足三里、神阙、关元、中极、水道、归来。

【操作】取附子、肉桂和吴茱萸等中药研粉为末，装瓶备用，用时取适量中药粉末和生姜汁调成厚约 0.3 厘米，直径 1 厘米的半干湿圆饼。患者卧位，腰带松开，暴露腹部，在常规消毒后，将药饼穿刺数孔敷于上述穴位，上置黄豆大艾炷点燃。如感觉皮肤灼热，可将药饼轻提，直至艾炷熄灭为 1 壮，每个部位可灸 3~5 壮，每日 1 次。

【功用】温经通络止痛。

【主治】产后小便不通。

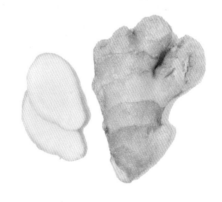

生姜

子宫脱垂

子宫从正常位置沿阴道下降，宫颈外口达到坐骨棘水平以下，甚至全部子宫脱出阴道口外，称为子宫脱垂，常伴阴道前、后壁膨出。其发病常与急产、多产、产伤、卵巢功能减退以及长期腹压增高有关。子宫脱垂可分为三度：Ⅰ度者，子宫颈下垂到坐骨棘水平以下，但不超出阴道口；Ⅱ度者，子宫颈或连同部分子宫体脱出阴道口外；Ⅲ度者，子宫颈及整个子宫体均脱出阴道口外。

中医认为子宫下脱，甚则脱出阴户之外，或阴道壁膨出，统称"阴挺"，又称"阴脱"。根据突出形态的不同而有"阴菌""阴痔""葫芦颓"等名称，因多由分娩损伤所致，故又有"产肠不收"之称。本病主要病机为气虚下陷与肾虚不固致胞络受损，带脉提摄无力，而子宫脱出。治疗原则根据"虚者补之，陷者举之，脱者固之"，治法以益气升提，补肾固脱为主，兼湿热者，佐以清热利湿。

1. 药浴方①

【准备】枳壳 50 克，黄芪、益母草各 25 克，升麻 10 克。

【操作】上药加水煎 2 次，早、晚熏洗或浸洗患处。

【功用】补脾益气，升阳举陷。

【主治】子宫脱垂之气虚证。

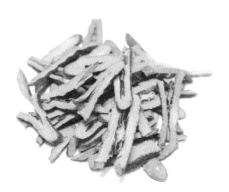

枳壳

2. 药浴方②

【准备】生核桃皮 50 克。

【操作】上药煎汤外洗。每日 1 剂，分 2 次洗，连用 7 日。

【功用】益气升阳。

【主治】子宫脱垂。

3. 药浴方③

【准备】无花果叶 250 克。

【操作】上药加水 3 碗，煎汤外洗。

【功用】清热利湿，消肿止痛。

【主治】子宫脱垂。

4. 药浴方④

【准备】鲜苎麻根 1 把。

【操作】将鲜苎麻根切碎捣烂，水煎熏洗，每日 2~3 次。

【功用】清热利湿，解毒。

【主治】子宫脱垂。

5. 药浴方⑤

【准备】棕榈皮 250 克。

【操作】上药加水煎汤，取汁熏洗阴部。每日 2~3 次，连用 10 日为 1 个疗程。

【功用】收涩止血。

【主治】子宫脱垂。

6. 药浴方⑥

【准备】马走胎、蛇床子、仙茅各 30 克，马走风 15 克，五倍子 20 克。

【操作】取上述药材加水 8~10 倍，煎煮至加水量的 1/3，取药液，熏洗外阴部，先熏后洗（洗液温度 38~42℃）。每日 1 剂，15 日为 1 个疗程，每月进行 1 个疗程治疗，月经期避免治疗，共治疗 3 个疗程。

【功用】温阳举陷，活血化瘀，收敛固脱。

【主治】Ⅰ度子宫脱垂。

7. 药浴方⑦

【准备】丹参 15 克，五倍子、诃子各 9 克。

【操作】将上药水煎取汁，放入浴盆中，待温时坐浴。每日 2 次，每次 10~30 分钟，每日 1 剂，连续 3~7 日。

【功用】收敛固涩活血。

【主治】子宫脱垂。

8. 药浴方⑧

【准备】蛇床子 25 克，乌梅 9 个。

【操作】将上药水煎取汁，放入浴盆中，待温时坐浴。每日 2 次，每次 10~30 分钟，每日 1 剂，连续 3~7 日。

【功用】收敛固脱。

【主治】子宫脱垂。

9. 药浴方⑨

【准备】黄连 60 克，金银花、紫花地丁、蒲公英、蛇床子各 30 克，苦参 15 克，黄柏、煅白矾各 10 克。

【操作】将上药水煎取汁，放入浴盆中，待温时坐浴。每日 2 次，每次 10~30 分钟，每日 1 剂，连续 3~7 日。

【功用】清热利湿，解毒止痛。

【主治】子宫脱垂。

10. 敷贴方①

【准备】五味子 12 克，升麻 6 克，姜汁适量。

【选穴】涌泉、关元。

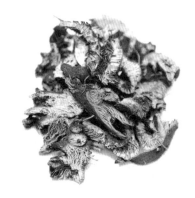

升麻

【操作】将前 2 味药研为细末，用姜汁调糊，敷贴于涌泉，并可配合贴关元，每日 1 换。

【功用】健脾益气，固冲益肾。

【主治】子宫脱垂。

11. 敷贴方②

【准备】黄芪 10 克，升麻 5 克，米醋适量。

【选穴】涌泉。

【操作】将上药研为细末，加米醋调为稀糊状，敷贴于涌泉，纱布覆盖，胶布固定。每日换药 1 次，连续 7~10 日。

【功用】健脾益气，升阳举陷。

【主治】子宫脱垂。

12. 敷贴方③

【准备】黄芪、五倍子、杜仲各 10 克，生姜、米醋各适量。

【操作】将前 3 味药研为细末，与生姜共捣烂，加米醋调为稀糊状，外敷于肚脐处，纱布覆盖，胶布固定。每日换药 1 次，连续 2~3 日。

【功用】健脾益气，收敛止陷。

【主治】子宫脱垂。

13. 敷贴方④

【准备】五味子、菟丝子、韭菜子、蛇床子各 10 克，米醋适量。

【操作】将前 4 味药研为细末，加米醋调为稀糊状，外敷于肚脐处，纱布覆盖，胶布固定。每日换药 1 次，连续 2~3 日。

【功用】收敛固涩，升阳举陷。

【主治】子宫脱垂。

14. 敷贴方⑤

【准备】蓖麻仁、五倍子各等量，伤湿止痛膏适量。

【操作】将上药共研细末，加清水适量调为稀糊状，外敷于脐上，再用伤湿止痛膏固定。每日换药 1 次，10 日为 1 个疗程，连续 3~6 个疗程。

【功用】清热解毒，收敛固涩。

【主治】子宫脱垂。

15. 塞药方①

【准备】白矾、香油、五倍子各适量。

【操作】每晚用开水将白矾、五倍子冲化，洗涤阴部，然后用香油调五倍子末，涂于消毒纱布上，做成粗细适当的长条，睡前塞入阴道中，次晨取下。连续 15 日。

【功用】收敛固脱。

【主治】子宫脱垂。

16. 塞药方②

【准备】五倍子、银杏、黄芪、党参各等量，香油、高锰酸钾液各适量。

【操作】前 4 味药研末备用，每晚用高锰酸钾液坐浴，然后用香油调药末如糊状，涂于消毒纱布上，做成粗细适当的长条，睡前塞入阴道中，次晨取下。连续 15 日。

【功用】益气升阳，收敛固脱。

【主治】子宫脱垂。

产后自汗、盗汗

产后自汗、盗汗是产后较为常见的病症，根据汗出的时间和特点分为自汗和盗汗。若产妇于产后浔浔汗出，持续不止，活动后汗出增多，称为"产后自汗"；若睡觉时汗出湿衣，醒来就停止，称为"产后盗汗"。本病以产后出汗量多和持续时间长为特点。

本病为中医学特有，归属于"虚汗"范畴，主要病因是气虚和阴虚。产妇在生产时耗气失血，导致元气耗损，阴血空虚，故在产后易表现为血虚气亏。气虚则无法统摄阴津，阴津外泄，故自汗不止。大量失血，导致营血亏虚，营阴不足生内热，迫使阴津外泄出现盗汗的症状。治疗上，气虚者治以益气固表，和营止汗；阴虚者治以益气养阴，生津敛汗。

不同的产妇出汗的程度轻重不一，病情轻者汗出后表现为烦热、周身黏腻不爽，病情较重者表现为口渴多汗不止，活动更甚，对产妇的体质恢复带来了严重的影响。目前西医尚无较好的治疗方法，中医治疗效果显著。

1. 敷贴方

【准备】当归、防风各30克，黄芪、党参、浮小麦各60克，生地黄、白术、熟地黄各20克，黄芩15克，五倍子80克，陈醋适量。

【选穴】神阙。

【操作】将前10味药粉碎备用，从产后6小时开始敷脐。产妇取仰卧位，并用温水洗净，擦干脐部。取上述药粉20克，适量陈醋调匀，稍等片刻后将药敷于神阙，外用医用透气敷贴固定，6小时后取下。每日1次，7日为1个疗程。

【功用】阴液内守，盗汗自止。

【主治】产后盗汗。

2. 药浴方

【准备】黄芪、仙鹤草各30克，白术、麻黄根、当归、川芎各10克，防风15克。

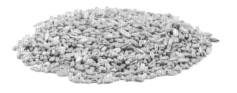

浮小麦

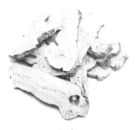

白术

【操作】将上述中药加水 1500 毫升浸泡 30 分钟,先用武火煮沸,再以文火煎 1 小时,过滤取汁备用。将所得中药汁兑水 2000~3000 毫升,置于专用恒温足浴盆中,设置温度 40~42℃。未下床活动的产妇取半卧屈膝位,已下床产妇可坐于带靠背的椅子上进行泡足。每次足浴时间 20~30 分钟,每日 1 次,疗程可根据具体情况而定,一般 5~7 日为 1 个疗程。

【功用】疏通经络,调和气血。

【主治】产后多汗。

3. 耳穴贴压方

【准备】王不留行籽贴。

【选穴】气虚者取肾上腺、肺、内分泌,阴虚者选用神门、三焦、交感等。

【操作】常规消毒后,将王不留行籽贴贴于上述耳穴,每次按压 2~3 分钟,每日 4~5 次,每日更换,双耳交替贴敷。

【功用】疏通经络,调和气血。

【主治】产后多汗。

第五节　儿科病症外治疗法

 小儿泄泻

　　泄泻是以大便次数增多，粪质稀薄或如水样为特征的小儿常见病。尤其以2岁以下的婴幼儿更为常见，年龄愈小，发病率愈高。本病四季均可发生，但夏、秋季发病率较高。病因分为感染性和非感染性两类。感染性腹泻主要由病毒（如轮状病毒、柯萨奇病毒、埃可病毒等）、细菌（如致腹泻大肠埃希菌、空肠弯曲菌、耶尔森菌等）引起；非感染性腹泻常由饮食因素（如喂养不当、过敏性腹泻、乳糖酶缺乏）及消化功能紊乱等引起。

　　中医认为，小儿泄泻的病因以感受外邪、伤于饮食、脾胃虚弱多见，病位主要在脾胃。病机关键为脾困湿盛，升降失司，水反为湿，谷反为滞，清浊合而下降，形成泄泻。本病证型较多，又有常证（湿热泻、风寒泻、伤食泻、脾虚泻、脾肾阳虚泻）与变证（气阴两伤、阴竭阳脱），但皆以运脾化湿为基本法则，实证以祛邪为主，虚证以扶正为主。泄泻变证，属正气大伤，分别治以益气养阴，酸甘化阴，回阳救逆，护阴固脱。

　　由于小儿为稚阴稚阳之体，发病"易虚易实，易寒易热"，故发生泄泻后易于伤阴伤阳，本病轻证治疗得当预后良好；重证则预后较差，可出现气阴两伤，甚至阴竭阳脱；久泻迁延不愈，则易转为慢惊风或疳证。故治疗小儿泄泻时应密切观察病情变化，及早发现泄泻变证。

1. 按摩方①

【选穴】脾经、大肠、小肠、六腑、小天心。

【操作】补脾土，清大肠，清小肠，退六腑，揉小天心。补脾土：拇指指腹（即末节螺纹面），顺时针旋推。清大肠：从虎口直推向食指桡侧尖。清小肠：自小指尺侧指根直推向指尖。退六腑：前臂尺侧（小指侧），自肘关节至腕横纹呈一条直线拇指指面自肘推向腕直线推动。揉小天心：手掌面大鱼际与小鱼际相接处（手掌外侧肌肉隆起与内侧肌肉隆起相交接的部位），以拇指端揉。每次每部位均100~200次。

【功用】清热利湿。

【主治】湿热泄泻，大便水样，或如蛋花汤样，泻下急迫，量多次频，气味秽臭。

2. 按摩方②

【选穴】外劳宫、三关、腹、脐、龟尾。

【操作】揉外劳宫，推三关，摩腹，揉脐，揉龟尾。揉外劳宫：用食指或中指揉外劳宫。推三关：取前臂桡侧，食指、中指并拢，自腕横纹向上直推至肘横纹头的曲池。摩腹：腹部，用掌面或四指摩之，逆时针为补，顺时针为泻，往返摩之为平补平泻。揉脐：患儿仰卧位，用一手中指或食指、中指、无名指螺纹面着力揉脐。揉龟尾：患儿俯卧位，用中指或拇指螺纹面揉龟尾。每次每部位均 100~200 次。

【功用】疏风散寒。

【主治】风寒泄泻，大便清稀，夹有泡沫，臭味不甚，肠鸣腹痛，或伴恶寒发热，鼻流清涕，咳嗽。

3. 敷贴方①

【准备】吴茱萸、肉桂、花椒、细辛各等量。

【选穴】涌泉。

【操作】上药共研细末，外敷于涌泉及肚脐，纱布覆盖，胶布固定，每日 1 换。

【功用】助阳散寒，温脾补肾。

【主治】脾虚或脾肾阳虚泄泻。

4. 敷贴方②

【准备】大蒜 20 克，朱砂 0.3 克。

【选穴】涌泉。

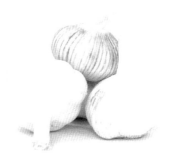

大蒜

【操作】将大蒜捣烂，纳入朱砂拌匀，压为药饼样，敷贴于涌泉。每日 1 换，连续 3~5 日。

【功用】清热解毒，引火下行。

【主治】湿热泄泻。

5. 敷贴方③

【准备】生姜 1 个。

【选穴】内关。

【操作】生姜切片，敷贴于内关，胶布包扎固定。每日敷 12 小时。亦可将生姜捣泥，敷于肚脐，胶布固定，每日换药 1 次，连续 2~3 日。

【功用】祛风散寒止泻。

【主治】风寒泄泻。

6. 敷贴方④

【准备】苍术、干姜、藿香、陈皮、丁香、白豆蔻、五倍子各等量，生姜汁或温开水适量。

【选穴】神阙、天枢、足三里。

【操作】将上药研成细粉，用生姜汁或温开水调制成膏状，取适量药膏于敷料上敷贴于上述穴位。

【功用】散寒除湿，健脾止泻。

【主治】风寒泄泻或脾虚泄泻。

7. 敷贴方⑤

【准备】干姜 12 克，白胡椒、藿香、陈皮各 3 克。

【选穴】神阙、中脘、天枢。

【操作】将上药混合碾磨成粉，加适量的水调制成糊状，装入玻璃管中密封备用。清洗患儿局部皮肤，取适量药品均匀涂抹于上述穴位，用敷贴覆盖固定。每次贴敷 1 小时，每日 1 次。

【功用】健胃消食，温中驱寒，健脾除湿，固汤止泻。

【主治】风寒泄泻、脾虚泄泻或伤食泄泻。

8. 敷贴方⑥

【准备】芒硝 5 份，丁香 1 份，伤湿止痛膏适量。

【操作】将上药共研细末备用。使用时取本品 3 克，敷于肚脐处，外用伤湿止痛膏固定。可同时配合局部热敷。每日 1 换，连续 2~3 日。

【功用】清热解毒，燥湿和中。

【主治】湿热泄泻。

9. 敷贴方⑦

【准备】丁香 1 份，肉桂 2 份，生姜汁适量。

【操作】前 2 味药共研细末，每次

1~2 克，生姜汁调和成糊状，敷贴于肚脐，外用胶布固定，每日 1 次。

【功用】补火助阳，温脾散寒。

【主治】脾虚泄泻、脾肾阳虚泄泻。

10. 敷贴方⑧

【准备】五倍子、干姜各 10 克，吴茱萸、丁香各 5 克，白酒适量。

【操作】将前 4 味药共研细末，白酒调和，敷贴于肚脐，纱布覆盖固定，隔日换药 1 次。

【功用】温中散寒，和胃止呕。

【主治】风寒泄泻、脾虚泄泻、脾肾阳虚泄泻。

11. 敷贴方⑨

【准备】炒薏苡仁、丁香、肉桂、吴茱萸、白芍、焦山楂、炒麦芽、焦神曲各 10 克，醋适量。

【选穴】神阙。

【操作】前 8 味药研末，用醋调制成糊状，敷贴于神阙，再用灭菌纱布覆盖并固定，每日 1 次。

【功用】温化寒湿，消食止泻，健脾和胃。

【主治】风寒泄泻、伤食泄泻或脾虚泄泻。

12. 敷贴方⑩

【准备】肉桂、附子、干姜各 10 克，苍术 6 克，小茴香 9 克，丁香 2 克，木香、草果、吴茱萸、黄连各 3 克，醋适量。

【选穴】神阙。

【操作】前 10 味药研末，用醋调制成糊状，敷贴于神阙，再用灭菌纱布覆盖并固定，每日 1 次。

【功用】温脾阳，助肾阳，燥湿散寒止泻。

【主治】脾肾阳虚泄泻。

13. 敷贴方⑪

【准备】槟榔 9 克，高良姜 3 克。

【操作】将上药共同研成细末，敷于脐部，盖上纱布，胶布固定。每日 1 次。

【功用】温阳散寒，下气消积。

【主治】伤食泄泻。

14. 敷贴方⑫

【准备】仙人掌根 30 克，葱白 12 克，艾叶 20 克，生姜 6 克，鸡蛋清适量。

【操作】将前 4 味药共同捣烂，用鸡蛋清调匀，均匀地摊在纱布上，敷贴于脐部，胶布固定，每日 1 次。

【功用】清热解毒。

【主治】湿热泄泻。

15. 药浴方①

【准备】地锦草、葛根各 20 克，黄芩、黄连各 15 克，诃子、肉豆蔻各 12 克。

【操作】将上药水煎至 500 毫升，药液温度控制在 38~40℃后泡脚，每次 40 分钟，每日足浴 2 次。

【功用】清热利湿，泻火解毒。

【主治】湿热泄泻。

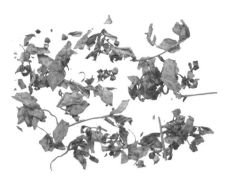

地锦草

16. 药浴方②

【准备】茜草、赤石脂各 30 克，石榴皮 20 克，升麻 15 克。伤食泄泻，加鸡内金、焦山楂、焦神曲、炒麦芽；湿热泄泻，加黄连、黄柏、秦皮、马齿苋；风寒泄泻，加藿香、艾叶、紫苏叶；脾虚泄泻，加茯苓、山药；脾肾阳虚泄泻，加肉桂。

【操作】将上药加水浸泡 20 分钟左右，水煎取汁 500~1000 毫升，放入浴盆中，先以毛巾蘸药液擦洗双足至膝下，待温度适宜时足浴。每次 10~20 分钟，每日 2~3 次，连续 2~3 日。

【功用】燥湿收敛止泻。

【主治】小儿泄泻。

17. 药浴方③

【准备】艾叶 50 克，白胡椒、透骨草各 25 克。

【操作】将上药加水 500~1000 毫升，煎 10~15 分钟后去渣取汁，将药汁倒入盆中，以不烫为度，将患儿双足置入浸洗 10~15 分钟。每日 3 次，每剂可煎 3 次，经过 1~4 日即可。

【功用】温阳散寒止泻。

【主治】脾虚泄泻或脾肾阳虚泄泻。

18. 药浴方④

【准备】无花果叶 3~5 片（干、鲜均可）。

【操作】将无花果叶放盆中，加入 500 毫升冷水，炉上煎开熬至 200 毫升左右，把盆端下，先熏双脚心，待温时洗双脚心，熏洗约 15 分钟即可。无花果叶内含呋喃香豆精类物质，熏洗以后，不要让小儿晒太阳，以免熏洗部位对日光过敏。

【功用】清热利湿，解毒消肿，涩肠止泻，消肿止痛。

【主治】湿热泄泻。

19. 药浴方⑤

【准备】鹅不食草 30 克，藿香 50 克，生姜 15 克。

【操作】将上药加水煎汤，去渣取液，若天热将药液倒入浴盆中，令患儿坐其中擦洗全身，天冷将药液擦患儿手足及臀部。

【功用】发散风寒，化湿止泻。

【主治】风寒泄泻。

20. 药浴方⑥

【准备】马鞭草 100 克。

【操作】将马鞭草加适量清水煎汤，趁热浸泡患儿双足。每日 2 次，每次 20 分钟。

【功用】清热解毒。

【主治】湿热泄泻。

21. 芳香方

【准备】艾绒 30 克，炒白术 15 克，草果、炒苍术各 6 克，小茴香、肉桂各 5 克，丁香、木香各 3 克。

【操作】将上药共同研成粗末，装入患儿肚兜口袋内，围于腹部，每周更换 1 次。

【功用】燥湿健脾，温阳补肾。

【主治】脾虚泄泻或脾肾阳虚泄泻。

22. 热熨方①

【准备】葱白 100 克，食盐 500 克。

【操作】将食盐放锅内炒以炸花为度，纳入葱白拌匀，用毛巾包好，趁热热熨脐上（热度不宜过高，以免烫伤）。每日 1~2 次，连续 2~3 日。

【功用】温阳散寒。

【主治】风寒泻。

23. 热熨方②

【准备】砂仁、丁香、白术、苍术、枳实、木香各等量，陈醋适量。

【操作】将前 6 味药研细面，用纱布袋装好，陈醋调好，在微波炉加热 1~2 分钟，用干毛巾包好中药布袋，放置患儿腹部 30 分钟。

【功用】健脾行气，利湿除胀。

【主治】脾虚泄泻伴腹胀。

24. 热熨方③

【准备】防风、白芍、白术、陈皮各40克。

【选穴】神阙。

【操作】将上药混合后打碎，而后制成中药热罨包，每次治疗前加热热罨包，完成后放置在患儿神阙，时间控制在0.5小时。

【功用】止泻祛湿，补脾柔肝。

【主治】脾虚泄泻伴湿盛。

小儿厌食

厌食是以较长时期厌恶进食、食量减少为特征的一种小儿常见病。患儿长期食欲不振，厌恶进食，食量明显少于同龄正常儿童，面色少华，形体偏瘦，但精神尚好，活动如常，并排除其他外感、内伤慢性疾病方可诊断为本症。本病可发生于任何季节，但夏季暑湿当令之时，可使症状加重。各年龄儿童均可发病，以1~6岁多见。

厌食病因有先天因素及后天因素，病变脏腑主要在脾胃，病机关键为脾胃失健，纳化失和。小儿生机蓬勃，发育迅速，但脏腑娇嫩，脾常不足，若先天禀赋不足，或后天调护失宜，都可影响脾胃的正常纳化功能，致脾胃不和，纳化失健，而成厌食。按其病因病机特点主要可分为脾失健运证、脾胃气虚证、脾胃阴虚证、肝脾不和证。脾失健运证表现为食欲不振，厌恶进食，食而乏味，食量减少，或伴胸脘痞闷、嗳气泛恶，大便不调，偶尔多食后则脘腹饱胀。脾胃气虚证表现为不思进食，食而不化，大便偏稀夹不消化食物，面色少华，形体偏瘦，肢倦乏力。脾胃阴虚证表现为不思进食，食少饮多，皮肤失润，大便偏干，小便短黄，甚或烦躁少寐，手足心热。肝脾不和证表现为厌恶进食，嗳气频繁，胸胁痞满，性情急躁。

患儿除食欲不振外，一般无其他明显不适，预后良好，但长期不愈者，可使气血生化之源，抗病能力低下，而易患他病，甚至影响生长发育，转为疳证。患儿在治疗的同时应注意饮食调养，纠正不良的饮食习惯，方能取效。

1. 按摩方①

【选穴】脾经、内八卦、胃经、四横纹、腹、足三里。

【操作】补脾土，运内八卦，清胃经，掐揉四横纹，摩腹，揉足三里。补脾土：拇指指腹（即末节螺纹面），顺时针旋推。运内八卦：用拇指螺纹面着力，在掌心四周的内八卦做环形推运。清胃经：拇指掌面近掌端第1节向指根方向直推。掐揉四横纹：掌面食指、中指、无名指、小指第一指间关节横纹处用拇指指甲依次掐后继以揉法。摩腹：腹部，用掌面或四指摩之，逆时针为补，顺时针为泻，往返摩之为平补平泻。揉足三里：拇指按揉足三里。每次每部位均100~200次。

【功用】调和脾胃，运脾开胃。

【主治】小儿厌食之脾失健运证。

2. 按摩方②

【选穴】肝经、内八卦、脾经、中脘、脾俞、腹。

【操作】清肝经，运内八卦，补脾土，揉中脘，揉脾俞，摩腹。清肝经：一手托住小儿的手掌，用另一手食指掌面末节指纹推向指尖。运内八卦：用拇指螺纹面着力，在掌心四周的内八卦做环形推运。补脾土：拇指指腹（即末节螺纹面），顺时针旋推。揉中脘：将右手中指、食指指腹放在中脘上，稍微用力，顺时针或逆时针方向皆可。揉脾俞：用两拇指或用食指、中指揉两侧脾俞。摩腹：用掌面或四指摩腹，逆时针为补，顺时针为泻，往返摩之为平补平泻。每次每部位均100~200次。

【功用】疏肝健脾，理气助运。

【主治】小儿厌食之肝脾不和证。

3. 耳穴贴压方

【准备】王不留行籽贴。

【选穴】脾、胃、肾、神门、皮质下。

【操作】常规消毒后，将王不留行籽贴贴于上述耳穴，隔日1次，双耳轮换，10次为1个疗程。每日按压3~5次，每次3~5分钟，以稍感疼痛为度。

【功用】运脾开胃，调和诸脏。

【主治】小儿厌食。

4. 敷贴方①

【准备】疳积草15克，葱白、生姜各30克，鸡蛋清1个。

【选穴】涌泉。

【操作】将前3味药共捣烂，加鸡蛋清调匀，外敷于涌泉，纱布覆盖，胶布固定。每日1换，连续5~7日。

【功用】消积开胃。

【主治】小儿厌食之脾失健运证。

5. 敷贴方②

【准备】白矾6克，面粉、米醋、伤湿止痛膏各适量。

【选穴】涌泉。

【操作】将白矾研为细末，与面粉拌匀，加米醋适量调为稀糊状，外敷于涌泉，用伤湿止痛膏固定。每日1换，连续3~5日。

【功用】温阳燥湿。

【主治】小儿厌食之虚寒证。

6. 敷贴方③

【准备】葱白 1 根，生姜 3 片，小茴香 10 克。

【操作】将上药共捣烂，放锅中炒热后，外敷于肚脐处，纱布覆盖，胶布固定。每日 1 换，连续 5~7 日。

【功用】消食导滞和胃。

【主治】小儿厌食之脾失健运证。

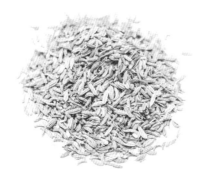

小茴香

7. 敷贴方④

【准备】玄明粉 3 克，胡椒粉 1 克。

【操作】将上药共捣烂，外敷于肚脐处，纱布覆盖，胶布固定，每日 1 换，连续 5~7 日。

【功用】消积行气导滞。

【主治】小儿厌食之脾失健运证食积较重。

8. 敷贴方⑤

【准备】党参、白术、炒麦芽、木香、肉桂、神曲、山楂、黄芩、山药各等量。

【操作】将上药加工碾成粉末，混匀，盛在玻璃瓶中备用。于睡前敷药。

【功用】健脾益气，和胃消食。

【主治】小儿厌食之脾胃气虚证。

9. 敷贴方⑥

【准备】九香虫、木瓜、胡黄连、青皮、苍术、佩兰、槟榔各等量，食醋适量。

【操作】将前 7 味药全部研末，加食醋调成糊状，外敷于脐部。

【功用】疏肝理气，燥湿运脾。

【主治】小儿厌食之肝脾不和证。

10. 敷贴方⑦

【准备】肉桂 40 克，苍术、枳壳、砂仁、焦三仙各 30 克，白豆蔻、陈皮各 20 克，生姜汁适量。

【操作】将前 7 味药共研细末过筛，装瓶中密封备用。敷药前先常规消毒，取上药粉适量放入水杯中，用生姜汁调成糊状，填入脐中，胶布封贴固定。

【功用】补气温阳，行气导滞。

【主治】小儿厌食之脾胃气虚证。

11. 敷贴方⑧

【准备】炒神曲、炒麦芽、焦山楂各 10 克，炒莱菔子 6 克，炒鸡内金 5 克，淀粉适量。

【操作】将前 5 味药共研细末，加入淀粉 1~3 克，用白开水调成稀糊状，临睡前敷于患儿的脐孔上，盖上纱布，用胶布固定，次晨取下。每日 1 次，5 次为 1 个疗程。

【功用】行气化滞，健胃消食。

【主治】小儿厌食之脾失健运证。

12. 敷贴方⑨

【准备】生栀子9克，面粉、鸡蛋清各适量。

【选穴】涌泉。

【操作】将生栀子研成细末，加入面粉、鸡蛋清调匀，做成3个饼，分别敷于脐部和涌泉，用胶布固定。

【功用】清热利湿。

【主治】小儿厌食之食积化热，兼见便秘、尿赤、口臭。

13. 敷贴方⑩

【准备】苍术、白术、山楂、神曲、麦芽、枳实各50克，蜂蜜适量。

【选穴】神阙、中脘。

【操作】将前6味药混匀粉碎为极细末，装瓶密封备用。临用时用蜂蜜调和，做成直径1厘米，厚度0.1厘米的药饼，将药饼敷贴于上述穴位。每次敷贴8小时，每日换药1次。

【功用】消补兼施，醒脾开胃。

【主治】小儿厌食之脾失健运证。

14. 药浴方

【准备】黄芩、黄连各15克，葛根、地锦草各20克，肉豆蔻、诃子各12克。

【操作】将上药水煎取500毫升药汁，温度控制在38~40℃，让患儿足浴。每次40分钟，每日2次。

【功用】苦降辛开，使得湿热除，纳谷香。

【主治】小儿厌食之脾失健运证。

15. 热熨方

【准备】沉香、神曲、陈皮、焦山楂、鸡内金、麦麸、醋各适量。

【选穴】天枢、中脘、神阙。

【操作】将前6味药炒热加醋装入棉布袋中，放在上述穴位上热熨。每日2次，每次20分钟，2日即见成效。

【功用】补气运脾，理气燥湿，消食和胃。

【主治】小儿厌食之脾失健运证、脾胃气虚证或肝脾不和证。

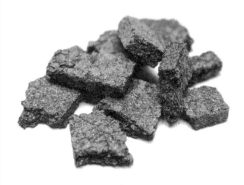

神曲

小儿遗尿

小儿遗尿，又称尿床、遗溺，是指年龄不小于 5 岁的儿童平均每周至少 2 次夜间不自主排尿，并持续 3 个月以上，可分为单纯性遗尿和非单纯性遗尿两型。单纯性遗尿，该患儿仅有夜间遗尿，不伴有日间下尿路症状；非单纯性遗尿，该患儿不仅有夜间遗尿，还伴有日间下尿路症状（如尿急、尿失禁、排尿延迟等），因其病因病机较为复杂，多为其他疾病兼证，故不在此处论述。

中医认为，其病因责之先天禀赋不足，后天久病失调；肺、脾、肾功能不足；心肾不交、肝经湿热下注。其中尤以肾气不固、下元虚寒所致的遗尿最为多见。遗尿的病位主要在膀胱，与肾、脾、肺密切相关。病机为三焦气化失司，膀胱约束不利。

长期遗尿，可影响小儿身心健康发育。夜间遗尿并不是患儿的过错，家长不应就此对患儿进行责罚，应树立战胜遗尿的信心，鼓励患儿积极配合治疗，提升治疗信心，关注患儿治疗时出现的不良情绪，主动询问，并给予解决。告知家长在患儿睡觉前尽量不要过度兴奋，并在睡前排尿，养成良好的作息习惯。

1. 按摩方

【选穴】丹田、腹、龟尾、肾俞、八髎。

【操作】揉丹田 200 次，摩腹 20 分钟，揉龟尾 30 次。较大儿童可用擦法。摩擦肾俞、八髎，以热为度。每日 1 次。揉丹田：用大鱼际肌揉丹田。摩腹：腹部，用掌面或四指摩之，逆时针为补，顺时针为泻，往返摩之为平补平泻。揉龟尾：患儿俯卧位，用中指或拇指螺纹面揉龟尾。

【功用】益气补肾，固精止遗。

【主治】遗尿除肝经湿热证外的各证型。

2. 耳穴贴压方

【准备】王不留行籽贴。

【选穴】内分泌、缘中、额、肝、脾、肾、膀胱、神门、兴奋点。

【操作】常规消毒后，将王不留行籽贴贴于上述耳穴，用手指按压胶布，使耳穴有明显胀、热、痛感。嘱患儿家长每日按压耳穴 3~4 次，睡前按压 10~15 分钟。每 5 日更换 1 次，两耳交替贴压。

【功用】强肾补脾，疏肝固尿。

【主治】小儿单纯性遗尿。

3. 敷贴方①

【准备】白芍、白及各 10 克，白术 12 克，白矾 3 克，葱汁适量。

【选穴】涌泉、关元。

【操作】将前 4 味药共研细末，用葱汁适量调为药糊状，外敷涌泉、关元，以塑料薄膜覆盖，胶布固定。每晚睡前敷药，次晚再换药，连续 10 次。

【功用】补脾益气，补肺敛阴。

【主治】小儿单纯性遗尿之脾肺气虚证。

4. 敷贴方②

【准备】五倍子 3 克，米醋适量。

【选穴】涌泉。

【操作】将五倍子研为细末，用米醋适量调为稀糊状，外敷于涌泉。每晚 1 次，夜敷晨取，连续 3~5 日。

【功用】补肾敛阴固精。

【主治】小儿单纯性遗尿之下元虚寒证。

5. 敷贴方③

【准备】牡蛎 12 克，金樱子 30 克，凡士林适量。

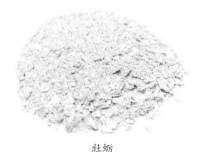

牡蛎

【选穴】涌泉、腰眼。

【操作】将前 2 味药共研细末，用凡士林调为稀糊状，外敷于涌泉及腰眼。每日 1 换。

【功用】温肾涩精止遗。

【主治】小儿单纯性遗尿之下元虚寒证。

6. 敷贴方④

【准备】桑螵蛸、远志、龙骨、当归、茯苓、党参各 30 克，龟甲 20 克，米醋适量。

【选穴】涌泉。

【操作】将前 7 味药共研细末，装瓶备用。使用时每次取药末适量，用米醋调为稀糊状，外敷于涌泉，纱布覆盖，胶布固定。每晚 1 次，连续 5~7 日。

【功用】调补心神，涩精止遗。

【主治】小儿单纯性遗尿之心肾失交证。

7. 敷贴方⑤

【准备】吴茱萸 10 克，米醋适量。

【操作】将吴茱萸研为细末，用米醋调为稀糊状，外敷于肚脐处，包扎固定。每日 1 换，连续 5~7 日。

【功用】温阳散寒。

【主治】小儿单纯性遗尿之下元虚寒证。

8. 敷贴方⑥

【准备】硫黄 30 克，大葱 120 克。

【操作】硫黄研末，再和大葱共捣如泥，烘热，装纱布袋，敷于肚脐，外用纱布包裹，用胶布固定。每晚1次，连敷7~10日。

【功用】温阳补肾。

【主治】小儿单纯性遗尿之下元虚寒证。

9. 敷贴方⑦

【准备】益智、五味子、桑螵蛸、补骨脂各40克，生姜汁适量。

【操作】将前4味药共研细末，生姜汁调匀，每次1贴，外敷于脐部，晨起取下。每晚1次。

【功用】培元益气，温补肾阳，缩尿止遗。

【主治】小儿单纯性遗尿之下元虚寒证。

10. 敷贴方⑧

【准备】石菖蒲、桑螵蛸、金樱子、补骨脂、覆盆子、菟丝子、益智、鸡内金、陈醋各适量。脾肺气虚者加党参、黄芪、麻黄。

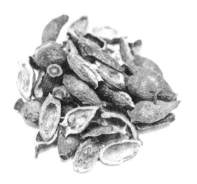

金樱子

【操作】将前8味药研为细粉，取5克左右用陈醋拌成糊状敷于患儿脐部，内用敷料，外用胶布固定。1~2日换药1次，一般用药3~10次。

【功用】宣肺健脾，补肾培元，醒神开窍，缩泉止遗。

【主治】小儿单纯性遗尿之下元虚寒证或脾肺气虚证。

11. 敷贴方⑨

【准备】丁香3粒，米饭适量。

【操作】将丁香研成细末，调入适量米饭捣成饼状，敷于脐部，盖上纱布，胶布固定，每晚临睡前敷贴，次日清晨取下。

【功用】补脾益肺，温肾纳气。

【主治】小儿单纯性遗尿之下元虚寒证或脾肺气虚证。

12. 敷贴方⑩

【准备】益智、芡实、金樱子、桑螵蛸、覆盆子、五味子各等量，生姜汁适量。

【选穴】神阙。

【操作】将前6味药研末，以生姜汁调和，做成直径1厘米，厚0.5厘米的药饼，睡前以医用胶布固定于神阙，晨起取下。每6日休息1日。

【功用】培元益气，温补肾阳，健脾固涩，缩尿止遗。

【主治】小儿单纯性遗尿之下元虚寒证。

13. 敷贴方⑪

【准备】附子、五味子各 10 克，肉桂 5 克，米醋适量。

【选穴】中极、关元、肾俞。

【操作】前 3 味药共研细末，用米醋适量调为稀糊状外敷于上述穴位，纱布覆盖，胶布固定。每日换药 1 次，15 日为 1 个疗程，连续 3 个疗程。

【功用】补火助阳，涩精止遗。

【主治】小儿单纯性遗尿之下元虚寒证。

14. 药浴方①

【准备】续断、狗脊、女贞子各 30 克，党参、茯苓各 20 克，甘草 6 克。

【操作】将上药水煎取汁，浸洗双足，每次 10~15 分钟。每晚 1 次，连续 5~7 日。

【功用】补肾止遗。

【主治】小儿单纯性遗尿之下元虚寒证。

15. 药浴方②

【准备】车前草、淡竹叶、灯心草、通草各 10 克。

【操作】将上药水煎取汁，放入浴盆中，待温时足浴。每次 1 剂，每日 2~3 次，每次 10~30 分钟，连续 2~3 日。

【功用】清利湿热，泻肝止遗。

【主治】小儿单纯性遗尿之肝经湿热证。

16. 药浴方③

【准备】桂枝、蛇床子各 20 克，麻黄、硫黄各 10 克。

【操作】将上药加水煎汤，去渣，取药液约 500 毫升，温烫双足，以药液浸过足背为宜。每晚临睡前浸洗 1 次，每次约 20 分钟，连用 2 周为 1 个疗程。

【功用】温肾壮阳止遗。

【主治】小儿单纯性遗尿之下元虚寒证。

流涎

流涎也就是俗话说的"流口水"，是指口中唾液不自觉从口内流溢出的一种病症。一般来讲，1 岁以内的婴幼儿因口腔容积小，唾液分泌量大，加之出牙对牙龈的刺激，大多都会流口水。随着生长发育，在 1 岁左右流口水的现象就会逐渐消失。如果 2 岁以后宝贝还在流口水，就可能有异常，如脑瘫、先天性痴呆等。

流涎分为生理性流涎、病理性流涎。本章主要论述病理性流涎。主要有三种原因引起：①母乳喂养时间过长，有些母亲错误地认为母乳喂养的时间越长越好，甚至在断奶以后才添加辅食。②腮腺机械性损伤，有些孩子的父母和亲友出于喜爱，经常捏压孩子的面颊部，这种做法容易造成腮腺的机械性损伤，从而出现流涎。③口腔炎症，很多口腔炎症如卡他性口炎、细菌感染性口炎、疱疹病毒引起的口炎等，均可刺激唾液腺分泌旺盛而导致流涎。

《诸病源候论》称此病为"滞颐"，中医认为发病根本在于脾胃，脾之液为涎，廉泉乃津液之道路，脾运则水津四布，胃和则浊气下行，脾胃湿热或脾胃虚寒均可导致廉泉不闭，胃气不降，脾湿外泛，津液失约。

中医药治疗小儿流涎疗效明确，且不良反应少，在临床上应用较广。然而儿童因其自身特点，如服药困难、惧怕输液等，常表现出依从性较差的现象，中医外治疗法因安全有效、简便易行的特点又较中医内治疗法有着独特的优势。

1. 敷贴方①

【准备】益智、乌药、干姜、黄芪、白术、茯苓、五味子各 10 克，半夏 5 克，老陈醋适量。

【操作】将前 8 味药共研极细末，以老陈醋适量调制成饼状，于患儿每晚临睡前敷于其脐部，用纱布固定，在次日清晨取下，每日用药 1 次。

【功用】温脾散寒，燥湿固涎。

【主治】小儿流涎之脾胃虚寒证。

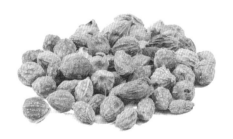

益智

2. 敷贴方②

【准备】吴茱萸 10 克，细辛 5 克，米醋适量。

【操作】将前 2 味药研为细末，用米醋适量调为糊状，外敷于肚脐处，纱布覆盖，胶布固定。每日换药 1 次，近续 3~5 日。

【功用】温中散寒除湿。

【主治】小儿流涎之脾胃虚寒证。

3. 敷贴方③

【准备】丁香、肉桂各 3 克，米醋适量。

【操作】将前 2 味药共研细末，用米醋适量调为稀糊状，外敷于肚脐处，纱布覆盖，胶布固定。每日换药 1 次，连续 3~5 日。

【功用】温中健脾止涎。

【主治】小儿流涎之脾胃虚寒证。

4. 敷贴方④

【准备】制南星 30 克，生蒲黄 12 克，米醋、伤湿止痛膏各适量。

【选穴】涌泉。

【操作】将制南星研为细末，与生蒲黄拌匀，加米醋调糊压成饼状，外贴于涌泉，用伤湿止痛膏固定。按男左女右顺序敷贴，12 小时后除去，每日 1 次，连续 5~7 日。

【功用】清利湿热。

【主治】小儿流涎之脾经湿热证。

5. 敷贴方⑤

【准备】吴茱萸 3 份，胆南星 1 份，陈醋适量。

【选穴】涌泉。

【操作】将吴茱萸、胆南星研末混匀，每取 15 克，用陈醋调匀外贴于涌泉（男左女右），纱布覆盖，胶布固定。每晚 1 次，连续 3~5 次。

【功用】既可温脾肾之阳，又可引热下行。

【主治】小儿流涎。

6. 敷贴方⑥

【准备】天南星 30 克，米醋适量。

【选穴】涌泉。

【操作】将天南星研末，用米醋调匀，于晚间外敷于涌泉，以布条缠扎。每次敷 12 小时，连续 3~4 日。

【功用】清热化痰祛湿。

【主治】小儿流涎之脾经湿热证。

7. 敷贴方⑦

【准备】肉桂 10 克，米醋适量。

【选穴】涌泉。

【操作】将肉桂研细末，用米醋调成糊状，于每晚临睡前外敷于涌泉，用纱布覆盖，胶布固定。每日 1 次，连续 3~5 日。

【功用】补火助土，温脾摄涎。

【主治】小儿流涎之脾胃虚寒证。

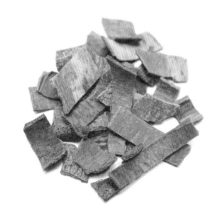

肉桂

8. 药浴方

【准备】白矾 15~20 克。

【操作】将白矾研末，用开水化开，再加温水，使温度降至 38~40℃，水量以浸没足背为宜（浸脚容器不宜过大，以恰好容下双足为佳）。每日 1 次，连续 2~3 次。

【功用】除风祛热燥湿。

【主治】小儿流涎之脾经湿热证。

夜啼

夜啼是指婴儿入夜啼哭不安，时哭时止，或每夜定时啼哭，甚则通宵达旦，但白天如常的一种病证，多见于新生儿及婴儿。啼哭是新生儿及婴儿的一种正常生理活动，是表达要求或痛苦的方式。如果因为饥饿、惊恐、尿布潮湿、衣被过热或过冷等引起啼哭，而喂以乳食、安抚亲昵、更换潮湿尿布、调节冷暖后，啼哭即可停止者，不属病态。本节主要论述婴儿夜间不明原因的反复啼哭。由于发热、口疮、腹痛或其他疾病引起的啼哭，不属本病范围。

中医认为本病病因有先天因素和后天因素两个方面。先天因素是由于孕母素体虚寒或孕母性情急躁，遗患于胎儿；后天因素包括腹部受寒，体内积热，暴受惊恐。病位主要在心、脾。寒、热、惊为本病之主要病因病机。

确认夜啼无原发性疾病（如新生儿中枢神经系统感染或颅内出血）者，方可按脾寒、心热、惊恐辨治，以免延误病情。

1. 按摩方①

【选穴】百会、四神聪、风池。

【操作】按摩上述穴位，由轻到重，交替进行。患儿惊哭停止后，继续按摩2~3分钟。

【功用】定惊宁神。

【适应证】夜啼之暴受惊恐证。

2. 按摩方②

【准备】上等朱砂6~9克。

【操作】朱砂研极细末，擦小儿手心，啼哭停止即除去。

【功用】镇心安神。

【适应证】夜啼之暴受惊恐证。

3. 敷贴方①

【准备】吴茱萸20克，米醋、伤湿止痛膏各适量。脾寒气滞可再加肉桂、丁香。

【选穴】涌泉。

【操作】将吴茱萸研为细末，用米醋调成糊状，摊在伤湿止痛膏上，外贴于涌泉及肚脐。每日1换，连续3~5日。

【功用】既可温中散寒，又可引火下行。

【主治】夜啼之脾寒气滞证或心经积热证。

4. 敷贴方②

【准备】朱砂、铅粉各等量，鸡蛋清适量。

【选穴】涌泉。

【操作】将前2味药共研细末，装瓶

243

备用。使用时每次取药末 6 克，用鸡蛋清调为稀糊状，外敷于涌泉，纱布覆盖，胶布固定。每晚 1 次，连续 2~3 日。

【功用】镇静安神。

【主治】夜啼之暴受惊恐证。

5. 敷贴方③

【准备】吴茱萸 30 克，五倍子、面粉各 15 克，朱砂 6 克。

【选穴】涌泉。

【操作】将上药共研细末，加水适量调为糊状，外敷于涌泉及肚脐，纱布覆盖，胶布固定。每日 1 换，连续 3~5 日。

【功用】降火宁心。

【主治】夜啼之心经积热证。

6. 敷贴方④

【准备】龙骨、绿豆各 5 克，朱砂 2 克，鸡蛋清 1 个。

【选穴】涌泉、百会。

【操作】将前 3 味药共研细末，加鸡蛋清调匀，外敷于涌泉、肚脐及百会，纱布覆盖，胶布固定。24 小时后取下，若疗效不佳，可再敷 1 次。

【功用】清热降火，镇静安神。

【主治】夜啼之心经积热证或暴受惊恐证。

7. 敷贴方⑤

【准备】茯神、远志各等量，醋适量。

【操作】将前 2 味药共研细末，每晚临睡前取药粉 20 克左右用醋适量调和，捏成小饼状，外敷于涌泉，再贴以无纺胶布固定，于次晨起取下。每日 1 次。

【功用】清心泻热，安神益智。

【主治】夜啼之心经积热证。

8. 敷贴方⑥

【准备】酸枣仁、郁李仁各 5 克，伤湿止痛膏适量。

【操作】将上药捣烂，置伤湿止痛膏中心，外敷于肚脐处，纱布覆盖，胶布固定。每日 1 换，连续 3~5 日。

【功用】养心补肝，行气安神。

【主治】夜啼之心经积热证。

9. 敷贴方⑦

【准备】远志、合欢皮各 5 克。

【操作】将上药捣碎，置伤湿止痛膏中心，外敷于肚脐处，纱布覆盖，胶布固定。每日 1 换，连续 3~5 日。

【功用】养心安神。

【主治】夜啼之心经积热证。

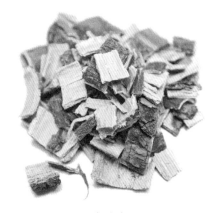

合欢皮

10. 敷贴方⑧

【准备】朱砂、甘草各 3 克，茯神、远志、龙骨各 9 克，胆南星、僵蚕、郁金各 6 克，石菖蒲、黄连、灯心草、琥珀各 5 克，凉茶水适量。

【操作】将前 12 味药加工粉碎成细末，敷脐时取适量粉末，用凉茶水调匀，置脐贴上敷于脐部即可。每次 4~6 小时，轻者 1~3 次，重者 3~6 次。

【功用】清心降火，泻热安神。

【主治】夜啼之心经积热证。

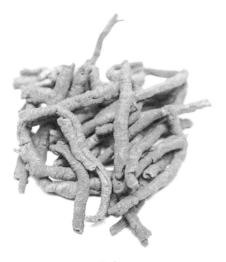

远志

11. 敷贴方⑨

【准备】牵牛子（黑丑）7 粒。

【操作】将上药研为细末，用温水适量调为稀糊状，外敷于肚脐处，纱布覆盖，胶布固定。每晚 1 次，连续 5 日。

【功用】泻下通便。

【主治】饮食积滞引起的夜啼。

12. 敷贴方⑩

【准备】焦山楂、鸡内金各等量，米醋或清水适量。

【操作】将前 2 味药共研细末，装瓶备用。使用时每次取药末 10 克，用米醋或清水适量调为稀糊状，外敷于患儿肚脐处，纱布覆盖，胶布固定。每日 1 换，连续 3~5 日。

【功用】消积化食，和胃安神。

【主治】饮食积滞引起的夜啼。

13. 芳香方①

【准备】天竺黄、川芎、钩藤、朱砂各 6~9 克。

【操作】上药共研末，以布包好装袋，挂小儿胸前心尖部，啼哭停止即除去。

【功用】清心养血，镇静安神。

【主治】夜啼之心经积热证或暴受惊恐证。

14. 芳香方②

【准备】茯苓、淡竹叶、灯心草各 50 克，白菊花、钩藤各 80 克，琥珀 20 克，五味子 10 克。

【操作】将上药打碎后装入一布袋中，夜间枕用，早晨将药袋装入塑料袋内密封，次夜继续使用。

【功用】清心养阴，宁心安神。

【主治】夜啼之心经积热证。

15. 耳穴贴压方①

【准备】磁珠贴。

【选穴】神门、脑、心。脾寒者加脾，惊恐者加肝等。

【操作】常规消毒后，将磁珠贴贴于上述耳穴。每日每穴按压2次，双耳交替，每隔2日1换。

【功用】宁心安神。

【主治】夜啼。

16. 耳穴贴压方②

【准备】王不留行籽贴。

【选穴】脾、心、肝、神门、内分泌、交感。

【操作】常规消毒后，以拇、食指捏揉耳部3~5遍，再用王不留行籽贴贴于上述耳穴。每2日1次，双耳交替换贴。

【功用】调和脏腑阴阳。

【主治】夜啼。

尿布皮炎

尿布皮炎是指在婴幼儿的肛门附近、臀部、会阴部等处皮肤发红，有散在斑丘疹或疱疹。小儿肛门潮湿红痛，多属尿布皮炎，是大小便未及时清理浸渍臀部所致。尿布皮炎是接触性皮炎的一种特殊类型，是皮肤或黏膜接触外源性物质后发生的炎性反应，去除病因后则较快痊愈。若继发细菌或念珠菌感染则出现破溃，患儿因局部不适而出现哭吵不安，若不及时治疗，可引起局部感染，甚至败血症。

1. 涂擦方

【准备】紫草油或复方紫草油。

【操作】洗净患儿患处，后涂抹紫草油。

【功用】清热解毒，凉血止血，透疹消斑。

【主治】尿布皮炎。

2. 药浴方①

【准备】金银花、连翘、蒲公英、生地黄、水牛角、牡丹皮各10克，薄荷、竹叶、甘草各5克。

【操作】上药水煎取汁，放入浴盆中，待温度可耐受时浸洗患处。每

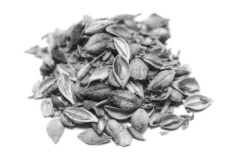

连翘

日 2~3 次，每次 10~20 分钟，连续 2~3 日。

【功用】清热解毒，凉血活血，透疹消斑。

【主治】尿布皮炎。

3. 药浴方②

【准备】蒲公英、赤芍、白茅根、红紫草、鱼腥草各 10 克，竹叶、通草、甘草各 5 克。

【操作】上药水煎取汁，放入浴盆中，候温时浸洗患处。每日 2~3 次，每次 10~20 分钟，连续 2~3 日。

【功用】清热解毒，凉血活血，透疹消斑。

【主治】尿布皮炎。

4. 药浴方③

【准备】大黄、黄芩、黄连、黄柏、煅白矾各 10 克，雄黄 5 克，青松散适量。

【操作】前 5 味药水煎取汁，外洗患处，洗后再用青松散涂擦。每日 2~3 次，连续 3~5 日。

【功用】清热解毒，凉血止血。

【主治】尿布皮炎。

5. 敷贴方①

【准备】大黄粉、滑石粉各等量。

【操作】局部常规洗浴后，擦干。将大黄粉、滑石粉适量研匀，装于纱布袋中，抖撒涂布于患处。每日 2~3 次，连续 2~3 日即可。

【功用】清热解毒，祛湿敛疮。

【主治】尿布皮炎。

6. 敷贴方②

【准备】蒲黄适量。

【操作】局部常规洗浴后擦干。将蒲黄粉适量研匀，装于纱布袋中，抖撒涂布于患处，每日 2~3 次，连续 2~3 日即可。

【功用】凉血止血。

【主治】尿布皮炎。

7. 敷贴方③

【准备】黄连 10 克，冰片、炉甘石、密陀僧各 5 克。

【操作】上药共研细末备用。局部常规洗浴后，擦干，而后将本品撒涂患处。每日 2~3 次，连续 2~3 日即可。

【功用】清热解毒，燥湿收敛。

【主治】尿布皮炎。

鹅口疮

　　鹅口疮是由白色念珠菌引起的一种感染性口腔疾病。中医亦称"鹅口疮"，也称"雪口"，是以口腔黏膜、舌上散在或满布白屑为主要临床特征的一种口腔疾病，因其呈白屑状如鹅口故称鹅口疮，又因其屑色白如雪片，名雪口。本病一年四季均可发生，常见于新生儿，以及体质虚弱、营养不良、久病久泻，或长期使用广谱抗生素或肾上腺糖皮质激素或免疫抑制剂的小儿。

本病的发生可由胎热内蕴，或体质虚弱，久病久泻，或调护不当，口腔不洁，感受秽毒之邪所致。其主要病变部位在心、脾、肾，病机关键是火热之邪循经上炎，熏灼口舌。临床上可分为心脾积热证、虚火上浮证。心脾积热证表现为口腔、舌面满布白屑，周围焮红较甚，面赤唇红，烦躁不宁，吮乳啼哭，大便秘结，小便短赤。虚火上浮证表现为口腔舌面白屑散在，周围焮红不重，形体怯弱，面白颧红，手足心热，口干不渴，或低热盗汗等。

本病轻症预后良好。少数重症患者，白屑蔓延鼻道、咽喉或气管，甚至波及肺，影响呼吸和吮乳，则可危及生命。使用中医外治疗法治疗，能够快速治愈疾病，防止病情进一步发展。

1. 敷贴方①

【准备】白矾 20 克，鸡蛋清适量。

【选穴】涌泉。

【操作】将明矾研为细末，加鸡蛋清调为糊状，涂敷于涌泉。每晚 1 次，连续 3~5 日。

【功用】引火下行。

【主治】小儿鹅口疮之虚火上浮证。

2. 敷贴方②

【准备】细辛 30 克，米醋适量。

【选穴】涌泉。

【操作】将细辛研为细末，用米醋适量调为糊状，涂敷于涌泉。每晚 1 次，连续 3~5 日。

【功用】引火下行。

【主治】小儿鹅口疮之虚火上浮证。

3. 敷贴方③

【准备】吴茱萸 10 克，鸡蛋清适量。

【选穴】涌泉。

【操作】将吴茱萸研为细末，加鸡蛋清调为糊状，涂敷于涌泉。每晚 1 次，连续 3~5 日。

【功用】引火下行。

【主治】小儿鹅口疮之虚火上浮证。

4. 敷贴方④

【准备】黄连 6 克，肉桂 2 克，酵头 1 撮。

【选穴】涌泉。

【操作】黄连、肉桂共研细末，和湿酵头调和均匀，敷于涌泉。2 日换药 1 次，连续 2~3 次。

【功用】清心泻火，引火归元。

【主治】小儿鹅口疮。

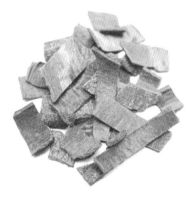

肉桂

5. 敷贴方⑤

【准备】黄柏、生大黄、鲜生地黄各 3 克。

【选穴】涌泉。

【操作】上药共捣烂为糊状，外敷于涌泉，纱布覆盖固定。每日 1 换。

【功用】清心泻火，滋阴补肾。

【主治】小儿鹅口疮。

6. 敷贴方⑥

【准备】莱菔子、白芥子、地肤子各 10 克，米醋适量。

【选穴】涌泉。

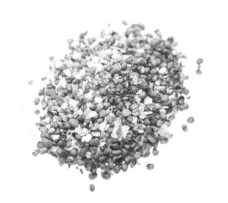

莱菔子

【操作】将前 3 味药用砂锅文火炒至微黄，共研细末，用米醋调成糊状。把药膏分涂于 2 厘米见方的纱布上，膏厚 2 毫米，将其贴于涌泉，用胶布固定。每日 1 次，可连用 3~5 次。

【功用】清热泻火，健脾理气。

【主治】小儿鹅口疮之心脾积热证。

7. 敷贴方⑦

【准备】巴豆 2 克，西瓜子 1 克，香油适量。

【选穴】印堂。

【操作】前 2 味药共研细末，加少许香油调匀，揉成团状贴于印堂，20 秒后取下。每日外敷 1 次，连续 2~3 次。

【功用】蚀疮。

【主治】小儿鹅口疮。

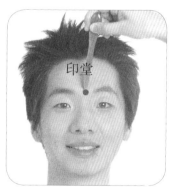

印堂

8. 涂擦方①

【准备】板蓝根 10 克。

【操作】上药水煎取汁，用消毒棉签蘸药液涂擦患处。每日 3~5 次，连续 2~3 日。

【功用】清热解毒，凉血利咽。

【主治】小儿鹅口疮之心脾积热证。

9. 涂擦方②

【准备】大青叶或一枝黄花50克。

【操作】上药水煎浓液，涂擦口腔，每日3~4次。

【功用】凉血清热解毒。

【主治】小儿鹅口疮之心脾积热证。

10. 涂擦方③

【准备】黄连6克，甘草3克。

【操作】上药水煎浓液，消毒棉签蘸之擦拭口腔。

【功用】清热解毒。

【主治】小儿鹅口疮之心脾积热证。

11. 涂擦方④

【准备】黄柏15克，生石膏30克，冰片3克，硼砂2克。

【操作】上药共研细末，用消毒棉签蘸取涂擦口腔。

【功用】滋阴清热降火。

【主治】小儿鹅口疮之虚火上浮证。

12. 涂擦方⑤

【准备】黄柏、青黛各10克，肉桂2克，冰片0.5克。

【操作】上药共研细末，涂擦口腔内患处。

【功用】清热解毒，引火归元。

【主治】小儿鹅口疮。

13. 涂擦方⑥

【准备】黄芩、生地黄、竹叶、黄柏、苦参、玄参、麦冬、连翘、白及各10克，黄连5克。

【操作】上述药物以冷水300毫升浸泡30分钟，武火煎至水沸后，改为文火煎40分钟，取汁50毫升，每日3~5次以无菌棉签蘸取药汁拭口。

【功用】清心泻脾。

【主治】小儿鹅口疮之心脾积热证。

14. 涂擦方⑦

【准备】生地黄、知母、黄柏、牡丹皮、夏枯草、苦参、地榆、紫草各10克。

【操作】上述药物以冷水300毫升浸泡30分钟，武火煎至水沸后，改为文火煎40分钟，取汁50毫升，每日3~5次，以无菌棉签蘸取药汁拭口。

【功用】滋阴降火。

【主治】小儿鹅口疮之虚火上浮证。

急性扁桃体炎

急性扁桃体炎是腭扁桃体的一种非特异性急性炎症，可分为充血性和化脓性两种，常伴有一定程度的咽黏膜及其他咽淋巴组织炎症。本病多发于儿童及青年，季节更替、气温变化时容易发病，劳累、受凉、潮湿、烟酒过度或某些慢性病等常为本病的诱发因素。其主要临床表现有咽痛、发热、吞咽困难、腭扁桃体红肿甚至化脓感染。

本病属中医"乳蛾"范畴，以咽喉两侧喉核（即腭扁桃体）红肿疼痛，形似乳头，状如蚕蛾为主要症状的喉病。发生于一侧的称单乳蛾，双侧的称双乳蛾。乳蛾多由外感风热，侵袭于肺，上逆搏结于喉核；或平素过食辛辣炙煿之品，脾胃蕴热，热毒上攻喉核；或温热病后余邪未清，脏腑虚损，虚火上炎等引起。发病急骤者，多为实证、热证，宜疏风清热，利咽消肿，泻热解毒。本篇主要论述发病急骤者。

本病如不及时治疗，可引起扁桃体周围脓肿、急性中耳炎及急性风湿热、心肌炎、肾炎、关节炎等局部或全身并发症。扁桃体是一种免疫器官，参与人体的细胞免疫和体液免疫。故对 5 岁以下的儿童，如无局部功能障碍，或非病灶性扁桃体者，不宜手术切除，可选择药物治疗。中医外治疗法具有疼痛较轻、使用方便、不良反应少及依存性高等优势，对于小儿扁桃体炎的治疗极具特色。

1. 敷贴方①

【准备】吴茱萸 15 克，胡黄连 6 克，胆南星、生大黄各 3 克，陈醋适量。

【选穴】涌泉。

【操作】前 4 味药共研细末，用瓶或罐装好密封。使用时用陈醋调成糊状，患儿睡前温开水泡脚，晚上睡熟后涂敷于涌泉，外用纱布包扎，胶布固定。次日晨起取下，每日 1 次。5 岁以内儿童每次 6 克，6~10 岁儿童每次 10 克，10 岁以上儿童每次 12 克。

【功用】引气下行，气降火降，清上焦实火，治下焦浮越虚火，引火归原。

【主治】小儿急性扁桃体炎。

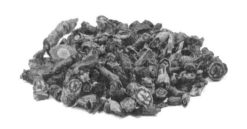

胡黄连

2. 敷贴方②

【准备】六神丸 10 粒，消炎止痛膏、茶水各适量。

【操作】先将六神丸用少量茶水化开，调入消炎止痛膏，涂在绵纸上，敷贴于下颌角（正对扁桃体外面）的皮肤上。每日 2 次，连用 3 日。

【功用】清凉解毒，消炎止痛。

【主治】小儿急性扁桃体炎。

3. 纳鼻方①

【准备】鱼腥草注射液5毫升。

【操作】将上药加入医用超声雾化仪中做超声雾化吸入，每日2次。

【功用】清热解毒。

【主治】小儿急性扁桃体炎。

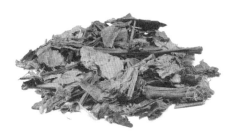

鱼腥草

4. 纳鼻方②

【准备】金银花30克，薄荷、石斛各25克，胖大海15克，麦冬20克，生甘草10克。

【操作】取上方1剂，水煎2次，混合，去渣取汁280毫升冷却，放入冰箱备用，用时每次取20毫升，加入医用超声雾化仪中雾化吸入，每日2次，每次雾化吸入20分钟。

【功用】清热解毒，消肿利咽。

【主治】小儿急性扁桃体炎。

5. 纳鼻方③

【准备】清开灵注射液。

【操作】取10毫升清开灵注射液做超声雾化吸入治疗，每日1次，每次30分，连用3日后待症状缓解后适当减量，再用2日后停药。

【功用】清热解毒，镇静安神，醒神开窍。

【主治】小儿急性扁桃体炎。

6. 纳鼻方④

【准备】蝉蜕6克，浙贝母、木蝴蝶各10克，蒲公英、鱼腥草、板蓝根各20克。

【操作】取上方1剂，水煎2次，混合，去渣取汁280毫升冷却，放入冰箱备用，用时每次取20毫升，加入超声雾化仪中雾化吸入，每日2次，每次雾化吸入20分钟。

【功用】清热解毒，利咽消肿。

【主治】小儿急性扁桃体炎。

7. 药浴方

【准备】柴胡、黄芩、生栀子、荆芥、知母各15克，石膏20克，金银花、生大黄、桂枝、桑枝各12克。

【操作】先以冷水浸泡上药20分钟后煎煮，煎汁1000毫升，再加水煎汁1000毫升，2次混合放入恒温足浴盆，调节药液温度在38~40℃，将患儿双足浸泡在药液中，药液以超过足踝上2~3厘米为度，每次足浴20~30分钟。可根据体温波动情况用原药液升温后重复足浴1~2次，每日1剂。

【功用】解表退热。

【主治】小儿急性扁桃体炎兼外感风热。

8. 含漱方

【准备】鲜酢酱草、野菊花、蒲公英各 30 克。

【操作】上药煎汤漱口，每日数次。

【功用】清热解毒，利咽消肿。

【主治】小儿急性扁桃体炎。

9. 吹喉方①

【准备】冰硼散（玄明粉 15 克，硼砂 9 克，朱砂 1.5 克，冰片 1.2 克）。

【操作】每次取少许冰硼散吹喉。每日 3~4 次。

【功用】清热解毒，消肿止痛。

【主治】小儿急性扁桃体炎。

10. 吹喉法②

【准备】牙皂 3 克，僵蚕 2.4 克。

【操作】将上药研细末，每次取少许药粉吹入喉咙扁桃体肿大处。

【功用】祛风消肿。

【主治】小儿急性扁桃体炎。

第六节　皮肤科病症外治疗法

带状疱疹是由水痘－带状疱疹病毒引起的急性感染性皮肤病。对此病毒无免疫力者被感染后，发生水痘。部分患者被感染后成为带病毒者而不发生症状。由于病毒具有亲神经性，感染后可长期潜伏于脊髓神经后根神经节的神经元内，当抵抗力低下或劳累、感染、感冒时，病毒可再次生长繁殖，并沿神经纤维移至皮肤，使受侵犯的神经和皮肤产生强烈的炎症。皮疹一般有单侧性和按神经节段分布的特点，有集簇性的疱疹组成，并伴有疼痛，年龄愈大，神经痛愈重。

本病中医称"蛇串疮"，是一种皮肤上出现成簇水疱，多呈带状分布，痛如火燎的急性疱疹性皮肤病。其临床特点是皮肤上出现红斑、水疱或丘疱疹，累累如串珠，排列成带状，沿一侧周围神经分布区出现，局部刺痛或伴淋巴结肿大。本病初期以湿热火毒为主，后期是正虚血瘀兼夹湿邪为患。故临床上多分为肝经郁热证、脾虚湿蕴证、气滞血瘀证。肝经郁热证表现为皮损鲜红，灼热刺痛，疱壁紧张，口苦咽干，心烦易怒，大便干燥，小便黄。脾虚湿蕴证表现为皮损色淡，疼痛不显，疱壁松弛，口不渴，食少腹胀，大便时溏。气滞血瘀证表现为皮疹减轻或消退后局部疼痛不止，放射到附近部位，痛不可忍，坐卧不安，重者可持续数月或更长时间。

本病好发于成人，春秋季节多见。发病率随年龄增大而呈显著上升。年老体弱者疼痛剧烈，常扩大到皮损范围之外，部分中老年患者皮损消退后可遗留顽固性神经痛，常持续数月，甚至更长时间。中医外治疗法不仅在消除疱疹症状方面有着较好作用，同时对于病后的护理，尤其是对于中老年患者遗留顽固性神经痛（即气滞血瘀证）的治疗有着显著的治疗效果。

1. 敷贴方①

【准备】鲜马齿苋、野菊花叶、玉簪花叶、鲜甘薯叶或鲜芙蓉叶各适量。

【操作】将上药捣烂外敷于局部，每日2~3次，一般敷药的次日疼痛即可减轻，渗出物减少，连续使用3日即可痊愈。

【功用】清热解毒。

【主治】带状疱疹之肝经郁热证。

2. 敷贴方②

【准备】升麻30克。

【操作】上药水煎取汁，局部常规消毒后，用消毒棉签蘸药液涂擦患处。每日3~5次。或用消毒纱布蘸药液湿敷患处，保持湿润，连续3~5日。

【功用】清热解毒，发表透疹。

【主治】带状疱疹。

3. 敷贴方③

【准备】细辛、两面针根皮各30克，冰片1克，米醋或香油适量。

【操作】前3味药共研细末，用米醋或香油调敷患处。每日3~5次，连续5~10日。

【功用】活血行气，祛风通络，解毒止痛。

【主治】带状疱疹之气滞血瘀证。

4. 敷贴方④

【准备】马齿苋、黄柏、板蓝根各60克，蒲公英、赤芍、牡丹皮各30克，川芎、红花10克。

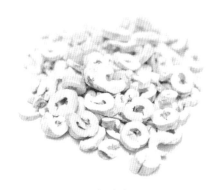

牡丹皮

【操作】将上药分2次水煎，每次煎40分钟，冷却后取200毫升浸湿于4层无菌纱布，以不流出为度，湿敷患处30分钟，每日2次。

【功用】清热解毒，活血化瘀止痛。

【主治】带状疱疹。

5. 敷贴方⑤

【准备】青黛25克，黄连10克，五倍子15克，煅石膏20克，冰片5克，丝瓜皮100克。

【操作】将前5味药共研成细末，和入捣烂的丝瓜皮，平敷于皮损及疼痛部位，每日2次，直至痊愈。

【功用】清热解毒，祛湿敛疮。

【主治】带状疱疹之肝经郁热证、脾虚湿蕴证。

6. 敷贴方⑥

【准备】雄黄、白矾、青黛各10克，冰片2克，普鲁卡因注射液20毫升，75%的酒精溶液100毫升。

【操作】上药前 4 味共研细末，入普鲁卡因注射液和 75% 的酒精溶液调成糊状，敷贴于患处，每日 2 次。

【功用】清热解毒，杀菌止痒。

【主治】带状疱疹。

7. 敷贴方⑦

【准备】仙人掌 1 块。

【操作】仙人掌去刺，根据带状疱疹范围的大小，将仙人掌纵切成 2 片，将刀切面紧贴于疱疹部位，用力压紧，用胶布固定。每日更换 1 次，7 日为 1 个疗程，连续 1~2 个疗程。

【功用】行气活血，清热解毒。

【主治】带状疱疹之肝经郁热证。

8. 敷贴方⑧

【准备】陈石灰 50 克，鲜仙人掌、鲜地龙各 30 克，冰片 5 克，白酒 30 毫升，香油 10 毫升。

【操作】将鲜仙人掌去皮刺，洗净，与地龙同捣烂，去渣取汁，再与陈石灰、冰片及白酒、香油混匀备用。用消毒棉签蘸药液均匀擦于患处。每日 2~3 次，连续 3~5 日。

【功用】清热解毒，行气活血，杀虫止痒。

【主治】带状疱疹。

9. 敷贴方⑨

【准备】仙人掌、冰片、雄黄各适量。

【操作】仙人掌去皮刺，洗净，切碎捣烂，加后 2 味药，共捣匀成糊状，

外敷患处，纱布覆盖，胶布固定，每日换药 1 次，连续 3~5 日。

【功用】清热泻火，解毒消肿。

【主治】带状疱疹之肝经郁热证。

10. 擦涂方①

【准备】雄黄 10 克，蜈蚣 3 条，植物油适量。

【操作】将上 2 味药共研细末，用植物油调匀，涂擦患处，每日 1~2 次。

【功用】解毒生肌，杀菌止痛。

【主治】带状疱疹。

11. 擦涂方②

【准备】雄黄、白矾各 10 克，黄连、黄柏各 6 克，冰片 2 克，75% 的酒精溶液 100 毫升。

【操作】前 5 味药入 75% 的酒精溶液浸泡 2~3 小时即成。使用时用棉签蘸药液涂擦患处。每日 6~10 次，连续 2~3 日。

【功用】清热化湿。

【主治】带状疱疹之肝经郁热证、脾虚湿蕴证。

12. 擦涂方③

【准备】紫草 10 克，大黄 50 克，75% 的酒精溶液 200 毫升。

【操作】前 2 味药入 75% 的酒精溶液，密封浸泡 72 小时。使用时用棉签蘸药液涂擦患处。每日 6~10 次，连续 2~3 日。

【功用】清热凉血解毒。

【主治】带状疱疹之肝经郁热证。

13. 擦涂方④

【准备】未成熟的青柿数个。

【操作】青柿洗净，捣烂取汁，涂擦患处。每日早、中、晚各1次，连续3日。

【功用】清热解毒，敛疮疗疹。

【主治】带状疱疹之肝经郁热证、脾虚湿蕴证。

14. 擦涂方⑤

【准备】五倍子、芒硝各1份，大黄、黄柏各2份，凡士林适量。

【操作】前4味药共研细末，用凡士林调为30%软膏涂擦患处，包扎固定。隔日换药1次，连续2~4次。

【功用】清热解毒，收湿敛疮。

【主治】带状疱疹之肝经郁热证。

15. 药浴方①

【准备】千里光、穿心莲各50克，当归、苍耳草、地肤子、黄柏各30克。

【操作】上药水煎取汁2000毫升，外洗患处。每日2次，连续3~5日。

【功用】清热解毒，凉血止痒。

【主治】带状疱疹之肝经郁热证。

16. 药浴方②

【准备】板蓝根、大青叶、蒲公英、金银花、连翘、土茯苓各10克。

【操作】上药水煎取汁，外洗患处，每日2次，连续3~5日。

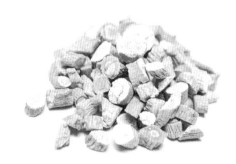

板蓝根

【功用】清热解毒，燥湿运脾。

【主治】带状疱疹之脾虚湿蕴证。

17. 药浴方③

【准备】苦参、百部各50克，黄柏、黄连各30克。

【操作】上药加水煎汤，熏洗患处，每日2~3次，每次15分钟。

【功用】清热解毒，杀菌止痒。

【主治】带状疱疹之肝经郁热证。

18. 药浴方④

【准备】青蒿草30克。

【操作】上药煎汤洗患处，每日3次。

【功用】清热凉血。

【主治】带状疱疹之肝经郁热证。

19. 药浴方⑤

【准备】苎麻根适量。

【操作】上药煎汤熏洗患处，每日1~2次，每次15分钟。

【功用】清热解毒。

【主治】带状疱疹之肝经郁热证。

20. 熏蒸方

【准备】五倍子、蛇床子、地肤子各30克，紫草、荆芥、白鲜皮各15克，黄柏10克，苦参50克，茵陈20克。

【操作】上药水煎，煎至200毫升，打包。药物放入智能型中药自控治疗仪发生器中，约3分钟后，产生中药蒸汽，由管道输送到喷头中，对准患者皮疹部位，相距5~10厘米，温度控制在40~50℃，每次治疗时间为20分钟，每日1次。

【功用】清热解毒，利湿活血。

【主治】带状疱疹。

黄褐斑

黄褐斑为面部淡褐色或褐色的原因不明的色素沉着斑，以中青年妇女多见，男性也可患病，临床表现为皮损常对称分布于颜面部颧部及颊部而呈蝴蝶形，亦可累积前额、鼻、口周或颏部。皮损为大小不一、边缘清楚的黄褐色或褐色斑片，日晒后色素加深，常在春夏季加重，秋冬季减轻。其发病原因和机制多样，如紫外线照射、化妆品、妊娠、内分泌紊乱、种族及遗传等。

中医称其"黧黑斑"，属"面尘"范畴，其中因肝病引起者称为"肝斑"，因妊娠而发病者称为"妊娠斑"。本病多与肝、脾、肾三脏密切相关，气血不能上荣于面为主要病机。基本治疗原则为疏肝，健脾，补肾，化瘀。

1. 敷贴方①

【准备】白芷、白附子、茯苓、白及、僵蚕各等量，鸡蛋清适量。

【操作】将前5味药洗净烘干粉碎过120目筛。用时先清洁面部皮肤，再用温水或鸡蛋清将药粉调成糊状，外敷面部。每2日1次，每次30分钟，结束后用清水洗净。2周为1个疗程，持续3个疗程。

【功用】美白消斑。

【主治】黄褐斑。

2. 敷贴方②

【准备】生晒参30克，当归、茯苓、白术、白附子、冬瓜子各20克，白芷、滑石各15克，鸡蛋清1个，白醋5毫升，蜂蜜适量。

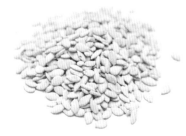

冬瓜子

【操作】将前 8 味药研为细末，置于干燥阴凉的容器里备用。治疗时每次取上述细末 10 克，加入鸡蛋清、白醋，适量蜂蜜调节干湿度（以能敷面为度），混合均匀，即可使用。

【功用】美白祛斑。

【主治】黄褐斑。

3. 敷贴方③

【准备】山慈菇 30 克，白芷、白附子、白术、茯苓各 50 克，白蔹、蒺藜、白及、山药各 150 克，僵蚕 15 克，川芎 100 克，黄芩 60 克，蛇蜕 20 克，绿豆 300 克。

【操作】将上药研为细末，置于瓶中备用。治疗时，每次取 20 克面膜粉，8 毫升蒸馏水调成糊状使用。

【功用】补肾化瘀，美白消斑。

【主治】黄褐斑。

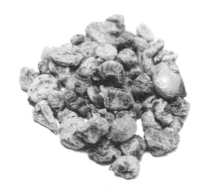

山慈菇

4. 耳穴贴压方①

【准备】王不留行籽贴。

【选穴】肺、心、内分泌、肝、脾、肾、内生殖。

【操作】常规消毒后，将王不留行籽贴贴于上述耳穴并按压。每日按压 3~4 次，每次 2~3 分钟，以耳部微热、微痛为度。每周更换 1 次，双耳交替，5 次为 1 个疗程。

【功用】疏肝、健脾、补肾。

【主治】黄褐斑。

5. 耳穴贴压方②

【准备】王不留行籽贴。

【选穴】主穴：缘中、肾上腺、皮质下、内分泌、肾、肝、脾、肺。配穴：耳廓敏感点。

【操作】常规消毒后，将王不留行籽贴贴于上述耳穴并按压。每日按压 3~4 次，每次 2~3 分钟，以耳部微热、微痛为度。每周更换 1 次，双耳交替，5 次为 1 个疗程。

【功用】补肾健脾，疏肝理气。

【主治】黄褐斑。

6. 耳穴贴压方③

【准备】王不留行籽。

【选穴】内分泌、丘脑、卵巢、子宫、肝、肾。

【操作】常规消毒后，将王不留行籽贴贴于上述耳穴，每周更换 1~2 次，两耳交替。

【功用】补肾涩精，疏肝理气。

【主治】黄褐斑。

7. 熏蒸方①

【准备】白芷、附子、茯苓、僵蚕、红花各适量。

【操作】将上药置于中药熏蒸机中，熏蒸面部，达到温透腠理的目的。

【功用】温透腠理，行气解郁，排毒化浊。

【主治】黄褐斑。

8. 熏蒸方②

【准备】柴胡、茯苓、白术、薏苡仁、僵蚕、金银花、连翘、夏枯草、丹参各适量。

【操作】将上药置于中药熏蒸机中，熏蒸面部，每日1次，每次30分钟，10日为1个疗程，每疗程间隔5日。

【功用】温经通脉，疏透腠理。

【主治】黄褐斑。

9. 熏蒸方③

【准备】柴胡、金银花、连翘、茯苓、夏枯草、丹参、薏苡仁、僵蚕、白术各适量。

【操作】将上药置入蒸锅中加热，产生雾气后，再放入熏蒸机，每次熏蒸30分钟。

【功用】疏经通络，温化腠理。

【主治】黄褐斑。

雀斑

雀斑是一种常见于面部的褐色点状色素斑，家族聚集的患者可能与常染色体显性遗传有关。临床表现为女性居多，好发于面部，以鼻部及面颊为著，典型皮损为淡褐色至褐色针尖至米粒大小斑点，圆形、卵圆形或略呈不规则形，散在分布，互不融合，数目多少不一。受紫外线照射影响，常春夏季加重，秋冬季减轻。遮盖和黏膜部位不受累及。

中医认为，雀斑是由于阴阳不调，从而火郁结于人体之经络，造成血行不畅，加之风邪在外长期与不畅之血络相作用，而在面部形成的征象。根据其发病本源，施以调节阴阳平衡之法，以活经络，行气血，润燥养颜。

1. 敷贴方①

【准备】蒲公英、紫花地丁各20克，皂角刺、白梅肉、紫背浮萍、樱桃枝各30克，白鲜皮10克，滑石粉100克。

【操作】将前6味药焙干，研细为末，过100目筛，与滑石粉混匀，每日早、晚取少许加凉开水及少许嫩蜜调成浓糊状，薄敷于面部，15分钟后用温开水洗净。

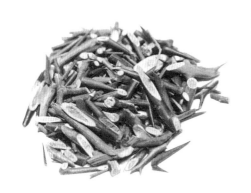

皂角刺

【功用】疏通经络，运行气血。

【主治】雀斑。

2. 敷贴方②

【准备】牵牛子（黑丑）3~6 克，鸡蛋清 1 个。

【操作】将牵牛子研为细末，以鸡蛋清调匀，每晚睡前温水洗脸后敷涂面斑处，次晨洗去，每日或隔日 1 次。

【功用】活血行气。

【主治】雀斑。

3. 敷贴方③

【准备】牵牛子（黑丑）15 克，茯苓 10 克，蜂蜜水适量。

【操作】将前 2 味药共研为细末，以蜂蜜水调擦敷涂，每晚 1 次。

【功用】通络利水，活血行气。

【主治】雀斑。

4. 耳穴贴压方①

【准备】王不留行籽贴。

【选穴】面颊、肾上腺、内分泌、神门、皮质下、肝、胆、肺、脾等。

【操作】常规消毒后，将王不留行籽贴贴于上述耳穴，每日按压耳穴 4~5 次，每穴按压 1~2 分钟，左右侧交替，每周 1 次，5 次为 1 个疗程。

【功用】行经通络。

【主治】雀斑。

5. 耳穴贴压方②

【准备】王不留行籽贴。

【选穴】丘脑、神门、肺、内分泌、肾上腺。

【操作】常规消毒后，将王不留行籽贴贴于上述耳穴，每日按压 3~5 次，每次 2~3 分钟，两耳轮换，3 日更换 1 次，10 次为 1 个疗程。

【功用】补肾健脾，清热凉血养阴。

【主治】雀斑。

6. 耳穴贴压方③

【准备】王不留行籽贴。

【选穴】神门、肝、肾、脾、肺、面颊、内分泌。

【操作】常规消毒后，将王不留行籽贴贴于上述耳穴，每次贴 5 个穴位，2 日换药 1 次，两侧耳穴交替使用。

【功用】滋补肝肾，益精养血。

【主治】雀斑。

7. 熏洗方①

【准备】绿豆 250 克，滑石粉 100 克，天花粉 60 克，白芷、白艾、白蔹、茯苓各 50 克，葛根 40 克，川芎 30 克，石菖蒲 20 克，白附子、僵蚕各 15 克，冰片 1 克，鸡蛋清适量。

【操作】将前 13 味药共研细末备用，每晚用鸡蛋清调涂于面部，待次晨以温水洗去。

【功用】清热解毒，润肤祛斑。

【主治】雀斑。

8. 熏洗方②

【准备】生黄芪、生山楂各 30 克，生地黄、玄参、桑白皮、麦冬各 12 克，黄芩 9 克，炙麻黄 10 克。

【操作】将上药用水煎至沸腾，蒸汽熏脸，稍冷却后反复拍洗面部，每日 1 次，每次 10 分钟。3 个月为 1 个疗程。

【功用】疏通气血。

【主治】雀斑。

9. 熏洗方③

【准备】柿子 30 克，浮萍 15 克，苏木、白术各 10 克。

【操作】将上药水煎后熏洗，早、晚各 1 次，每次 5~10 分钟。

【功用】润肤祛斑。

【主治】雀斑。

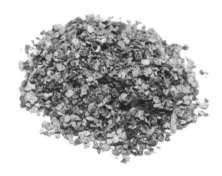

浮萍

神经性皮炎

神经性皮炎又称慢性单纯性苔藓，是以阵发性皮肤瘙痒和皮肤苔藓化为特征的慢性皮肤病，为常见皮肤病，多见于成年人，儿童一般不发病，多发生在颈后部或其两侧、肘窝、腘窝、前臂、大腿、小腿及腰骶部等，常成片出现，呈三角形或多角形的平顶丘疹，皮肤增厚，皮脊突起，皮沟加深，形似苔藓，常呈淡红或淡褐色，剧烈瘙痒，夜间尤甚，搔抓后可造成表皮剥脱，引起湿疹和继发感染。皮损仅限于一处或几处的为局限性神经性皮炎；若皮损分布广泛，甚至泛发于全身者，称为泛发性神经性皮炎。

本病属中医"牛皮癣"范畴。牛皮癣是一种皮肤状如牛项之皮，厚而且坚的慢性瘙痒性皮肤病。本病初起为风湿热之邪阻滞肌肤或外来机械刺激所引起；病久耗伤阴液，营血不足，血虚生风生燥，皮肤失去濡养而成。肝火郁滞，情志不遂，郁闷不舒，或紧张劳累，心火上炎，以致气血运行失职，凝滞肌肤，每易成为诱发的重要因素，且致病情反复。故临床按病因病机分为肝郁化火证、风湿蕴肤证、血虚风燥证。肝郁化火证表现为皮疹色红，伴心烦易怒，失眠多梦，眩晕，心悸，口苦咽干。风湿蕴肤证表现为皮损呈暗红或淡褐色片状，粗糙肥厚，剧痒时作，夜间尤甚。血虚风燥证表现为皮损色淡或灰白，状如枯木，肥厚粗糙似牛皮，伴心悸怔忡，失眠健忘，女子月经不调。

本病病程缓慢，多年不愈，容易复发，外治疗法直接作用于局部，且对于不同类型的皮损针对性的处理方法，可较好地发挥治疗作用，但对于中重证还需配合药物治疗才可根治。

1. 涂搽方

【准备】黄连膏或青黛膏适量。

【操作】将上药局部涂搽，每日1~2次。皮损肥厚者，对局部皮损处涂搽中药膏后，采用保鲜薄膜将皮损处封包40分钟，每日1~2次。

【功用】清热解毒，消肿止痛。

【主治】牛皮癣之肝郁化火证。

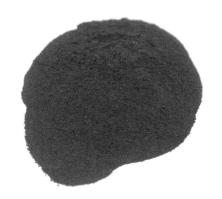

青黛

2. 敷贴方①

【准备】蜂房1个，白矾30克，甜酒250毫升。

【操作】将蜂房研为细末，再与白矾共研细末，放入甜酒中，煮成糊状。局部常规消毒后，用棉签蘸本品涂搽患处。每日2~3次，连续3~5周。

【功用】祛风止痛，攻毒杀虫。

【主治】牛皮癣之血虚风燥证。

3. 敷贴方②

【准备】重楼、香油各适量。

【操作】重楼研为细末，用香油适量调为稀糊状，外敷患处。每日换药1次。若糜烂渗液，可直接将药末撒在患处，连续3~5周。

【功用】清热解毒，凉肝消肿止痛。

【主治】牛皮癣之肝郁化火证。

4. 敷贴方③

【准备】芒硝100克，凡士林适量。

【操作】芒硝研为细末，用凡士林适量调为稀糊状，外敷患处。每日换药1次，连续3~5周。

【功用】消肿止痛。

【主治】牛皮癣。

5. 敷贴方④

【准备】龙胆草、生甘草、马齿苋各适量。

【操作】上药煎汤，用纱布浸药液冷湿敷于患处，每日2次。

【功用】清热利湿，解毒消肿。

【主治】牛皮癣之肝郁化火证。

6. 敷贴方⑤

【准备】樟脑、硼砂各300克，冰片、煅白矾、雄黄各250克，金钱白花蛇100克，苦参150克，水杨酸200克，凡士林适量。

【操作】将前8味药研极细面，每50克药面加凡士林120克调匀。外涂患处，每日3次，15日为1个疗程，一般1~3个疗程。

【功用】清热除湿，杀虫止痒，化湿解毒，凉血止痛。

【主治】牛皮癣。

7. 涂擦方①

【准备】苦参200克，陈醋500毫升。

【操作】将苦参入陈醋密封浸泡5~7日即成。使用时局部常规消毒后用棉签蘸本品涂擦患处。每日早晚各1次，连续7~10日。

【功用】清热利湿，祛风杀虫。

【主治】牛皮癣之肝郁化火证、风湿蕴肤证。

8. 涂擦方②

【准备】黄柏50克，食用醋精200毫升。

【操作】将黄柏入醋精密封浸泡5~7日即成。使用时局部常规消毒后，用棉签蘸药醋液涂擦患处。每日早、晚各1次，连续7~10日。高浓度醋酸可使局部皮肤萎缩，患处呈现灰白色，随着角质的剥脱和溶解，患处苔藓样鳞屑会逐渐脱落。

【功用】清热燥湿，解毒疗疮。

【主治】牛皮癣之肝郁化火证。

9. 涂擦方③

【准备】徐长卿、苦参各50克，75%的酒精溶液适量。

【操作】将前2味药入75%的酒精溶液密封浸泡5~7日即成。使用时局部常规消毒后，用棉签蘸本品涂擦患处。每日早晚各1次，连续7~10日。

【功用】祛风化湿，止痒止痛。

【主治】牛皮癣之风湿蕴肤证。

10. 涂擦方④

【准备】活蟾蜍1只，75%的酒精溶液300毫升。

【操作】将蟾蜍入75%的酒精溶液中密封浸泡2周，除去蟾蜍，取液备用。局部常规清洗后，用棉签蘸药液涂擦患处。每日1~3次，以愈为度。

【功用】行水湿，化毒杀虫定痛。

【主治】牛皮癣之风湿蕴肤证。

11. 涂擦方⑤

【准备】马齿苋适量，75% 的酒精溶液适量。

【操作】将马齿苋入 75% 的酒精溶液密封浸泡 3~5 日即成。使用时局部常规消毒后，用棉签蘸本品涂擦患处。每日早晚各 1 次，连续 7~10 日。

【功用】清热解毒，杀菌消肿。

【主治】牛皮癣之肝郁化火证。

12. 涂擦方⑥

【准备】土茯苓 60 克，苦参、当归、黄芩、黄连、玄参、黄柏、菊花、紫花地丁各 15 克，牡丹皮、连翘、金钱草、荆芥、桔梗、柴胡、防风、板蓝根、大腹皮各 9 克，白鲜皮 12 克，蝉蜕、龙胆草、栀子各 6 克，茵陈、大青叶、蒲公英、金银花各 12 克，甘草 18 克，50 度白酒 1.5 千克。

【操作】按量称取以上药物（除白酒外），用 50 度以上白酒 1.5 千克浸泡 3 日后即可使用。用消毒棉签蘸取药液擦拭皮损部位 5 遍，每日 4 次。

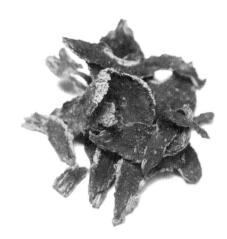

玄参

【功用】清热燥湿，祛风散邪，活血养血。

【主治】牛皮癣。

13. 药浴方

【准备】苍耳子、白鲜皮、蛇床子各 30 克，荆芥、防风、花椒、薄荷、苦参、白矾各 10 克。

【操作】上药加水适量，煎取 100 毫升，用消毒棉签蘸药液涂擦患处。每日 2~3 次，每剂药可用 2 日，连续 7~10 剂。

【功用】祛风化湿，活血止痒。

【主治】牛皮癣之风湿蕴肤证、血虚风燥证。

白癜风

　　白癜风是指以皮肤出现大小不同、形态各异的白斑为主要临床表现的后天性局限性色素脱失性皮肤病。其临床特点是皮肤白斑可发生于任何部位、任何年龄，单侧或对称，大小不等，形态各异，与周围正常皮肤的交界处有色素沉淀圈，边界清楚，亦可泛发全身。女性外阴部亦可发生，青年妇女居多。

本病中医称"白驳风"，本病为慢性病，易诊难治，由气血失和，脉络瘀阻所致。

患者可进行适当的日光浴及理疗，要注意光照的强度和时间，并在正常皮肤上搽避光剂或盖遮挡物，以免晒伤。要避免滥用外搽药物，尤其是刺激性过强的药物，以防损伤肌肤。坚持治疗，树立信心，愈后巩固治疗，防止复发。少吃维生素 C 含量高的蔬菜、水果，多吃豆类制品。

1. 涂擦方①

【准备】补骨脂 50 克，75% 的酒精溶液或上等白酒 100 毫升。

【操作】将补骨脂入 75% 的酒精溶液或白酒密封浸泡 1 周即成。使用时用消毒棉签蘸药液涂擦患处，每日 1~2 次，并用紫外线照射或多晒太阳。

【功用】温肾助阳，消风祛斑。

【主治】白癜风。

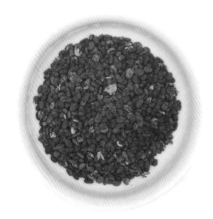

补骨脂

2. 涂擦方②

【准备】补骨脂 20 克，骨碎补 15 克，黑芝麻、石榴皮、白芷、菟丝子各 10 克，75% 的酒精溶液 100 毫升。

【操作】前 6 味药入 75% 的酒精溶液中密封浸泡 1 周即成。使用时用消毒棉签蘸药液涂擦皮损处。每日 2~3 次，涂擦后再在阳光下活动 10~20 分钟，30 日为 1 个疗程，连续 3~5 个疗程。

【功用】温补脾肾，消风祛斑。

【主治】白癜风。

3. 涂擦方③

【准备】肉桂 30 克，补骨脂 90 克，酒适量。

【操作】将肉桂、补骨脂入水、酒各半液中浸泡 1 周。使用时用消毒棉签蘸药液涂擦皮损处。每日 3~4 次，30 日为 1 个疗程。

【功用】温通经脉，消风祛斑。

【主治】白癜风。

4. 涂擦方④

【准备】远志 12 克，蜜糖 30 克。

【操作】将远志、蜜糖放瓷碗内，并用皮纸密封，放在蒸锅内蒸后外用，日搽 2~3 次。

【功用】祛痰消痈。

【主治】白癜风。

5. 药浴方①

【准备】补骨脂、干姜、桂枝、艾叶、黄芪、木香、郁金、牛膝、甘草各 10 克，钙泊三醇倍他米松软膏。

【操作】将前 9 味药煎汁后泡洗（药液温度约 40℃），每日 1 剂，每日 1 次，每次 15 分钟；然后外搽钙泊三醇倍他米松软膏，每日 1 次。

【功用】温补脾肾，温经散寒，益气固表，行气化瘀。

【主治】白癜风。

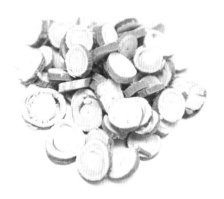

甘草

6. 药浴方②

【准备】柴胡、郁金、佛手、陈皮、制半夏、三七、丹参各 10 克，补骨脂、墨旱莲、女贞子、黑芝麻、当归、何首乌、菟丝子、狗脊各 20 克，蜈蚣 2 条，乌梅、甘草各 5 克。

【操作】将上药水煎外洗，每日 2~3 次，每次 20 分钟。

【功用】疏肝养血消斑。

【主治】白癜风。

7. 药浴方③

【准备】羌活、桂枝、细辛、防风、当归、何首乌、鸡血藤各 10 克，黑芝麻、补骨脂、僵蚕、菟丝子、狗脊各 20 克。

【操作】上药水煎后温敷患处，每日 2 次，每次 30 分钟。

【功用】散寒养血祛斑。

【主治】白癜风兼表寒证。

8. 敷贴方①

【准备】生姜 1 块。

【操作】生姜切片，取 1 片在患处摩擦，而后将姜汁擦干，再取 1 片摩擦，直至局部皮肤发热为度。每日 3~4 次，连续 2~3 个月。

【功用】辛辣行血。

【主治】白癜风。

9. 敷贴方②

【准备】硫黄、密陀僧、海螵蛸各等量，鲜姜皮适量。

【操作】将前3味药研为细末，瓶装备用。使用时将鲜姜片蘸药粉反复涂抹患处，直至皮肤发红为止。每日1次，7日为1个疗程，连续1~2个疗程。

【功用】消风胜湿祛斑。

【主治】白癜风。

10. 敷贴方③

【准备】雄黄7克，密陀僧20克，白芷、白附子各12克。

【操作】上药共研细末，装瓶备用。使用时将黄瓜切片蘸药粉反复涂擦患处。每日2次，7日为1个疗程，连续1~2个疗程。

【功用】温阳除湿，祛风消斑。

【主治】白癜风。

11. 敷贴方④

【准备】蛇床子、密陀僧、补骨脂各12克，雄黄10克，硫黄、轻粉各6克，苦参、土茯苓各8克。

【操作】上药共研细末，用清水适量调为稀糊状涂擦患处。每日2~3次，连续1~2个月。

【功用】补益肝肾，消风祛斑。

【主治】白癜风。

12. 耳穴贴压方

【准备】王不留行籽贴。

【选穴】肺、肾、内分泌、肾上腺。

【操作】常规消毒后，每次选2~3穴，单耳贴压王不留行籽贴，双耳交替，每周轮换。

【功用】补益肝肾。

【主治】白癜风。

酒渣鼻

酒渣鼻又称红鼻头、玫瑰痤疮，是发病于面部中央的一种慢性炎症性皮肤病，以鼻为中心对称发病，通常表现为外鼻皮肤发红，以鼻尖最为显著。本病初期见暂时性、阵发性局部弥漫性潮红，继之成为持续性潮红，称之为"红斑期"，随病情进展，毛细血管扩张明显，呈树枝状或蛛网状，瘙痒，出现较大面积的针头至黄豆大小的丘疹、脓疱，称之为"毛细血管扩张期"，又称"丘疹脓疱期"。病情严重经久不愈者，鼻子组织肥厚，或呈结节增生如瘤状，称为"鼻赘期"，此时皮肤呈暗紫红色，能见扩大的毛孔口，油脂很多，烟、酒、辛辣厚味、消化系统功能紊乱、内分泌失调、慢性炎症、精神紧张、情绪激动等，均可诱发或加剧本病，有的还并发结膜炎、角膜炎、睑腺炎，甚至角膜溃疡等，使视力减退。

本病中医称"酒齄鼻"，本病早期往往为体内郁热，日久则为气滞血瘀。故临床分为三型：①肺胃热盛证，由肺胃积热上蒸，复遇风寒外袭，血瘀凝结而成，多见于红斑型，红斑多发于鼻尖或两翼，压之退色；常嗜酒，伴口干、便秘。②热毒蕴肤证，本病多发于嗜酒之人，酒气熏蒸，热毒凝结于鼻，复遇风寒之邪，交阻肌肤所致，多见于丘疹脓疱型，在红斑上出现痤疮样丘疹、脓疱，毛细血管扩张明显，局部灼热。③气滞血瘀证，热毒日久瘀阻鼻面，气滞血瘀，毒邪聚而不散所致，多见于鼻赘型，鼻部组织增生，呈结节状，毛孔扩大。

现代医学研究认为，本病多为毛囊虫所致，亦与家族遗传有关。男、女均可发病，但多见于青壮年，反复发作，经久不愈，影响美容，患者不堪其苦，因此，必须针对病因及早治疗。中医外治疗法有利于斑疹快速消退，患者树立自信心。

1. 涂擦方①

【准备】一扫光或颠倒散洗剂适量。

【操作】将药外搽，每日 3 次。

【功用】清泄肺胃积热。

【主治】酒渣鼻之肺胃热盛证或热毒蕴肤证鼻部有红斑、丘疹者。

2. 涂擦方②

【准备】四黄膏。

【操作】将药外搽，每日 2~3 次。

【功用】清热解毒凉血。

【主治】酒渣鼻之热毒蕴肤证鼻部有脓疱者。

3. 涂擦方③

【准备】蒲黄、大黄粉各等量，茶水适量。

【操作】上药用茶水适量调为稀糊状，用棉签蘸药液涂擦患处，每日早、中、晚各 1 次，连续 7~10 日。以擦后局部发痒为度。

【功用】解毒凉血。

【主治】酒渣鼻之热毒蕴肤证。

4. 涂擦方④

【准备】密陀僧 60 克，玄参、硫黄各 30 克，轻粉 24 克，白蜜适量。

【操作】前 4 味药共研细末，加白蜜适量调匀，装瓶备用。使用时每次用消毒棉签蘸药糊涂擦患处。每日早、晚各 1 次，连续 1~2 个月。

【功用】清热解毒凉血。

【主治】酒渣鼻之热毒蕴肤证。

5. 涂擦方⑤

【准备】枇杷叶、桑叶、金橘叶各适量。

【操作】上药放入药罐中，加入清水少许，先浸泡 5~10 分钟，煎取浓汁，用消毒药棉蘸药液涂擦患处。每日 3~5 次，每日 1 剂，10 日为 1 个疗程，连续 1~2 个疗程。

【功用】清泄肺胃积热。

【主治】酒渣鼻之肺胃热盛证。

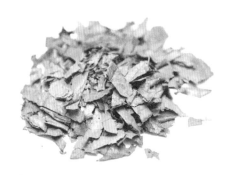

枇杷叶

6. 涂擦方⑥

【准备】黄芩、金银花、桑叶、野菊花各 10 克。

【操作】上药放入药锅中，加入清水少许，先浸泡 5~10 分钟，煎取浓汁，用消毒药棉蘸药液涂擦患处。每日 3~5 次，每日 1 剂，10 日为 1 个疗程，连续 1~2 个疗程。

【功用】清泄肺胃积热。

【主治】酒渣鼻之肺胃热盛证。

7. 涂擦方⑦

【准备】大黄、黄芩、鱼腥草各 10 克。

【操作】上药加清水少许，先浸泡 5~10 分钟，煎取浓汁，用消毒药棉蘸药液涂擦患处。每日 3~5 次，每日 1 剂，10 日为 1 个疗程，连续 1~2 个疗程。

【功用】清泄肺胃积热，解毒凉血止血。

【主治】酒渣鼻之肺胃积热证、热毒蕴肤证。

8. 涂擦方⑧

【准备】蒲公英、野菊花、鱼腥草、淡竹叶各 10 克。

【操作】上药放入药锅中，加入清水少许，先浸泡 5~10 分钟，煎取浓汁，用消毒药棉蘸药液涂擦患处。每日 3~5 次，每日 1 剂，10 日为 1 个疗程，连续 1~2 个疗程。

【功用】清热解毒，凉血止血。

【主治】酒渣鼻之热毒蕴肤证。

9. 涂擦方⑨

【准备】百部 50 克，75% 的酒精溶液 100 毫升。

【操作】将百部入 75% 的酒精溶液中密封浸泡 5~7 日即成。使用时用棉签蘸药液涂擦患处。每日 3~5 次，连续 5~7 日。

【功用】杀虫灭虱。

【主治】酒渣鼻。

10. 涂擦方⑩

【准备】百部 30 克，蛇床子、地榆各 10 克，75% 的酒精溶液 100 毫升。

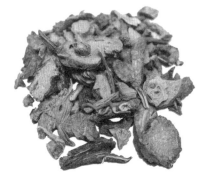

地榆

【操作】将前3味药入75%的酒精溶液中密封浸泡5~7日即成。使用时用棉签蘸药液涂擦患处。每日3~5次，连续5~7日。

【功用】解毒燥湿，杀虫灭虱。

【主治】酒渣鼻。

11. 涂擦方⑪

【准备】白矾、蛇床子、马齿苋、白鲜皮、白花蛇舌草、大黄、当归、何首乌、桃仁、红花、墨旱莲、甘草各10克，75%的酒精溶液、水杨酸各适量。

【操作】将前12味药用75%的酒精溶液浸10日，每100毫升过滤液中加水杨酸5克，溶解后备用，每日外涂患处2次。

【功用】泄肺胃积热，清热解毒凉血。

【主治】酒渣鼻之肺胃热盛证、热毒蕴结证。

12. 涂擦方⑫

【准备】生大黄、连翘、金银花、紫草、蒲公英、黄芩、益母草、黄柏各等量。

【操作】将上药打粉，取适量与清水调成糊状，做成面膜，敷于面部患处约3毫米厚，15分钟左右用清水洗去，3日治疗1次，2周为1个疗程，直至患处肤色接近正常。

【功用】清泄肺胃积热，清热解毒凉血。

【主治】酒渣鼻之脾胃热盛证、热毒蕴肤证。

足汗

足汗是夏季临床常见多发病，轻者仅见足底微潮，重则浸湿鞋袜，往往伴有足臭。由于长期浸渍，足底、趾缝皮肤发白，周围可有发红及角化过度，易并发足癣而见有趾间糜烂、裂纹、疼痛等。西医认为，本病多发于情绪波动较大的青壮年身上，常使用维生素B₁、谷维素、地西泮等治疗。但地西泮具有一定副作用，不宜长期服用，故临床上多配合中医治疗。

本病属中医"汗证"范畴，虽然本病多汗出现在足部，其病机仍涉及多个脏腑，治则上还需以调理脏腑为主。治疗方法上，外治疗法可有效地解除脚汗、脚臭之忧，加以内治疗法可以减轻多汗的程度，甚至可以解除足部多汗的情况。在日常生活中则应当穿透气性较好的宽松鞋袜，有助汗液的蒸发，避免引起脚气、皮炎等其他皮肤问题。

1. 药浴方①

【准备】黄柏、煅龙骨各 30 克，槐花、五倍子、郁金各 15 克，白矾 10 克。

【操作】将上药煎沸 25 分钟后，先熏双足至水温时，再泡足 15 分钟。每日早、晚各 1 次，每日 1 剂。

【功用】清热燥湿，收敛止汗。

【主治】足汗，还可治疗足癣。

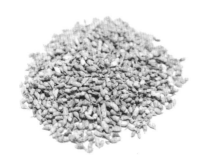

槐花

2. 药浴方②

【准备】鲜白萝卜 60 克，白矾 15 克。

【操作】将白萝卜切片，与白矾同放罐中，加水 2500 毫升煎煮 30~40 分钟。去渣取汁，足浴 20 分钟。每日 2 次，每日 1 剂，连续 3~5 日。

【功用】清热利尿。

【主治】足汗。

3. 药浴方③

【准备】白萝卜 100 克，苦杏仁 30 克，煅白矾 10 克。

【操作】上药水煎取汁，先熏双足，待温时足浴。每次 15 分钟，每日 1 次。

【功用】燥湿敛汗。

【主治】足汗，缓解脚臭。

4. 药浴方④

【准备】白矾、葛根各 25 克。

【操作】上药研碎，水煎取汁，煎 2 次约 1500 毫升，置盆中泡脚，每日 3 次，每次 30 分钟（洗浴之前，可将药液加温，效果更佳），每 2 日 1 剂，6 日为 1 个疗程，连续 2 个疗程。用药时禁食生葱、蒜、姜等辛辣之品。

【功用】燥湿止汗。

【主治】足汗。

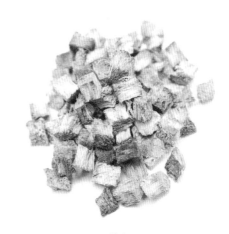

葛根

5. 药浴方⑤

【准备】苍耳子、蛇床子、甘草、煅白矾各 15 克。

【操作】上药水煎取汁，浸泡双足。每日 2~3 次，每次 10~30 分钟，连续 5~7 日。

【功用】除湿止汗。

【主治】足汗。

6. 药浴方⑥

【准备】苍术、黄柏各 15 克，白矾 40 克，龙胆草 30 克，川牛膝 10 克。

【操作】上药水煎取 1000 毫升药液浸泡双足。每日 1~2 次，每次 30 分钟，3 日为 1 个疗程。

【功用】渗湿止痒。

【主治】足汗。

7. 涂擦方①

【准备】滑石适量。

【操作】滑石研细，放入鞋中，撒匀即可，每日 1 次，连续 5~7 日。

【功用】利尿通淋。

【主治】足汗。

8. 涂擦方②

【准备】白矾适量。

【操作】白矾研细，放入鞋中，撒匀即可，连续 5~7 日。

【功用】收敛固涩。

【主治】足汗。

9. 涂擦方③

【准备】五倍子、煅白矾、滑石粉各等量。

【操作】上药研细，混合均匀。每次洗浴后将本品涂于手、脚上。

【功用】收敛止汗。

【主治】足汗。

手足综合征

手足综合征又称掌跖痛性红斑，是一种由抗肿瘤药物剂量累积所致的皮肤毒性反应，主要临床特点为麻木、疼痛、感觉异常，严重者甚至可出现脱屑、皲裂、硬性水疱及剧烈疼痛等。现代医学研究多认为与化疗药物卡培他滨、多柔比星、5-氟尿嘧啶（5-FU）、多西他赛、阿糖胞苷、舒尼替尼、索拉非尼等有关。其中卡培他滨和多柔比星脂质体引起手足综合征的概率较高。症状通常在服药后 2~21 天内出现，最初多表现为麻木、疼痛，部分患者出现袜套感，渐渐演变为刺痛感、烧灼感，出现局部红斑、水肿，多见于手指远端脂肪垫外侧，进而水肿发展为水疱，水疱破裂引发溃疡脱屑等一系列病理表现。

手足综合征属中医"痹证"范畴，属"肌痹""血痹"，其发生乃是癌毒阻滞手足部络脉所致，癌毒虽根于脏腑，但流窜为患，阻于四肢百骸。此外，中医认为脾胃为后天之本，气血生化之源，口服化疗药物后脾胃损伤，气血生化乏源，气虚则无力行血，导致肢端肌肤得不到血的温煦和濡养，皮毛肌肉失养而见肢体麻木不仁。治疗当重视由痰、湿、瘀、滞等相互胶结形成的癌毒，因而对于其论治，应从痰、瘀、湿、滞、热等方面治疗。因手足综合征皮肤损伤的特殊症状，目前临床外治疗法以外洗法为主要治疗方法，外用能直达病位，起效更快，且患者无需忍受中药的苦涩味道，也能提高患者的依从性。

1. 药浴方①

【准备】黄芪60克，重楼30克，桂枝、白芍各25克，炙甘草10克。虚寒血瘀证加红花、川芎、老鹳草、当归各10克；湿热蕴结证加威灵仙、当归、白鲜皮、紫草、大黄各10克；血虚风燥证加地肤子9克，五倍子3克，白鲜皮15克，蒺藜、当归各10克。

【操作】将上药水煎后调至30~45℃，分别浸泡手足20分钟，以药液浸没手背、足背为宜，每日早、晚各用1次，14日为1个疗程，共治疗2个疗程。

【功用】益气养血，活血通络。

【主治】手足综合征。

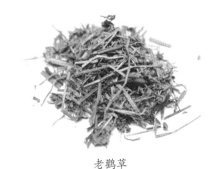

老鹳草

2. 药浴方②

【准备】忍冬藤15克，桂枝、红花、桑枝、姜黄各10克，黄芪、木瓜、当归各20克，细辛、附子各5克。

【操作】上药加1500毫升水煎至1000毫升。取滤液分早、晚2次浸泡手足皮损部位，中药浸泡至化疗结束后7日。

【功用】清热益气，活血通络。

【主治】手足综合征之湿热蕴结证。

3. 药浴方③

【准备】金银花、当归、大青叶、白鲜皮、蒲公英、赤芍各30克，白芷、紫草、荆芥、炙甘草各10克，防风、陈皮、乳香、没药、牡丹皮、皂角刺、紫花地丁、浙贝母各15克，天花粉20克，穿山甲6克。

【操作】上药头煎800毫升，二煎500毫升，两煎合剂共1300毫升。外洗双手、双足。每次外洗前将药液微加热至38~40℃，然后充分浸泡手足，每次30分钟，每日2次，早、

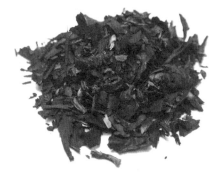

紫草

晚各 1 次。取上述组方，用布装包，制备成外敷药包。手足浸泡完毕后，即用药包外敷患处。外敷前先蒸热至 40℃，每次外敷 30 分钟，每日 2 次。如冷却，则蒸热后继续敷用。7 日为 1 个疗程，共 2 个疗程。

【功用】清热解毒，活血化瘀。

【主治】手足综合征之湿热蕴结证。

4. 药浴方④

【准备】赤芍、当归、鸡血藤各 15 克，桂枝、牡丹皮、锁阳、桃仁、地肤子、防风各 10 克，蝉蜕、红花各 5 克，黄芪 20 克。

【操作】每次取上药 1 剂武火煎开后，再用文火煎 30 分钟。将手足用温开水清洁后，将药液趁热倒入可调恒温熏洗盆内，置熏洗架于盆上，卷起衣袖或裤腿至合适高度，手或脚架于盆上，用中单或浴巾围盖后熏蒸。熏蒸每次 15~30 分钟，每日 2~3 次。待药液冷却至 40℃ 以下，或患者自觉温度适宜时用清洁纱布蘸取药液反复擦洗患处，或将患肢直接浸泡于药液中。先熏后洗，每次熏洗 1 小时左右。

【功用】活血化瘀，祛风止痒，温经活络。

【主治】手足综合征之虚寒血瘀证、血虚风燥证。

5. 药浴方⑤

【准备】鸡血藤 45 克，桂枝、川芎各 12 克，络石藤、虎杖、威灵仙各 30 克，红花 6 克，玫瑰花 9 克。

【操作】水煎，取 1000 毫升，分早、晚 2 次浸泡手足，每次 30 分钟，症状严重者，每次浸泡 20 分钟，连续 14 日。若局部出现水疱后，要防止水疱破裂并预防感染。

【功用】补益气血，温经通络。

【主治】手足综合征之血虚风燥证。

6. 敷贴方

【准备】黄芪、鸡血藤各 30 克，桂枝、白芍、赤芍、锁阳、牛膝、丹参各 10 克，大枣 5 枚，土茯苓 20 克，甘草 6 克。

【操作】将上药水煎至 120~150 毫升，并采用真空药液袋进行储存。为患者实施湿敷时，首先对患者的患处进行清洗（生理盐水），将药液倒入容器内（无菌），药液温度控制在 40~50℃，将无菌纱布（4~8层）在药液中浸湿，之后使用无菌镊子将纱布拧干、抖开、折叠，并敷在患者的患处，之后每隔 5~10 分钟将药液淋于纱布上，每次为患者实施中药湿敷的时间为 30~60 分钟，每日 2 次（间隔 6 小时以上）。

【功用】益气通络，活血化瘀。

【主治】手足综合征。

足癣

足癣是侵犯表皮、毛发和趾甲的浅部真菌病，是一种传染性皮肤病。本病极常见，俗称脚气、香港脚。其临床特点为足部出现水疱、糜烂、脱屑、皲裂。自觉瘙痒或灼热疼痛。足癣在南方多见，较手癣的发病率高10倍，占癣病的50%~60%，绝大部分患者是先患足癣再感染到手部和其他部位。本病一般分为以下3型：①水疱型，多发生于足弓及趾的两侧，为成群或分散的小水疱，破溃或吸收后有少量鳞屑，随着水疱的增多，可以相互融合成半环状或不规则之脱屑性斑片。反复发作可致皮肤粗厚。入冬以后症状缓解，少数可发生皮肤皲裂，如持续感染则水疱可变成脓疱，疼痛、灼热或伴全身症状。②脱屑型，多发生于趾间。足跟两侧及足底，表现为角化过度、干燥、脱屑、皲裂等，常由水疱型发展而来。③糜烂型，发生于趾缝间，尤以第3~4趾间较多见，表皮浸渍发白，有渗液，如将表皮除去后，露出红色创面，伴有剧烈疼痛，并有特殊臭味。这3型，可以互相转化，也可以同时存在，不过一个时期常以一型的表现为主。此外，糜烂型和水疱型易继发感染而引起淋巴管炎、淋巴结炎或丹毒而出现全身症状。

中医学认为，足癣的发生多因湿热下注或久居湿地，染毒而成。故中医治法多以清热除湿，祛除表面的病菌为主，外治疗法对局部治疗有较好疗效。

因足部汗腺丰富，出汗较多，加之经常穿着鞋袜，汗液难以蒸发，从而有利于癣菌的生长。共用浴盆、浴巾、拖鞋等可传染足癣。因此除了运用中医内外治法外，预防和调护也尤为重要，如不与他人共用日常生活物品如洗脚盆、拖鞋、浴巾、鞋袜、指甲刀，保持住所通风、干燥、防潮，患病用过的浴盆、浴巾、鞋袜等，宜用沸水烫过或阳光暴晒后再用。

1. 药浴方①

【准备】木瓜、甘草各30克。

【操作】将上药水煎取汁，待温后足浴5~10分钟。每日2次，每日1剂，连续5~10日。

【功用】舒筋活络，和胃化湿。

【主治】足癣。

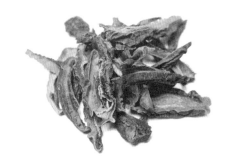
木瓜

2. 药浴方②

【准备】黄连、黄芩、黄柏、龙胆各15克，白鲜皮、海风藤、苦参各30克，海桐皮、蚕沙各20克，夏枯草12克，花椒10克。

【操作】将上药煎取浓汁400毫升，温热时浸足半小时，早、晚各1次，浸药后忌用清水洗患足，浸药后以干燥毛巾擦干。

【功用】清热祛湿，祛瘀生新。

【主治】足癣。

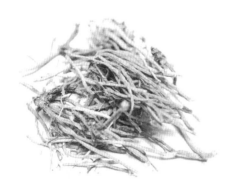

龙胆

3. 药浴方③

【准备】苦参、大黄、白矾、地肤子各30克，黄柏、地榆各20克，丁香15克。

【操作】上药水煎取汁，而后待药液温时泡足。每次10~15分钟，每日5~6次，每日1剂，1剂水煎2次。

【功用】杀虫止痒。

【主治】足癣。

4. 药浴方④

【准备】全蝎、生百部、当归、白及、黄柏各20克，甘草10克，食醋1500~2000毫升。

【操作】以食醋1500~2000毫升浸泡前6味药10小时左右，将药物有效成分浸出，用文火煎药，开锅后煮5分钟即可，待药液温度适宜时浸泡患处，每次浸泡30~60分钟，泡后自然晾干，不能用清水清洗以免影响药效。每日浸泡1~2次，连续浸泡，每次泡前先温药，1剂药可反复应用。

【功用】杀虫止痒，生肌止血。

【主治】足癣。

5. 药浴方⑤

【准备】蛇床子、地肤子、黄精、藿香各50克，白鲜皮40克，苦参、黄柏、苍术各30克，防风20克，荆芥、煅白矾各10克，葱白4根。

【操作】上药加水约3000毫升煮沸，待温时将双脚浸泡10~15分钟。每日2次，一般用药4~5剂即可。

【功用】清热解毒，杀虫止痒。

【主治】足癣。

6. 药浴方⑥

【准备】冬瓜皮50克。

【操作】上药煎汤，趁热先熏后洗足部，每日1次。

【功用】利水消肿，燥湿。

【主治】足癣。

7. 涂擦方①

【准备】丁香15克。

【操作】上药研末，撒于趾缝间，每日1次。

【功用】温中散寒除湿。

【主治】足癣脚趾糜烂。

8. 涂擦方②

【准备】土荆皮、蛇床子、大枫子仁、百部、防风、当归、凤仙透骨草、侧柏叶、吴茱萸、花椒、蝉蜕、斑蝥各适量。

【操作】将上药煎药取汁，外用，擦于洗净的患处，每日3~4次。

【功用】祛风除湿，杀虫止痒。

【主治】足癣。

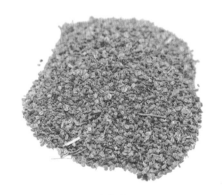

蛇床子

9. 涂擦方③

【准备】煅白矾、滑石粉、苦参各30克，苍术15克，赤石脂10克。

【操作】上药研末，撒于趾缝间，每日1次。

【功用】清热解毒，燥湿杀虫。

【主治】足癣。

10. 药浴方①

【准备】苦参、黄柏、败酱草、百部、蛇床子、地肤子、白鲜皮、三白草、土茯苓、白矾、车前子、苍术、薏苡仁各适量。

【操作】上药煎取汁，清洗双足，每日1次。

【功用】清热除湿，杀虫止痒。

【主治】足癣。

11. 药浴方②

【准备】苦参、黄柏、蒲公英、连翘、板蓝根各30克，白鲜皮、地榆各20克，地肤子、苏木、钩藤各15克，花椒、煅白矾各10克。

【操作】上药煎取汁，控制药液温度在38~40℃，将患者患足置于药液中浸泡0.5小时，每日早、晚各1次，以7日为1个疗程。

【功用】抗菌消炎，清热利湿。

【主治】足癣。

痤疮

痤疮，俗称青春痘，中医称为"粉刺"，又名"肺风粉刺"，是一种毛囊、皮脂腺的慢性炎症，好发于颜面、胸背部，一般无自觉症状，较重者可形成不同程度的痒痛感觉，可形成黑头粉刺、白头粉刺、丘疹、脓疱、结节、囊肿等损害，在青春期男女中发病率极高，青春期过后，大多自然消退。人体在青春发育期，性腺成熟，雄性激素分泌增加，刺激皮脂腺，使皮脂分泌过多，以致堵塞毛囊孔口而形成毛囊炎。此外，消化不良、过食脂肪和糖类也可诱发本病。本病病程缓慢，发育期过后倾向自愈。患者应保持皮肤清洁，减少毛孔堵塞；切忌挤压患处，以免引起继发感染而遗留瘢痕；少食油腻及糖类食物，忌酒及辛辣刺激性饮食，多吃蔬菜和水果，保持消化道通畅。

在中医的辨证论治之中，寻常性痤疮多被分为肺经风热、肠胃湿热、脾虚夹湿、湿热蕴结这四种证型，可以通过外治疗法得到较大改善。

1. 敷贴方①

【准备】黄芩、黄柏、红花、硫黄各等量。

【操作】上药共研细末，装瓶备用。使用时每次取药末适量，用清水适量调为稀糊状外敷患处，每日2~3次，连续1~2周。

【功用】凉血通络，解毒清热。

【主治】寻常性痤疮。

2. 敷贴方②

【准备】大黄、雄黄、白芷各等量。

【操作】上药共研细末，装瓶备用。使用时每次取药末少许，用清水适量调为稀糊状外敷患处。每晚1次，2周为1个疗程，连续2~3个疗程。

【功用】清热解毒利湿。

【主治】寻常性痤疮。

3. 敷贴方③

【准备】白芷6份，白附子4份，茶水少许。

【操作】前2味药共研细末，装瓶备用。使用时每次取药末适量，用茶水少许调为稀糊状外敷患处。每晚1次，2周为1个疗程，连续2~3个疗程。

【功用】祛风利湿。

【主治】寻常性痤疮。

4. 敷贴方④

【准备】黄芩、大黄各4份，硫黄1份，五倍子、红花各2份，甘油适量。

【操作】前5味药共研细末，装瓶备用。使用时每次取药末少许，用清水、甘油适量调为稀糊状外敷患处。每日2~3次，连续1~2周。

【功用】清热解毒通络。

【主治】寻常性痤疮。

5. 药浴方①

【准备】金银花、连翘、黄芩、黄柏、大黄各10克。

【操作】将上药加清水少许，先浸泡5~10分钟，水煎取汁，用消毒棉签蘸药液涂擦患处，每日2~3次。再将余药液倒入浴盆中，待温时足浴。每次10~20分钟，每日2次，每日1剂，10日为1个疗程，连续1~2个疗程。

【功用】清热解毒。

【主治】寻常性痤疮。

6. 药浴方②

【准备】紫花地丁、丹参、侧柏叶、黄芩各10克。

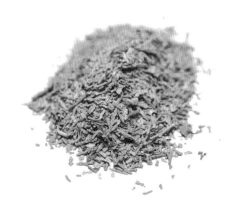

侧柏叶

【操作】上药水煎取汁，用消毒棉签蘸药液涂擦患处，每日2~3次。再将余药液倒入浴盆中，待温时洗浴。每次10~20分钟，每日2次，每日1剂，10日为1个疗程，连续1~2个疗程。

【功用】凉血活血。

【主治】寻常性痤疮。

7. 药浴方③

【准备】苦参、牡丹皮、龙胆、蒲公英各30克，地肤子、大青叶各20克。

【操作】上药水煎取汁，将一部分药液倒在碗中，用消毒棉签蘸药液涂擦患处，每日2次；再将余药液倒入浴盆中，待温时足浴。每次10~20分钟，每日2次，每日1剂，连续30日。

【功用】祛风利湿，清热解毒。

【主治】寻常性痤疮。

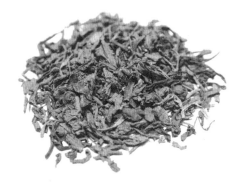

大青叶

8. 药浴方④

【准备】马齿苋、金银花、山豆根、茵陈、丹参、黄柏、苦参各15克，栀子、川芎、苍术各 10 克，细辛 5 克。

【操作】上药水煎取汁，将一部分药液倒在碗中，用消毒药棉签蘸药液涂擦患处。每次 15~20 分钟，每日 2 次。再将余药液倒入浴盆中，待温时足浴。每次 10~20 分钟，每日 2 次，每日 1 剂，10 日为 1 个疗程，连续 1~2 个疗程。

【功用】清热解毒，凉血活血，祛风利湿。

【主治】寻常性痤疮。

9. 涂擦方①

【准备】苦参、生何首乌、当归各 50 克，白醋 500 毫升。

【操作】将前 3 味药放入白醋中，先浸泡 5~10 分钟，水煎取汁，将一部分药液倒在碗中，用消毒棉签蘸药液早、晚涂擦患处，再将余药液倒入浴盆中，待温时足浴。每次 10~20 分钟，每日 2 次，每日 1 剂，20 日为 1 个疗程，连续 2~3 个疗程。

【功用】补血活血。

【主治】寻常性痤疮。

10. 涂擦方②

【准备】白果、天仙子、硫黄、赤石脂、密陀僧、樟脑各 10 克，冰片 3 克，白酒或 75% 酒精溶液 100 毫升。

【操作】将前 7 味药研为细末，入白酒或 75% 的酒精溶液中密封浸泡，每日搅拌数次，连续 5 日即可。每

晚用温水足浴后，用消毒棉签蘸药液涂擦患处。每日 1 次，10 日为 1 个疗程，连续 2~3 个疗程。

【功用】燥湿解毒，敛疮生肌。

【主治】寻常性痤疮。

11. 涂擦方③

【准备】黄芩 10 克，75% 的酒精溶液 100 毫升。

【操作】黄芩入 75% 的酒精溶液中浸泡 1 周即成。洗浴后，用消毒棉签蘸药液涂擦患处。每日 2~3 次，连续 7~10 日。

【功用】清热解毒。

【主治】寻常性痤疮。

12. 涂擦方④

【准备】甘草 60 克，黄柏、连翘各 20 克，冰片 5 克，香附少许，75% 的酒精溶液 500 毫升。

【操作】前 5 味药入 75% 的酒精溶液中密封浸泡 1 周即成。使用时用棉签蘸药液涂擦患处。每日 3 次，连续 2~3 周。

【功用】疏散风热，理气宽中。

【主治】寻常性痤疮。

13. 涂擦方⑤

【准备】大黄、蛇床子、白及、白芷、硫黄、煅白矾各 5 克，雄黄 10 克，75% 的酒精溶液 100 毫升。

【操作】将前 6 味药入 75% 的酒精溶液浸泡 3 周，而后取药液加入雄

黄拌匀即成。用棉签蘸药液涂擦患处。每日3次，连续1~2个月。

【功用】燥湿祛风，解毒生肌。

【主治】寻常性痤疮。

14. 涂擦方⑥

【准备】夏枯草、羌活、海藻、白芷、僵蚕各12克，黄连3克，冰片少许，白蜜120毫升。

【操作】前7味药共研细末，用白蜜调匀，局部洗净后，用棉签蘸药糊涂擦患处。每日早、晚各1次，连续7~10日。

【功用】祛风除湿。

【主治】寻常性痤疮。

15. 涂擦方⑦

【准备】人参、当归、黄柏各20克，乌梅10克，密陀僧5克，白蜜、鸡蛋清各5毫升，丝瓜汁10毫升。

【操作】前7味药入丝瓜汁调匀备

用。洗浴后，用消毒棉签蘸药糊涂擦患处。每日早、晚各1次，连续7~10日。

【功用】凉血补血，补益肺气。

【主治】寻常性痤疮。

16. 涂擦方⑧

【准备】大黄、丹参各50克，黄芩30克，白花蛇舌草40克，白芷20克，石膏100克，冰片1克，薄荷醇5克。

【操作】上药筛选，混合，干燥后再粉碎，过120目筛，消毒（钴60照射消毒），分装成30克1袋，使用时用40℃的温水调成糊状。治疗前清洁面部皮肤，将调制好的面膜均匀涂敷患处。留药30分钟，再用温水洗净。

【功用】清热解毒，活血利湿。

【主治】寻常型痤疮。

丹毒

　　丹毒是皮肤及其网状淋巴管的急性炎症，好发于下肢和面部。其临床特点是病起突然，恶寒发热，局部皮肤忽然变赤，色如涂丹染脂，焮热肿胀，边界清楚，迅速扩大，数日内可逐渐痊愈，但容易复发。

　　中医亦称"丹毒"，是患部皮肤突然发红成片、色如涂丹的急性感染性疾病。本病发无定处，根据其发病部位的不同又有不同的病名。如生于躯干部者，称内发丹毒；发于头面部者，称抱头火丹；发于小腿足部者，称流火；新生儿多生于臀部，称赤游丹毒。

本病总由血热火毒为患。素体血分有热，或在肌肤破损处（如鼻腔黏膜、耳道皮肤或头皮等破伤、脚湿气糜烂、毒虫咬伤、臁疮等）有湿热火毒之邪乘隙侵入，郁阻肌肤而发。凡发于头面部者，多夹风热；发于胸腹腰胯部者，多夹肝脾郁火；发于下肢者，多夹湿热；发于新生儿者，多由胎热火毒所致。治疗以凉血清热，解毒化瘀为主。发于头面者，须兼散风清火；发于胸腹腰胯者，须兼清肝泻脾；发于下肢者，须兼利湿清热。

本病一般预后良好，经 5~6 日后消退，皮色由鲜红转为暗红及棕黄色，脱屑而愈。若出现红肿斑片由四肢或头面向胸腹蔓延者，属逆证。新生儿及年老体弱者，若火毒炽盛易导致毒邪内攻，出现壮热烦躁、神昏谵语、恶心呕吐等全身症状，甚则危及生命。有肌肤破损者应及时治疗，以免感染毒邪而发病。因脚湿气导致下肢复发性丹毒患者应彻底治愈脚湿气，可减少复发。在内治的同时结合外治疗法，能提高疗效、缩短疗程、减少复发。若出现毒邪内攻之证，须中西医综合救治。

1. 敷贴方①

【准备】鲜荷花叶、鲜蒲公英、鲜紫花地丁全草、鲜马齿苋或鲜冬青树叶（按取材便捷程度择其中一种即可）各适量。

【操作】将上药捣烂湿敷患处。干后调换，或以冷开水时时湿润。

【功用】清热解毒。

【主治】丹毒。

2. 敷贴方②

【准备】大黄、姜黄、黄柏各 240 克，白及 180 克，白芷、赤芍、天花粉、青黛、甘草各 120 克，饴糖适量。

【操作】将前 9 味药加饴糖制成膏药，用棉纸外敷创面，24 小时更换 1 次。

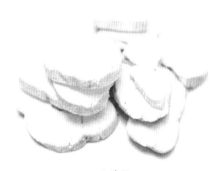

天花粉

【功用】凉血活血，行气破血，燥湿解毒，消肿止痛。

【主治】丹毒。

3. 敷贴方③

【准备】黄柏、石膏各等量。

【操作】将上药打粉，用蒸馏水调制为糊状外敷于患处，至红肿疼痛完全消退。

【功用】清热解毒利湿，消肿止痛。

【主治】下肢丹毒。

4. 敷贴方④

【准备】黄柏、白芷、大黄、青黛各20克，苍术、牛膝、厚朴各10克，冰片6克，75%的酒精溶液600毫升。

【操作】前8味药以75%的酒精溶液600毫升浸泡30日制成药液，将无菌纱布浸入过滤后的中药药液中，浸透后取出轻轻拧干，以不出水为度，每日2次外敷患肢。

【功用】清热利湿解毒。

【主治】下肢丹毒。

5. 敷贴方⑤

【准备】黄连20克，蒲公英、紫花地丁、金银花、板蓝根、紫背天葵、马齿苋、苦参、芒硝、野菊花各30克。

【操作】将上药水煎煮后过滤取汤汁，再将6~8层脱脂纱布放入药液中浸透，拧干后外敷于患处，每日2次，每次1小时。

【功用】清热凉血，解毒消肿。

【主治】丹毒。

6. 敷贴方⑥

【准备】白茅根100克，大黄、黄柏各150克，白芷、生甘草各50克，75%的酒精溶液2000毫升。

【操作】将前5味药以75%的酒精溶液浸泡后制成药液，取无菌纱布

放入中药浸出液中浸湿后湿敷患处，厚度以三层为宜，每日2次。

【功用】清热解毒，凉血活血，化瘀祛湿。

【主治】丹毒各证型，赤游丹毒甚佳。

7. 药浴方①

【准备】地肤子、白鲜皮、七叶一枝花、白花蛇舌草各50克。

【操作】将上药煎水至3000毫升，待到温度约42℃左右，即以患者自感适宜为度，进行患肢浸浴，治疗时间每次30分钟。

【功用】清热利湿，凉血解毒。

【主治】下肢丹毒。

8. 药浴方②

【准备】金银花、牡丹皮、蒲公英各20克，连翘、艾叶、牛膝、车前子各30克，紫花地丁、赤芍各15克，黄柏10克，大黄12克，甘草5克。

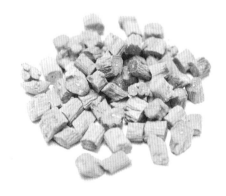

牛膝

【操作】上药水煎，取药汁 1000 毫升，温度保持在 40℃，将患处置于药液中，以纱布淋洗患处 30 分钟，再以纱布浸湿药液敷于患处 20 分钟。每日 1 剂，每日 2 次。

【功用】清热解毒，活血祛瘀。

【主治】丹毒。

9. 药浴方③

【准备】黄连、黄芩、大黄各 10 克，芒硝 60 克。

【操作】水煎后熏洗患肢，每日 2 次，每剂药可连续熏洗 2 天。

【功用】清热解毒，利水消肿。

【主治】下肢丹毒。

脂溢性皮炎

　　脂溢性皮炎是一种常见的慢性丘疹鳞屑性、浅表炎症性皮肤病，好发于皮脂腺分布较丰富部位，常见于皮脂腺分泌比较旺盛的青年患者，主要表现为在皮脂腺较为丰富的部位如头皮、眶上、鼻唇沟等有不同程度的炎症，出现油脂状鳞屑，边界清楚，对称分布，自觉瘙痒，易反复发作。损害倾向于褐色或淡黄红色斑片，边界清楚，上有油腻性鳞屑或结痂。药物治疗主要是止痒、祛屑。一般激素类药物，虽然能解决暂时痒痛，但用的时间过久会加重临床症状，而中医外治效果较好，无副作用。日常生活要注意限制肥甘厚味之品，如肥肉、奶油蛋糕、巧克力等，多食蔬菜和水果。

　　在中医的辨证论治中，此病属中医"白屑风""面游风""头风屑"等范畴，多由风热血燥、脾胃湿热和肝胆湿热导致。治疗以祛风清热，养血润燥，除湿泻热止痒为原则。

1. 涂擦方①

【准备】金银花 30 克，大黄、黄芩、紫草各 20 克，黄连、红花各 15 克，斑蝥 15 个，硫黄、冰片各 5 克，75% 的酒精溶液 1000 毫升。

【操作】上药除斑蝥、冰片及 75% 的酒精溶液外共研细末，与斑蝥同放入 75% 的酒精溶液中，密封浸泡 20 日后，去渣取汁，再纳入冰片混

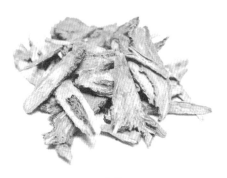

黄芩

合均匀，装瓶备用。使用时取棉签蘸药液涂擦患处。每日 3~5 次，4 周为 1 个疗程，连续 1~2 个疗程。

【功用】清热解毒，凉血通络。

【主治】脂溢性皮炎。

2. 涂擦方②

【准备】大黄、白鲜皮各 30 克，荆芥、防风各 25 克，花椒、白芷、苦参、连翘各 15 克。

【操作】上药制成酊剂涂于皮损处，可反复轻轻摩擦，每日 2~3 次。

【功用】清热祛风。

【主治】脂溢性皮炎。

3. 涂擦方③

【准备】香附、侧柏叶、苦参、百部各 10 克，75% 的酒精溶液 100 毫升。

【操作】前 4 味药粉碎，过 100 目筛，加入酒精溶液，浸渍 2 周，滤过即得。

【功用】凉血理气，清热燥湿。

【主治】脂溢性皮炎。

4. 涂擦方④

【准备】香附、侧柏叶、苦参、百部、皂角刺、薄荷、土槿皮各 10 克，75% 的酒精溶液 100 毫升。

【操作】将前 7 味药粉碎，过 100 目筛，加入酒精溶液，浸渍 2 周，滤过即得。

【功用】凉血理气，清热燥湿，祛风通络。

【主治】脂溢性皮炎。

5. 药浴方①

【准备】何首乌、焦山楂、白花蛇舌草、蛇床子各 10 克。

【操作】上药水煎取汁，洗头或患处。每日 1 次，每剂可用 3 日，5 剂为 1 个疗程，连续 2~3 个疗程。

【功用】祛风燥湿，补肝健胃。

【主治】脂溢性皮炎。

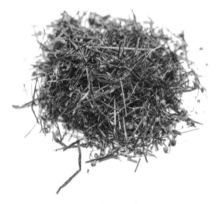

白花蛇舌草

6. 药浴方②

【准备】蒺藜、焦山楂、防风、蝉蜕、土茯苓、金银花、菊花、荆芥各 10 克。

【操作】上药水煎取汁，洗头或患处。每日 1 次，每剂可用 3 日，5 剂为 1 个疗程，连续 2~3 个疗程。

【功用】祛风清热，疏肝健胃。

【主治】脂溢性皮炎。

7. 药浴方③

【准备】硫黄、大黄各 5 克。

【操作】上药研粉后加入适量冷水混匀，待沉淀后取上清溶液加温水适量洗头或患处。每日 1~2 次，连续 1~2 周。

【功用】清热解毒。

【主治】脂溢性皮炎。

8. 药浴方④

【准备】茵陈、白花蛇舌草、淡竹叶各 20 克。

【操作】上药水煎取汁，洗头或患处。每日 1~2 次，每日 1 剂，连续 7~10 日。

【功用】清热利湿。

【主治】脂溢性皮炎。

9. 药浴方⑤

【准备】艾叶、菊花、藁本、蔓荆子、荆芥、防风、薄荷、藿香、甘松各 6 克。

【操作】上药 2 煎混合过滤后用小毛巾浸洗、揉搓头部，每日或隔日 1 次，每次 15~20 分钟。

【功用】祛风清热，除湿理气。

【主治】脂溢性皮炎。

10. 敷贴方

【准备】五倍子 10 克，乌梅、苍耳子各 40 克，王不留行 60 克，苦参 100 克，透骨草、花椒、黄柏、侧柏叶、紫花地丁、白鲜皮、白矾各 30 克，生甘草 20 克。

【操作】将上药水煎提取药液后用毛巾外敷头部，每次敷 20 分钟，每日敷 2 次。

【功用】凉血止血，祛风散热。

【主治】脂溢性皮炎。

皲裂

皲裂是手掌、足底的皮肤发生线形裂隙，是体力劳动者中常见的皮肤病，中医称之为"皲裂疮"，多见于冬季。好发于掌面、手指、足跟、足底等处，发病缓慢。初起时，皮肤干燥，微觉发紧、发硬，触之弹性减低，出现浅裂纹，继则皮肤变得粗糙和增厚，形似树皮，同时皲裂加深，甚则出血、疼痛，严重者手足屈伸不利，活动受限。至春暖时，渐渐自愈，但也有的迁延不愈。入冬前常用温水浸泡，再涂防裂膏或甘油（甘油与水各半）、凡士林，少用强碱性的肥皂或药皂，积极治疗其他皮肤病，如癣病等，可有效地防止手足皲裂。

中医认为其病发生与阴血亏虚、气血失调、外受风寒、经络不畅、肌肤缺乏濡养润泽有关。治疗宜养血益阴，活血通络，润肤敛疮。外治法针对皲裂常常有着较好的疗效。

1. 药浴方①

【准备】地骨皮 30 克，白矾 15 克，万花油软膏适量。

【操作】将地骨皮水煎取汁，加入白矾溶化后浸泡患处，每日 1 次，拭干后再涂以万花油软膏等。

【功用】滋阴清热，燥湿止痒。

【主治】手足皲裂。

2. 药浴方②

【准备】白及 15 克，白矾 10 克，马勃 6 克，凡士林适量。

【操作】将前 3 味药水煎 3 次，每次用 600 毫升水煎取至 300 毫升。3 次药液和匀放于小盆内，将患处浸入温热药液中浸泡。每日 2 次，早、晚各 1 次，每次 20 分钟，每剂用 3 日，3 剂为 1 个疗程，连续 2 个疗程。另按同样剂量取上药研细末，用凡士林调成 20% 软膏，涂擦患处。

【功用】收敛止血。

【主治】手足皲裂。

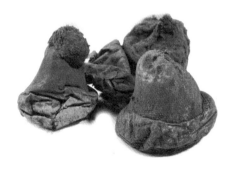

马勃

3. 药浴方③

【准备】苍术、白及、地骨皮各 30 克，红花 10 克。

【操作】将上药水煎取汁约 1500 毫升，倒入盆中，趁热将患处浸泡于药液中。每日 2 次，每次 10~20 分钟，每日 1 剂。

【功用】止血通络，燥湿清热。

【主治】手足皲裂。

4. 药浴方④

【准备】白矾、地骨皮、白及、马勃、白鲜皮各 10~30 克。

【操作】上药水煎取汁，先熏双足，待温时足浴。每日 1~2 次，每日 1 次，连续 1~2 周。

【功用】收敛止血，滋阴清热。

【主治】手足皲裂，瘙痒。

5. 药浴方⑤

【准备】葛根、丹参、大黄、牡蛎、黄柏、秦艽各 30 克，地骨皮、木贼、防风各 15 克，食醋 500 毫升，凡士林适量。

【操作】将前 9 味药加食醋 500 毫升，水 500 毫升，文火熬开 20 分钟后，去渣留汁 500 毫升，待温度在 36~38℃，浸泡手足 20 分钟，每日早、晚各浸泡 1 次，晾干后外涂凡士林软膏于掌跖。

【功用】凉血活血，解肌止痛。

【主治】手足皲裂。

6. 涂擦方①

【准备】甘草 50 克，75% 的酒精溶液、甘油各 200 毫升。

【操作】将甘草浸泡于 75% 的酒精溶液内 24 小时后去渣取汁，加入甘油，混匀即成。使用时，将患处洗净后用药液涂擦，每日数次。

【功用】解毒止痛。

【主治】手足皲裂。

7. 涂擦方②

【准备】当归、紫草各 60 克，忍冬藤 10 克，香油 400 毫升。

【操作】将当归、紫草、忍冬藤浸泡于香油中 24 小时后，文火煎熬至枯焦，滤出药渣，留油待凉，以棉签蘸药液涂擦患处。每日数次，以愈为度。

【功用】补血活血，清热解毒。

【主治】手足皲裂。

8. 涂擦方③

【准备】香蕉 100 克，白及粉 50 克，75% 的酒精溶液 100 毫升。

【操作】将香蕉、白及粉加水 800 毫升，煎沸后，置容器中浸泡 72 小时，去渣取汁，兑入 75% 的酒精溶液混匀备用。每次取少许涂擦患处。每日 1~2 次，以愈为度。

【功用】收敛止血，通络止痛。

【主治】手足皲裂。

9. 涂擦方④

【准备】生姜 50 克，白酒 100 毫升。

【操作】上药捣烂，加白酒 100 毫升浸泡 1 昼夜，用消毒棉签蘸本品涂擦患处。每日 2 次，连续 5~7 日。

【功用】散寒解毒。

【主治】手足皲裂。

10. 涂擦方⑤

【准备】紫草油适量，鲜蛤 150 克，冰片 3 克，白及粉 40 克。

【操作】紫草油加热，趁热加入鲜蛤、冰片，混合均匀，待油余温时加入白及粉，搅匀装瓶。用棉签蘸药液外擦患处，每日 2~3 次，一般 8~10 日可愈。

【功用】滋阴清热，凉血止血。

【主治】手足皲裂。

11. 涂擦方⑥

【准备】白及 80 克，冰片、五味子各 12 克，凡士林 400 克。

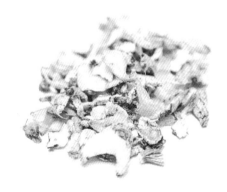

白及

【操作】将前 3 味药共研细末，加入凡士林中调均成膏，涂敷患处，外用纱布包扎。每 3 日换药 1 次，直至痊愈。

【功用】收敛止血，清热止痛。

【主治】手足皲裂。

12. 涂擦方⑦

【准备】白蔹、白及、冰片各 30 克，大黄 50 克，蜂蜜适量。

【操作】将前 4 味药共研细末，加蜂蜜适量调成糊状备用。局部洗净拭干，取上药涂擦患处，必要时包扎。每日 3~5 次，直至痊愈。

【功用】凉血止血，收敛生肌。

【主治】手足皲裂。

13. 涂擦方⑧

【准备】黄豆、凡士林各适量。

【操作】将黄豆研末，与凡士林按 1 : 2 混合调膏，装瓶备用。治疗时先洗净患处，然后用本药外敷患处，以填平裂口为度，外用纱布包扎。每 3 日换药 1 次，直至痊愈。

【功用】润燥解毒。

【主治】手足皲裂。

14. 涂擦方⑨

【准备】糯米 500 克，白矾 60 克，青黛 30 克，樟脑 15 克。

【操作】先将糯米洗净，晾干，研成细粉，筛去粗糙杂质，放入 1500 毫升的沸水锅中，文火熬成糊状，再加入白矾末、樟脑、青黛和匀，贮入药罐备用。使用时将药膏涂擦于布条上，贴皲裂处。每日 1 换，以愈为度。

【功用】清热解毒，收敛止痛。

【主治】手足皲裂。

15. 涂擦方⑩

【准备】田七药物牙膏 65 克，甘油 10 毫升。

【操作】将上药混匀备用。每日洗净患处后即取混合物涂擦患处。每日 2~3 次，连续 1~2 周。

【功用】滋润止痛。

【主治】手足皲裂。

鸡眼

　　鸡眼是由长期摩擦和受压引起的圆锥形角质层增厚，有角质中心核，尖端深入皮内，基底露于外面。因其深陷肉里，状如鸡眼故得名，又名肉刺。本病好发于足趾凸出处、趾间或小趾外侧，是表皮角质过度肥厚所形成的圆锥形角质栓，常为 1~2 个，如豌豆大，状如鸡眼，呈浅黄色或灰黄色，坚硬，其尖端向内，抵压真皮的乳头，压迫神经末梢，故受压时疼痛剧烈，行走不便，损伤后亦可因感染而化脓。

中医治疗鸡眼通常以中医基础理论及经络循行为依据，选择相应的药物及穴位，配合中药、针灸等治疗，从而达到行气疏滞，活血止痛，化瘀软坚，清热利湿化痰的作用，疗效显著。

1. 敷贴方①

【准备】大葱数根。

【操作】切下大葱的根部，带根须洗净捣碎，在晚上睡觉前敷贴到鸡眼上，早晨睡醒取下，连用 3 日。

【功用】祛风通阳。

【主治】鸡眼。

2. 敷贴方②

【准备】乌梅 100 克，盐水、醋各适量。

【操作】乌梅用盐水浸泡 24 小时，去核加醋 50 克，捣烂成糊状。用热水清洗并浸泡患足 3~5 分钟后，将乌梅涂于病变部位，厚度约 0.2 厘米。用塑料布覆盖，胶布固定。每日换药 1 次，连用 5 日为 1 个疗程。

【功用】生津止血。

【主治】鸡眼。

3. 敷贴方③

【准备】荸荠 1 枚，葱头 1 个。

【操作】将荸荠、葱头洗净，沥干水，捣烂成糊。将糊敷在鸡眼处，以橡皮膏固定好，每晚睡前洗脚后换药 1 次。

【功用】清热生津，凉血解毒。

【主治】鸡眼。

4. 敷贴方④

【准备】蜂蜡 10 克。

【操作】先将患处用热水浸泡，并以刀削去表层病变组织，然后将 1 块稍大于患处的小饼状蜂蜡紧贴患处，用胶布固定。隔 6~7 日后鸡眼自行脱落，脱落后还需再贴药 6~7 日，待患处皮肤长好为止。贴药后要避水，蜂蜡以新鲜者疗效为佳。

【功用】解毒生肌。

【主治】鸡眼。

5. 敷贴方⑤

【准备】蓖麻子 1 粒。

【操作】先取热水浴脚，泡软患处，而后将蓖麻子用镊子夹起，置火上烧烤至外壳出油，直接放在泡软的鸡眼上，外用胶布固定，一般 5~6 日后鸡眼软化，脱落而愈。

【功用】消肿拔毒。

【主治】鸡眼。

6. 涂擦方①

【准备】骨碎补9克，75%的酒精溶液100毫升。

【操作】将上药研为粗末，置75%的酒精溶液中浸泡3日即可。使用时先以温水将鸡眼泡软。用利刀削去外层厚皮，再涂以骨碎补酒精，每2小时擦1次，擦后略有痛感，几分钟后即可消失。每日可涂6~10次。

【功用】活血止痛。

【主治】鸡眼。

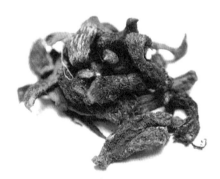

骨碎补

7. 涂擦方②

【准备】红尖辣椒（干品）、食醋各适量。

【操作】将干辣椒剪成与鸡眼大小相当的圆片，酒杯中放醋15毫升，投入干辣椒5克（此为1人量），浸泡12小时后取出，立即将辣椒片对着鸡眼贴好，外用胶布固定，3日1换，1~3次即愈。鸡眼多者，可多浸泡辣椒，浸泡不得超过12小时，过长则失效。

【功用】解热镇痛。

【主治】鸡眼。

8. 艾灸方

【准备】艾条适量。

【操作】将患处用热水浸泡变软，剔除局部角质硬物后施灸，将艾条点燃的一端对准患处，约距皮肤2~3厘米，行温和灸，一般每处灸20分钟。

【功用】通经络，调气血。

【主治】鸡眼。

9. 药浴方

【准备】川牛膝、独活、威灵仙、透骨草、皂角刺、黄精、白芷、当归各10克，补骨脂20克，鸡血藤15克。

【操作】将上药加适量清水煎沸后再转小火煎煮15~20分钟，趁热熏患部，凉至足部可承受时（46~47℃）浴足30分钟。

【功用】活血通络。

【主治】鸡眼。

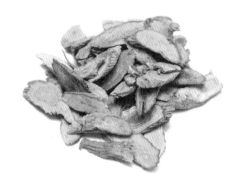

川牛膝

压疮

压疮为患者长期卧床、护理不当，皮肤长期受压，局部软组织血液循环障碍所致，多见于皮肤摩擦部位、两肩胛、尾骶、两髋及侧膝部。皮肤先起红斑，继而糜烂、坏死、溃疡或化脓感染，肉芽不生，久治难愈，自觉疼痛。

在中医学说中，压疮又名"席疮""褥疮"，多因久病卧床，气血运行失畅，肌肤失养，每因摩擦皮破，染毒而成。多发于容易受压的部位，以皮肤破溃，疮口经久不愈为特征。常以外治疗法治疗该病。

1. 敷贴方①

【准备】白及、地榆各 30 克，黄柏、龙胆各 25 克，蒲公英、没药各 20 克，黄连 15 克。

【操作】将上药共研细末，局部常规消毒后，取药末适量均匀撒于患处。每 1~2 日换药 1 次，连续 1~2 个月。

【功用】凉血活血，生肌敛疮。

【主治】压疮。

2. 敷贴方②

【准备】石膏 30 克，朱砂、冰片、硼砂各 15 克。

【操作】将上药共研细末，装瓶备用，局部常规清创后，将本品均匀撒在患处，创面暴露。每日用药 2~3 次，至疮面结痂为止。

【功用】清热解毒。

【主治】压疮。

3. 敷贴方③

【准备】大黄、黄柏各等量。

【操作】将上药研为细末，局部常规清创后，取药末均匀撒于患处。每日 1 次，连续 1~2 个月。

【功用】清热凉血。

【主治】压疮。

4. 敷贴方④

【准备】密陀僧 10 克，蜂房 6 克，冰片 2 克，凡士林适量。

【操作】将前 3 味药共研细末，用凡士林调匀，局部常规清创消毒后，外敷患处，纱布覆盖，胶布固定。每日换药 1 次，连续 2~3 周。

石膏

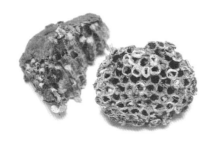

蜂房

【功用】清热解毒，祛风止痛。

【主治】压疮。

5. 敷贴方⑤

【准备】新鲜鸡蛋 1~2 个。

【操作】将新鲜鸡蛋打破，根据创面大小，取蛋壳内膜。疮面局部常规消毒后，将蛋壳内膜敷贴于疮面上，再用红外线灯照射 20 分钟。每日 2 次，每日或隔日换药 1 次，连续 1~2 个月。

【功用】滋阴润燥。

【主治】压疮。

6. 按摩方

【准备】植物油适量。

【选穴】足三里、阴陵泉、涌泉。病变在脊背、骶尾者，为督脉循行部位，加按摩大椎。若于坐骨结节部，加配风市；若于足跟部或踝部者，加配昆仑。

【操作】医者的拇指蘸取少许植物油，在上述穴位按摩 5~10 分钟，顺时针、逆时针方向按摩时间各半。如溃疡面色黑，腐烂，分泌物多时，逆时针方向按摩多于顺时针方向；若溃疡面颜色淡白，分泌物少时，顺时针方向按摩多于逆时针方向，用力由轻到重。

【功用】补益脾肾，扶助正气。

【主治】压疮。

湿疹

　　湿疹是一种常见的由多种内外因素引起的表皮及真皮浅层的炎症性皮肤病，一般认为与变态反应有一定关系。其临床表现具有对称性、渗出性、瘙痒性、多形性和复发性等特点，这也是一种过敏性炎症性皮肤病，以皮疹多样性，对称分布，剧烈瘙痒，易反复发作，易演变成慢性为特征。可发生于任何年龄、任何部位、任何季节，但常在冬季复发或加剧，有渗出倾向，慢性病程，易反复发作，一般分为急性、亚急性、慢性。目前湿疹尚无特效疗法，多采用对症治疗。湿疹是一种容易反复发作的疾病，一旦身体接触过敏物质，或者有某些诱因都有可能导致湿疹的发作，所以湿疹患者在选择药物时要注意。

　　湿疹在中医学中又被称为"湿疮"，总因禀赋不耐，风、湿、热阻于肌肤所致。或因饮食不节，过食辛辣鱼腥动风之品，或嗜酒，伤及脾胃，脾失健运，致湿热内生，又外感风湿热邪，内外合邪，两相搏结，浸淫肌肤发为本病；或因素体虚弱，脾为湿困，肌肤失养或因湿热蕴久，耗伤阴血，化燥生风而致血虚风燥，肌肤甲错，发为本病。

1. 热熨方

【准备】鲜鱼腥草、松树内层皮各适量。

【操作】上药切碎共捣烂，纱布包紧，将药包加热后揉擦患处，药包越热，效果越明显，但不可烫伤皮肤。每日2次。

【功用】清热解毒，收敛生肌。

【主治】湿疹。

土茯苓

2. 敷贴方①

【准备】紫草油100毫升，黄柏粉、青黛粉各15克，氧化锌粉20克，冰片2克，地塞米松片10毫克，马来酸氯苯那敏8毫克。

【操作】上药混合均匀，装瓶备用。局部常规消毒后，用棉签蘸药涂擦患处。每日2次，连续1周。

【功用】清热解毒，收敛生肌。

【主治】湿疹。

3. 敷贴方②

【准备】土茯苓适量。

【操作】上药研为细末，外撒患处。每日3~5次，连续5日。

【功用】清热解毒，利水渗湿。

【主治】湿疹渗液较多。

4. 敷贴方③

【准备】苍术、黄柏、青黛、滑石、龙骨各30克，冰片、轻粉各10克，凡士林适量。

【操作】前7味药共研细末，装瓶备用。局部常规消毒后，用凡士林调成药糊涂擦患处。每日1次，10日为1个疗程，连续1~3个疗程。

【功用】清热利湿，平肝潜阳。

【主治】湿疹。

5. 敷贴方④

【准备】茉莉花茶2份，雄黄1份。

【操作】上药共研细末，装瓶备用。局部常规清洗后，取药末适量，用温水少许调为糊状，棉签蘸药糊涂擦患处。每日1~2次，7日为1个疗程，连续1~2个疗程。

【功用】行气解毒。

【主治】湿疹。

6. 敷贴方⑤

【准备】马齿苋、金银花、黄柏各30克，苦参、艾叶各20克。

【操作】上药加水煎煮，水烧开后继续煎煮15~20分钟即可，药液静置放凉后，加入6~8层纱布或毛巾浸满药液，拧至不滴水湿敷患处，每次15~20分钟，每日1~2次。

【功用】清热解毒，凉血渗湿。

【主治】急性期湿疹。

7. 药浴方①

【准备】蛇床子30克，苦参、白鲜皮各20克，芒硝10克。

【操作】将前3味药水煎取汁，加芒硝10克溶化，放入浴盆中，待温时用消毒纱布蘸药液外洗患处。每日2~3次，连续3~5日。

【功用】清热解毒，燥湿祛风。

【主治】湿疹。

8. 药浴方②

【准备】吴茱萸25克，蛇床子20克，苦参10克，煅白矾、雄黄各5克。

【操作】上药水煎洗浴，每日1~2次，连续5日。

【功用】散寒解郁，燥湿祛风。

【主治】湿疹。

9. 药浴方③

【准备】丹参、百合、金银花、地肤子、甘草各50克，甘草油适量。

【操作】将前5味药水煎30分钟，掺水至温度适宜即可全身浸浴，每次30分钟。过后全身涂搽甘草油以防止水分丢失加重皮肤干燥瘙痒。

【功用】清热利湿，活血化瘀。

【主治】慢性湿疹。

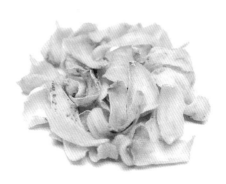

百合

10. 涂擦方①

【准备】苦参60克，加75%的酒精溶液或上等白酒适量。

【操作】苦参入75%的酒精溶液或白酒中浸泡1周即成。局部常规清洗后以棉签蘸药液涂擦患处。每日早、晚各1次，连续1~2周。

【功用】清热燥湿。

【主治】湿疹。

11. 涂擦方②

【准备】青黛、五倍子、甘草各 30 克，蛇床子、金银花各 5 克，甘草油适量。

【操作】将前 5 味药配方颗粒与甘草油调匀，涂抹于患处，每日 2 次。

【功用】清热解毒，收湿敛疮。

【主治】亚急性期湿疹。

药物性静脉炎

药物性静脉炎是一种由药物引起的、发生在静脉内的非化脓性炎症性疾病，表现为患部有轻微疼痛或不适感，其病变的进展方向与受累静脉的血液循行方向相同，病变的局部红肿疼痛，并可触及伴有压痛的一条索状硬结。随着静脉穿刺技术的普及及一次性输液管的应用，药物性静脉炎的发病率有逐渐上升的趋势。尤其是经常通过静脉用药的老年人，更容易发生药物性静脉炎。目前，用西药治疗药物性静脉炎尚无特别有效的办法。虽然用局部热敷的办法治疗药物性静脉炎有一定的疗效，但不尽如人意。通过外用某些中药治疗药物性静脉炎，疗效较好。

中医认为，药物性静脉炎多因脉络损伤，局部气滞血瘀，或是患者元气不足，气血不能达于血管末梢，使手指或脚趾得不到营养而逐渐坏死，致使局部产生蚯蚓样硬结，或局部红肿硬痛，当以活血化瘀、行气止痛为治。

1. 敷贴方①

【准备】云南白药、白酒各等量。

【操作】用白酒将适量的云南白药调成膏状，把调好的药膏均匀地摊于无菌纱布上，然后将涂上药膏的纱布敷于患处，另用纱布覆盖，用胶布固定。涂药的纱布干燥后，可滴上少量白酒，以保持其湿润。每日换药 1 次，一般患者连续治疗 7~10 日即可见效。

【功用】解毒化瘀。

【主治】药物性静脉炎。

2. 敷贴方②

【准备】芒硝 200 克。

【操作】上药加温水 500 毫升溶化后，局部热敷。每 6 小时 1 次，每次 20 分钟，连续 2~5 日。

【功用】清热解毒。

【主治】药物性静脉炎。

3. 敷贴方③

【准备】青果 100 克，75% 的酒精溶液 500 毫升。

【操作】将青果放入酒精溶液密封

浸泡 7 日后即可。取无菌纱布浸透药液，外敷于红肿处，并不断将药液洒于纱布上，以保持一定的湿度。每日 3 次，每次 1 小时，连续 3 日。

【功用】清热生津，舒筋活络。

【主治】药物性静脉炎。

4. 敷贴方④

【准备】土茯苓 50~100 克。

【操作】上药加水 500 毫升，煎至 200 毫升，临睡前用纱布蘸药液湿敷于患处 30 分钟。每日 1 次，连续 7~10 日。

【功用】清热解毒。

【主治】药物性静脉炎。

5. 敷贴方⑤

【准备】红花、乳香、没药、桃仁、栀子各 30 克。

【操作】上药共研细末，装瓶备用。使用时每次取药末适量，用开水调为稀糊状，外敷于局部肿胀疼痛处。每日换药 1 次，连续 3~5 日。

【功用】清热解毒，活血化瘀。

【主治】药物性静脉炎。

6. 涂擦方①

【准备】红花 10 克，75% 的酒精溶液 100 毫升。

【操作】将红花入 75% 的酒精溶液密封浸泡 5~7 日即成。使用时用棉签蘸药液涂擦患处。每日 3~5 次，连续 5~7 日。

【功用】活血通经。

【主治】药物性静脉炎。

7. 涂擦方②

【准备】仙人掌 30 克。

【操作】仙人掌洗净，去皮刺，切片，沿发炎的静脉走向贴敷，药干后及时更换。连续 3~5 日。

【功用】行气活血，清热解毒。

【主治】药物性静脉炎。

8. 药浴方

【准备】苏木、金银花、蒲公英、当归、葱白、桑枝各 30 克，红花、芒硝、乳香、没药各 15 克。

【操作】上药放入药罐中，水煎取汁，放入浴盆中，待温时洗浴患处，

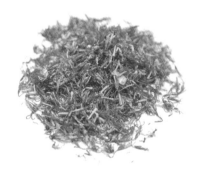

红花

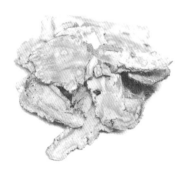

当归

每日 2 次，每次 10~30 分钟，连续 3~5 日。

【功用】活血通络，消肿止痛。

【主治】药物性静脉炎。

9. 艾灸方

【准备】艾条适量。

【选穴】膈俞、膻中。

【操作】每次每穴用点燃的艾条温灸 7 分钟，并灸条索状硬结处 15 分钟，均灸至局部皮肤红润为度，每日 1 次，7 次为 1 个疗程。

【主治】药物性静脉炎。

体气（腋臭）

　　体气，又名腋臭、狐臭，是指腋窝部排出的汗液有特殊刺鼻臭味而言，多见于夏季，尤多见于青年人。本病是因为腋窝部的大汗腺分泌物中所含的有机物，经局部皮肤的色源性杆菌，如棒状杆菌作用后产生不饱和脂肪酸而发出特殊的臭味所致。本病的预防，首先要注意个人卫生，勤洗澡，换衣服，保持皮肤干燥；再则是不要吃辛辣等刺激性食物，因为辛辣之物可增加汗液分泌，使臭气加剧。治疗以局部杀菌除臭，减少汗腺分泌为原则。

　　中医学认为腋臭发病，为湿热内郁或先天所致。湿热之邪内蕴是腋臭的基本病机。其症多由过食肥甘厚味、辛辣炽煿之品而蕴生湿热，或素体多汗，或天气闷热，久不洗浴，湿热邪气郁于腋下，浊气随毛孔而出，外散于体表。多采用外治疗法。

1. 涂擦方①

【准备】白矾适量。

【操作】上药研为细末，装瓶备用。使用时用清水将手指湿润后，以手指蘸白矾粉涂擦腋窝处，每周 2 次即可。

【功用】收敛燥湿。

【主治】腋臭。

白矾

2. 涂擦方②

【准备】丁香18克，红升丹27克，石膏45克。

【操作】上药共研细末，装瓶备用。每日洗浴后用棉球蘸药粉少许涂擦腋窝处。

【功用】燥湿温中，清热解毒。

【主治】腋臭，可掩盖臭味。

3. 涂擦方③

【准备】滑石70克，炉甘石15克，密陀僧10克，冰片5克。

【操作】上药共研细末，装瓶备用。每日洗浴后，取药末适量涂擦腋窝处。

【功用】清热解毒燥湿。

【主治】腋臭。

4. 涂擦方④

【准备】西红柿适量。

【操作】西红柿榨汁，洗浴后在一盆清水中加入500毫升西红柿汁，然后将两腋在水中浸泡15分钟，每周2次。也可将两腋洗净后，用西红柿汁浸透的棉球反复涂擦1~2分钟，每日早、中、晚3次。

【功用】清热生津。

【主治】腋臭，可掩盖臭味。

5. 艾灸方

【准备】适量大蒜或蒜片、艾炷各适量。

【操作】将腋窝处毛发剃净消毒，再取淀粉适量调成糊状，外涂于腋窝，待其自然风干，将较粗大的汗腺充分暴露。取适量大蒜，去皮捣烂如泥，做成厚约3毫米的蒜泥饼，待淀粉糊风干后敷于患处，中间用牙签穿刺数孔，以可见较粗大的汗腺为宜。将艾炷放于蒜泥饼上，点燃艾炷，令其燃尽，如患者感觉施灸部发烫，可将艾炷移除，以灸至患者自感患部温热、舒服为度。每日施灸1次，每次30分钟左右，10次为1个疗程。

【功用】拔毒散邪。

【主治】腋臭。

痱子

痱子，又称热痱、红色粟粒疹，是由于在高温闷热环境下，出汗过多，汗液蒸发不畅，导致汗管堵塞，汗管破裂，汗液外渗入周围组织而引起的。主要表现为小丘疹、小水疱。好发于夏季，多见于排汗调节功能较差的儿童和长期卧床患者。由于瘙痒而过度搔抓可致继发感染，发生毛囊炎、疖或脓肿。

中医认为痱子系由湿郁腠理，热蕴肌肤，肌腠不得发泄所致，主要以清热、解毒、利湿为治疗原则。

1. 敷贴方①

【准备】大黄、硫黄各等量。

【操作】上药研为细末，装瓶中，加清水调为稀糊状，用消毒棉签蘸药糊涂擦患处。每日 3~5 次，连续 3~5 日。

【功用】清热解毒。

【主治】痱子。

2. 敷贴方②

【准备】六一散（滑石粉 18 克，甘草粉 3 克）1 包。

【操作】洗浴后，将六一散均匀地扑在痱子上，每日 2~3 次。

【功用】清暑利湿。

【主治】痱子。

3. 敷贴方③

【准备】大黄 10 克，黄连 5 克。

【操作】将上药研为细末，装瓶中，加清水调为稀糊状，用消毒棉签蘸药糊涂擦患处。每日 3~5 次，连续 3~5 日。

【功用】清热解毒。

【主治】痱子。

4. 药浴方①

【准备】腊月里刚下的洁净雪适量。

【操作】取腊月里刚下的洁净雪装入小玻璃瓶内，密封贮存，使其自然溶化，夏季里用双层纱布过滤取汁即可使用。若有条件者，也可放入冰箱中贮存。局部常规消毒后，用棉签蘸腊雪水涂擦患处，连擦数遍。

每日数次，连续 2~3 日。

【功用】散热消肿。

【主治】小儿暑痱。

5. 药浴方②

【准备】金银花、车前草、野菊花各 20 克，冰片少许。

【操作】前 3 味药水煎取汁，加冰片少许混匀，外洗患处。每日 3~5 次，连续 3~5 日。

【功用】清热解毒。

【主治】痱子。

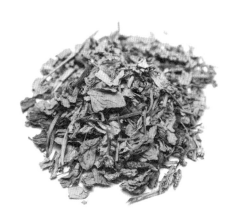

车前草

6. 药浴方③

【准备】土茯苓 30 克。

【操作】上药水煎取汁，待温时，用干净棉球蘸药液涂擦患处，每日 3~5 次。另取适量兑入温水中洗浴。每日 1 次，连续 3~5 日。

【功用】清热解毒，消肿止痛。

【主治】痱子。

7. 药浴方④

【准备】竹叶、车前草各 10 克。

【操作】上药水煎取汁,外洗患处。每日 3~5 次,连续 3~5 日。

【功用】清热解毒,利水渗湿。

【主治】痱子。

8. 药浴方⑤

【准备】栀子、黄芩、玄参、水牛角各 10 克。

【操作】上药水煎取汁,外洗患处。每日 3~5 次,连续 3~5 日。

【功用】清热解毒,燥湿凉血。

【主治】痱子。

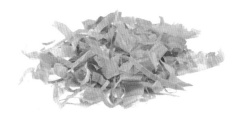

水牛角

9. 涂擦方①

【准备】苦参、大黄各 20 克,冰片、雄黄、黄连各 10 克,75% 的酒精溶液。

【操作】前 5 味药加到 75% 的酒精溶液中浸泡 2~3 日后,用棉花蘸药液涂擦患处。每日 3~4 次。

【功用】清热解毒,燥湿凉血。

【主治】痱子。

10. 涂擦方②

【准备】大黄、冰片各 10 克,75% 的酒精溶液 100 毫升。

【操作】前 2 味药加到 75% 的酒精溶液中浸泡 2~3 日后,用消毒棉签蘸药液涂擦患处。每日 3~4 次,连续 3~5 日。

【功用】清热凉血生肌。

【主治】痱子。

11. 涂擦方③

【准备】金银花 6 克。

【操作】用开水浸泡金银花约 1 小时即可,以棉签或纱布蘸金银花浸泡液轻抹患处,每日 3 次。

【功用】清热解毒。

【主治】痱子。

12. 涂擦方④

【准备】败酱草 9 克。

【操作】把药放入砂锅中,加水约 500 毫升,先用武火煎开再用文火煎 5 分钟即可,以棉签或纱布蘸败酱草煎出液轻抹患处。每日 2 次,第 2 次抹洗液时仍可由前 1 份败酱草煎取。

【功用】清热解毒,活血行瘀。

【主治】痱子。

斑秃

斑秃是指突然发生的无自觉症状的局限性斑状脱发。这种脱发常突然而迅速，往往一夜之间头发成片脱落，严重者可在几天至几个月内头发全部脱光。大多数人没有任何自觉症状，常常是别人无意中发现或理发时才被告知。这种秃发斑多数为圆形或椭圆形，边缘非常整齐，局部头皮为正常颜色，表面光滑发亮。本病与免疫力失调、压力突然加大有一定关系。斑秃影响美观，会给患者带来较大的心理痛苦，不过，斑秃患者应该知道这样一个事实：斑秃这种脱发是有自限性的，其病程虽然可持续数月，甚至数年之久，但大多数患者可以完全或部分自然痊愈。因此，斑秃患者应持乐观态度，保持良好的精神状态，不要紧张、焦急，对治疗要充满信心，积极消除脱发带来的消极情绪及精神负担。

斑秃属中医"油风""鬼剃头"范畴，中医认为其多由肝肾不足、精血亏虚，或脾胃虚弱、气血生化无源，致血虚生风，发失所养；或肝气郁结，气机不畅，血液运行推动不利，致气滞血瘀，血不能濡养头发而致局部发落。故临床常采用补血养肝、填精养血之法治疗。

1. 涂擦方①

【准备】鲜豨莶草 500 克，75% 的酒精溶液 500 克。

【操作】鲜豨莶草洗净，捣烂取汁，入等量 75% 的酒精溶液混合均匀备用。使用时每次取小块纱布蘸药液

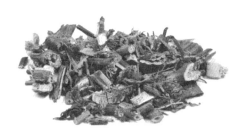

豨莶草

湿敷，外盖塑料薄膜。每日 2 次，每次 1 小时，连续 1 周即可长出新发。

【功用】清热解毒，祛风通络。

【主治】斑秃。

2. 涂擦方②

【准备】补骨脂 50 克，何首乌 10 克，75% 的酒精溶液 100 毫升。

【操作】上药置于 75% 的酒精溶液中浸泡 1 周即成。使用时以棉签蘸药液涂擦患处。每日 2~3 次，连续 1~2 月。

【功用】补肝益肾，祛风助阳。

【主治】斑秃。

3. 涂擦方③

【准备】补骨脂20克，墨旱莲、花椒、干姜各10克，斑蝥2个，红花5克，75%的酒精溶液适量。

【操作】前6味药入适量75%的酒精溶液中连续浸泡1周即成。使用时以棉签蘸药液涂擦患处。每日3~5次，连续2~3个月。

【功用】养肝益肾，温中活血，逐瘀通络。

【主治】斑秃。

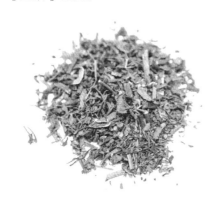

墨旱莲

4. 涂擦方④

【准备】新鲜生姜3块（如拇指大小），高度白酒60毫升。

【操作】生姜置白酒中浸泡2日即成。用棉签蘸取药液涂擦患处。每日3次，每次3分钟。或用生姜250克捣烂取汁，将病变部位清洗干净后用消毒棉球蘸药液反复涂擦患处，至姜汁用完为止。每周1次，连续2~3次即可。

【功用】解表散寒。

【主治】斑秃。

5. 涂擦方⑤

【准备】成熟的新鲜红皮蒜3份，甘油1~2份。

【操作】大蒜去皮，捣汁，与甘油拌匀备用。局部用温水洗净后涂擦蒜汁甘油，每日2~3次，现配现用。可同时配合口服六味地黄丸。

【功用】解毒杀虫。

【主治】斑秃。

6. 艾灸方

【准备】艾条适量。

【选穴】斑秃局部，百会、血海和足三里。

【操作】以艾灸斑秃局部为主，百会、血海和足三里为配穴。皮肤常规消毒，将艾条一端点燃，对准脱发区或穴位距皮肤1.5厘米左右施灸，使患部有温热感而无灼痛感，直至皮损区或穴位局部皮肤红润为度。每周3次，每穴灸10分钟。

【功用】补气活血。

【主治】斑秃。

7. 按摩方

【选穴】斑秃部位附近相应穴位。

【操作】患者取仰卧位，操作者坐于其头顶位，以凡士林油为介质，操作者用术手拇指或中指的指腹为着力部位，以斑秃中心行顺时针方向环形摩动，指面自然着力，不可用力下压，使患者感到头皮有温热感并向病损部位周围放散为宜，以头皮微红为度，操作时间10分钟。每日1次，15次为1个疗程，共治疗2个疗程。

【功用】行气活血通络。

【主治】斑秃。

皮肤瘙痒

皮肤瘙痒主要发生在气候干燥的秋冬季节，多见于老年人。有些老年人一到秋冬季节就感到皮肤瘙痒，一直痒到第二年的四五月份，待天气转暖后才逐渐恢复正常。瘙痒的主要部位在脊背处，这种病症发生的主要原因是皮肤萎缩、退化、干燥及皮肤神经功能失调；其次是某些内衣和外界温度的突然变化对皮肤产生的刺激所致。本病的瘙痒多呈阵发性，每于睡前加重，因剧痒而搔抓，皮肤可出现抓痕、血痂、苔藓化、色素沉着或色素减退等继发性损害。如果原有泌尿系统疾病或内分泌功能障碍等疾病的老年人，更易发生此病症。

该病属中医"风瘙痒"范畴，还有一部分学者称之为"风痒""血风疮""痒风""阴痒"等。中医学认为，瘙痒产生的病理基础是肌肤气血不和。老年人气血比较虚弱，血虚生风，风胜而燥，风动而痒；或因年老体衰，肝肾阴亏，肌肤失养，阴虚血燥而痒。中医认为该病多与风、燥、虚等因素有关，治法以祛风、润燥、养血、滋补肝肾等为主，临床治疗多以滋阴养血、祛风止痒为主。选用中草药或中成药联合外用药内外兼顾，疗效多优于单用外用药治疗。

1. 涂擦方①

【准备】苦参100克，食用白醋100毫升。

【操作】苦参放白醋中浸泡3~5日即成。每日洗浴时，加入苦参醋液30~50毫升于浴水中洗浴，或用棉签蘸药液涂擦瘙痒处。每日1~2次，连续5~7日。

【功用】清热祛湿，祛风杀虫。

【主治】皮肤瘙痒。

2. 涂擦方②

【准备】夜交藤、鸡血藤、乌梢蛇各20克，白酒适量。

【操作】前3味药入白酒浸泡1周即成。每日洗浴时，加入药液30~50毫升于浴水中洗浴，或用棉签蘸药液涂擦瘙痒处。每日2~3次，连续5~7日。

【功用】通经活络，祛风活血，止痒。

【主治】皮肤瘙痒。

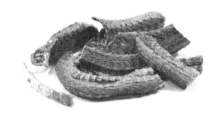

乌梢蛇

3. 涂擦方③

【准备】冰片、雄黄、白矾各 30 克，硫黄、密陀僧各 40 克，黄连 20 克，花椒 15 克。

【操作】上药共研细末，装瓶备用。使用时将患处洗净，用棉签蘸药粉或用香油调匀涂擦患处。每日 2 次，连续 1 周。

【功用】清热解毒，杀虫止痒。

【主治】皮肤瘙痒。

4. 药浴方①

【准备】荆芥、防风、苦瓜、丝瓜络、蛇床子、当归各 30 克。

【操作】将上药水煎取汁，放入浴盆中，待温度适宜时洗浴。每次 10~20 分钟，每日 2~3 次，每日 1 剂，连续 5~7 日。

【功用】祛风清热，活血通络。

【主治】皮肤瘙痒。

5. 药浴方②

【准备】徐长卿 100 克。

【操作】上药水煎取汁，放入浴盆中，待温度适宜时洗浴。每晚 1 次，每次 1 剂，连续 1~2 周。

【功用】祛风散寒，除湿活血。

【主治】皮肤瘙痒。

6. 药浴方③

【准备】防风、黄芪各 20 克，当归 15 克，黄柏、红花、川芎、硫黄、苦参各 10 克。

【操作】上药水煎取汁，趁热熏洗患处，也可趁热用毛巾湿敷患处。每日 1~2 次，每次 30 分钟，每剂药可用 3 日，连续 3~5 剂。

【功用】祛风活血，清热利湿。

【主治】皮肤瘙痒。

7. 药浴方④

【准备】黄柏、蛇床子、苍术、苍耳子、地肤子、苦参各 30 克，苦楝皮、白鲜皮、红花各 20 克。

【操作】上方药煎至 400 毫升，浴缸或浴桶清洗消毒后，放入温水，倒入 200 毫升，调节温度为 34~37℃。患者除头以外，全身浸泡在药液中，缓慢浸洗。每日 1 次，每次浸泡 30 分钟，再用清水冲洗，不用肥皂、沐浴露等洗涤剂，10 日为 1 个疗程，一般 1~3 个疗程。

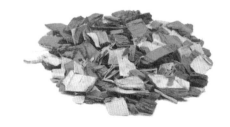

苦楝皮

【功用】清热利湿，活血止痒。

【主治】皮肤瘙痒。

8. 药浴方⑤

【准备】苦参、白鲜皮、蛇床子、蝉蜕、紫草、防风各 10 克。

【操作】上药水煎取汁，放入浴盆中，待温时足浴。每日 2 次，每次 10~30 分钟，每日 1 剂，连续 5~7 日。

【功用】清热解毒，祛风止痒。

【主治】皮肤瘙痒。

9. 敷贴方①

【准备】红花、紫草、栀子、大黄各等量，冰片、凡士林各适量。

【操作】前 4 味药共研细末，加冰片适量，混合均匀，装瓶备用。使用时每次取药末少许，加凡士林调成糊状，外敷于肚脐处，纱布覆盖，胶布固定。每日换药 1 次，连续 1~2 周。

【功用】清热解毒，凉血活血。

【主治】皮肤瘙痒。

10. 敷贴方②

【准备】当归、白芍、生地黄各 30 克，麦冬、远志、夜交藤各 20 克，苦参、地肤子、白鲜皮、花椒各 15 克，全蝎、蜈蚣各 10 克，陈醋适量。

【操作】前 12 味药共研细末，装瓶备用。使用时取药末 10 克，用陈醋调为稀糊状，外敷于肚脐处，纱布包扎，胶布固定。每日换药 1 次。可用热水袋热敷 30 分钟，7 日为 1 个疗程，每个疗程间隔 3 日，连续 3~5 个疗程。

【功用】调经活血，凉血生津，燥湿通络。

【主治】皮肤瘙痒。

11. 敷贴方③

【准备】蒺藜、何首乌各等量，米醋适量。

【选穴】涌泉。

【操作】前 2 味药共研细末，装瓶备用。每晚洗浴后，每次取适量药末，加少许米醋调为稀糊状，外敷于涌泉，纱布包扎，胶布固定，次日早晨取下。连续 7~10 日。

【功用】疏肝解郁，养血祛风。

【主治】皮肤瘙痒。

12. 热熨方

【准备】蚕沙、食盐各 250 克。

【操作】上药炒热，装袋内热熨患处。每次 1 小时，每日 2 次，以愈为度。

【功用】祛风除湿，活血化瘀。

【主治】皮肤瘙痒。

13. 耳穴贴压方

【准备】王不留行籽贴。

【选穴】内分泌、肾上腺。

【操作】常规消毒后，将王不留行贴贴于上述耳穴。每日按压 6 次，每次 5~10 分钟，以微微酸胀感或者耳朵稍微发热为度，胶布每 3 日更换 1 次。

【功用】清热消炎，祛风除湿。

【主治】皮肤瘙痒。

第七节　其他病症外治疗法

慢性鼻窦炎

慢性鼻窦炎是以鼻塞、流脓鼻涕、头昏、头痛、嗅觉减退为主要表现的疾病。本病病程较长，可数年至数十年，反复发作，经久难愈。绝大多数慢性鼻窦炎是鼻窦内的多种细菌感染所致，致病菌以流感杆菌及链球菌多见。

本病属中医"鼻渊"范畴。本病多有外感伤风鼻塞病史，后迁延不愈所致。由于其病程较长，所涉及的脏腑有肺、脾、胆等。临床上根据脏腑分为肺经风热证、胆腑郁热证、脾胃湿热证、肺气虚证、脾气虚证。肺经风热证表现为鼻塞，鼻涕量多而白黏或黄稠，嗅觉减退，头痛。胆腑郁热证表现为鼻涕脓浊，量多，色黄或黄绿，或有腥臭味，鼻塞，嗅觉减退，头痛剧烈。脾胃湿热证表现为鼻塞重而持续，鼻涕黄浊而量多，嗅觉减退，头昏闷，或头重胀，倦怠乏力。肺气虚证表现为鼻塞或重或轻，鼻涕黏白，稍遇风冷则鼻塞加重，鼻涕增多，喷嚏时作。脾气虚证表现为鼻涕白黏或黄稠，量多，嗅觉减退，鼻塞较重，食少纳呆，腹胀便溏。选用治法时需注意鉴别使用。

由于慢性鼻窦炎的治疗往往是长期的，因此日常生活中的调护更为重要。需注意保持鼻腔通畅，以利鼻窦内分泌物排出；禁食辛辣刺激食物，戒除烟酒。尤其在天气变化及冬季时期，注意防止外感，减少急性发作，坚持用药时配外治疗法治疗，慢性鼻窦炎是可以治愈的。

1. 熏蒸方①

【准备】苍耳子、辛夷、白芷、细辛、鹅不食草、薄荷、金银花各等量。

【操作】上药共研细末，装瓶备用。使用时每次取药物 10 克，置于沸水中拌匀，趁热熏蒸双鼻孔。每日 2 次，每次 10~30 分钟，连续 2 个月。

【功用】发散风寒，醒鼻通窍。

【主治】慢性鼻窦炎。

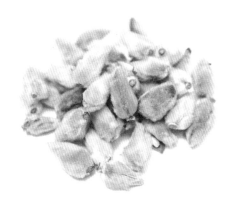

辛夷

2. 熏蒸法②

【准备】白芷、防风、薄荷、升麻、紫苏梗、木通、蔓荆子、辛夷、苍耳子、茶叶各适量。

【操作】上药水煎取汁，熏蒸双鼻孔。

【功用】宣肺通窍。

【主治】慢性鼻窦炎鼻腔不通。

3. 熏蒸法③

【准备】龙胆草、黄芩各 12 克，车前草、苍耳子、白芷各 15 克，泽泻、辛夷、栀子、当归各 10 克，甘草 5 克，柴胡 8 克。

【操作】上药水煎取汁，熏蒸双鼻孔。一次熏蒸 20 分钟，14 日为 1 个疗程，连续治疗 2 个疗程。

【功用】清泻肝胆实火。

【主治】慢性鼻窦炎。

4. 药浴方

【准备】苍耳子 15 克。

【操作】上药加水 100 毫升，煮沸，先熏蒸双鼻孔，待药物温度下降时，以消毒棉签蘸药液擦洗鼻腔。每日 2 次，2 日 1 剂，连续 1~2 个月。

【功用】辛温发散，通窍止痛。

【主治】慢性鼻窦炎。

5. 纳鼻方①

【准备】辛夷、菊花、苍耳子各 10 克。

【操作】上药加入清水 100 毫升，浓煎取汁，置于滴鼻瓶中滴鼻。每次每侧 2~3 滴，每日 2 次，连续 1~2 个月。

【功用】辛凉宣肺通窍。

【主治】慢性鼻窦炎鼻腔不通。

6. 纳鼻方②

【准备】芦荟 6 克，冰片 1 克。

【操作】上药共研极细末，每用少许吹入鼻腔内，每日 2~3 次，数日即愈。

【功用】泻火解毒通窍。

【主治】慢性鼻窦炎鼻腔奇痒。

7. 纳鼻方③

【准备】冰片、细辛各 3 克，丝瓜络 24 克。

【操作】上药共研细末，装瓶备用。使用时先将鼻涕除去，以纸筒纳药末吹鼻，每日 2 次，连续 2 个月。吹鼻时要屏住呼吸，以免吸入药末引发呛咳。

【功用】解毒消肿，通窍止痛。

【主治】慢性鼻窦炎。

8. 纳鼻方④

【准备】苍耳子 5 克，辛夷、白芷、菊花各 2 克。

【操作】上药晒干研成细粉末，每晚取少量吹入或置入双侧鼻孔中，留置 1 夜，第 2 日清晨洗出。

【功用】散寒通窍。

【主治】慢性鼻窦炎。

9. 纳鼻方⑤

【准备】炒栀子30克，冰片10克。

【操作】上药研为细末，装瓶备用。使用时每次取药末少许，用纱布包裹，或将消毒棉球用冷开水浸湿后蘸药末塞入患侧鼻孔，并留一线头在外，以便取出棉球。每日2次，每次20~30分钟，连续2个月。

【功用】泻郁火，通诸窍。

【主治】慢性鼻窦炎。

10. 纳鼻方⑥

【准备】辛夷15克，白芷、苍耳子各10克，桂枝5克。

【操作】将上药烘干研末过筛，装瓶备用。每日晚饭后取药末1克，3厘米见方双层纱布2块，将药末分包成2个药球，以棉纱扎紧，并留有少许线头，先塞1个药球于症状重侧鼻孔，用另一鼻孔呼吸；1小时后将药球拉出，将另一药球塞入对侧鼻孔。一般5日左右即见好转。10日为1个疗程。

【功用】辛温发散通络。

【主治】慢性鼻窦炎。

11. 纳鼻方⑦

【准备】黄芩、紫花地丁、白芷、丹参、桔梗、石菖蒲、黄芪、乳香、没药、金银花、蒲公英、75%的酒精溶液各适量。

【操作】将乳香、没药先用75%的酒精溶液浸泡、过滤后取汁，与黄芩、紫花地丁、白芷、丹参、桔梗、石菖蒲、黄芪一起加水煎制得滤液1，再将金银花、蒲公英加水煎制得滤液2，将滤液1和滤液2混合静置24小时，加芳香液、水，然后灌装灭菌即得，分装成300毫升溶液备用，每日自行用鼻腔冲洗器冲洗1~2次。

【功用】清热通窍。

【主治】慢性鼻窦炎。

12. 热熨方

【准备】辛夷、白芷、薄荷、细辛、菊花、苍耳子、生姜、葱白各适量。

【选穴】印堂、四白、迎香。

【操作】上药水煎取汁，以纱布蘸药液，热敷于上述穴位局部，或直接在颜面部热敷。每日2次，每次10~30分钟，2日1剂，连续10~15剂。

【功用】辛温散寒，通窍活络。

【主治】慢性鼻窦炎。

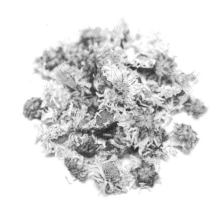

菊花

13. 敷贴方①

【准备】大蒜，伤湿止痛膏各适量。

【选穴】涌泉。

【操作】大蒜捣烂如泥，取花生大小1团置于涌泉，外用伤湿止痛膏固定，待足心有强烈刺激感时除去。每日1次，连续3~5次。

【功用】清热解毒，凉血散结。

【主治】慢性鼻窦炎。

14. 敷贴方②

【准备】附子、葱汁各适量。

【选穴】涌泉。

【操作】将附子研为细末，用葱汁适量调为糊状，外敷于涌泉，包扎固定。每日1换，连续5~7日。

【功用】温阳散寒通窍。

【主治】慢性鼻窦炎。

15. 敷贴方③

【准备】大黄、米醋各适量。

【选穴】涌泉。

【操作】将大黄研为细末，用米醋调为糊，外敷于涌泉。每日换药2~3次，连续3~5日。

【功用】清热泻火，通窍止痛。

【主治】慢性鼻窦炎。

中耳炎

中耳炎是各种致病因素导致中耳鼓室、鼓窦、乳突和咽鼓管等部位的炎症，有急、慢性之分。急性化脓性中耳炎是因化脓性病菌，如链球菌、葡萄球菌等侵入中耳而发生，以发热、耳痛、流脓等为基本特征。慢性化脓性中耳炎大多为急性炎症期治疗不当，或反复感染所致，其特点是反复发作，耳流黏液性脓液、耳聋、头痛等。本病好发于儿童，小儿患病时全身症状较重，多有高热，啼哭，抓耳，摇头，烦躁不安，拒食甚至耳后红肿等。

本病属中医"脓耳"范畴，以流脓为主要特征，病因为外来邪气侵袭所致，涉及肝、脾、肾等脏腑。中医根据病因将其分为外邪侵袭证、肝胆湿热证、脾虚失运证、肾元亏虚证。外邪侵袭证表现为起病急，发热，耳痛逐渐加剧，或剧痛后脓液流出；伴发热、怕冷或鼻塞流涕。肝胆湿热证表现为耳痛剧烈，耳脓黄稠，耳鸣耳聋；全身可见发热，口苦咽干，小儿症状较成人更重。脾虚失运证表现为耳内流脓日久，量多而清稀。肾元亏虚证表现为耳内流脓日久不愈，反复发作，量不多，脓液秽浊或呈豆腐渣样，并有臭味，听力减退明显。

除了致病菌可以引发中耳炎以外，日常生活中过于用力擤鼻，游泳时因为呛咳水、水通过鼻咽部进入中耳等均可引发中耳炎，故日常生活中需注意耳道的防护，避免引起感染。出现炎症后则需及时治疗，可辨证使用外治疗法，如若病情加重，还需及时就医。

1. 滴耳方①

【准备】鱼腥草、鹅不食草各等量，白矾少量。

【操作】鱼腥草、鹅不食草共捣烂为糊，榨取汁液，加白矾少许拌匀，装入瓶中滴耳。每次1~2滴，每日2次，使用1周，不见耳流脓液后继续巩固治疗1周。

【功用】清热解毒，宣通耳窍。

【主治】急性化脓性中耳炎。

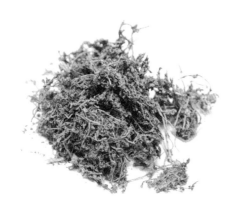

鹅不食草

2. 滴耳方②

【准备】鲜桑叶适量。

【操作】将桑叶洗净，榨取汁液，装入瓶中滴耳。每次1~2滴，每日2~3次，连续3~7日。

【功用】疏风清热。

【主治】急性化脓性中耳炎。

3. 滴耳方③

【准备】地龙20条，食盐适量。

【操作】地龙洗净后，放入盘中，加食盐适量拌匀，待腌出金黄色液体时，取液装瓶备用。使用时取脱脂棉将患耳脓液擦净，再取本品滴耳。每次3滴，每日3~5次，连续5~7日。

【功用】清热通络。

【主治】急、慢性中耳炎。

4. 滴耳方④

【准备】紫草50克，黄连30克，冰片2克，香油500毫升。

【操作】将前3味药共研细末，加香油拌匀备用。使用时取油滴耳。每次2~3滴，每日3次，连续3日。

【功用】清热凉血，开窍通络。

【主治】急、慢性中耳炎。

5. 滴耳方⑤

【准备】黄连、煅白矾各10克，焙香菜籽20克，泼尼松20毫克。

【操作】上药共研细末，装瓶备用。局部先用3%双氧水清洗，晾干，再将本品适量吹入耳内。每日1~2次，连续5~7日。

【功用】清热开窍。

【主治】中耳炎耳痛、耳痒。

6. 滴耳方⑥

【准备】白矾、石膏、龙骨各 100 克，紫草、五倍子、大黄、黄连各 30 克，冰片 10 克。

【操作】将黄连、大黄焙干研成细末，白矾、石膏、龙骨火煅后加入冰片，研成细末，将所有药物混合，高压消毒 30 分钟后装瓶备用。用时先用棉签蘸 3% 双氧水洗去耳内脓液及痂皮，再以 75% 的酒精溶液拭净患处，然后将药粉少许吹敷耳内，每日 3~5 次。

【功用】清热开窍。

【主治】中耳炎。

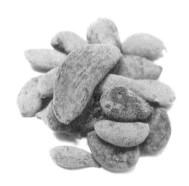

五倍子

7. 滴耳方⑦

【准备】冰片、玄明粉、硼砂各 1 克，朱砂 0.3 克。

【操作】上药研成粉末后混合均匀备用。用时先用棉签蘸 3% 双氧水洗去耳内脓液及痂皮，再以 75% 的酒精溶液拭净患处，然后将药粉少许

吹敷耳内。每日 1 次。本方能清热消肿止痛。

【功用】清热解毒，消肿止痛。

【主治】急、慢性化脓性中耳炎。

8. 滴耳方⑧

【准备】全蝎（带尾）6 克，白矾 60 克，冰片 3 克。

【操作】先将白矾盛铝勺内煅干，全蝎焙干，然后与冰片研成粉末混合均匀备用。用时先用棉签蘸 3% 双氧水洗去耳脓液及痂皮，再以 75% 的酒精溶液拭净患处，然后将少许药粉吹敷耳内。每日 2 次。

【功用】止痛，消肿，排脓。

【主治】化脓性中耳炎。

9. 按摩方

【选穴】听会、肾俞、脾俞。

【操作】用揉压法。一手拇指置于患处听会，其余四指和另一手固定头部，拇指指腹轻轻揉压听会 5 分钟。操作者可以双手拇指揉压双侧肾俞、脾俞各 5 分钟。揉压力度要均匀适度，切不可用力过猛、时间过长以免损伤皮肤。每日 1 次，10 次为 1 疗程。

【功用】补益脾肾，聪耳开窍。

【主治】化脓性中耳炎。

10. 耳穴贴压方

【准备】王不留行籽贴。

【选穴】耳、内耳、外耳、肾、神门。

【操作】常规消毒后，将王不留行

籽贴贴于上述耳穴上。贴压期间，每日可自行按压3~5次，每次5分钟。

【功用】聪耳开窍。

【主治】化脓性中耳炎。

口腔溃疡

口腔溃疡是指发生在口腔黏膜上的浅表性溃疡，好发于唇、颊舌缘等部位，病因与感染、遗传、精神、系统性疾病、维生素或微量元素缺乏等因素有关。而感冒、消化不良、精神紧张郁闷不乐等情况均能诱发本病，溃疡有自限性，能在10日左右自愈。若口腔溃疡经常发生或此起彼伏称复发性口疮，其病损呈溃疡性损害，溃疡具有周期性、复发性及自限性等特点。临床上主要表现为患者自觉有灼痛感，咀嚼或遇到咸、辣刺激时疼痛加剧，影响进食和说话。

口腔溃疡属中医"口疮""口糜""口疳""口破"范畴，病因与外感六淫、饮食不节、内伤七情、劳倦过度等因素有关，基本病机是火热内生，常与心、脾、胃脏腑功能失调有关。故治疗上以清热解毒、消肿止痛为主，治疗时还需兼顾多个脏腑。

口腔溃疡的治疗方法虽然很多，但基本上都是对症治疗，主要目的是减轻疼痛或减少复发次数，但不能完全控制复发，所以预防本病尤为重要，平常应注意保持口腔清洁，增强免疫力。西医治疗本病效果欠佳，中医从整体辨证论治，有外治散剂、中药漱口等治法，在抗复发和伴随症治疗方面具有一定的优势。

1. 含漱方①

【准备】金银花、竹叶、白芷、薄荷各等量。

【操作】上药煎水，含漱口腔。

【功用】清热消肿，止痛祛浊。

【主治】口腔溃疡疼痛。

2. 含漱方②

【准备】黄芩、石膏、佩兰各等量。

【操作】上药煎水含漱口腔。

【功用】清热祛湿，消肿化浊。

【主治】口腔溃疡面积较大，周围水肿，口淡乏味。

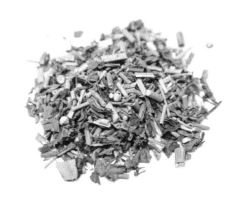

佩兰

3. 含漱方③

【准备】五倍子 12 克。

【操作】上药加水 200 毫升，煎取汁液 100 毫升。每日分 3 次含漱。每次 10~15 分钟，7 日为 1 个疗程，连续 1~2 个疗程。

【功用】收湿敛疮。

【主治】口腔溃疡疼痛。

4. 含漱方④

【准备】细辛 5 克。

【选穴】涌泉。

【操作】细辛先用清水浸泡 5~10 分钟后，小火煎取浓汁约 50 毫升，含漱，每日 2~3 次；再将药渣捣烂，外敷于涌泉，纱布覆盖，胶布固定。每日 1 次，连续 3~5 日即可。

【功用】祛风散寒，止痛，引火归元。

【主治】口腔溃疡疼痛。

5. 敷贴方①

【准备】莱菔子、白芥子、地肤子各 10 克，米醋适量。

【选穴】涌泉。

【操作】将前 3 味药用砂锅微炒至黄，研为细末，以米醋调为膏状，外敷于涌泉，纱布覆盖，胶布固定。每晚 1 次，连续 3~5 次。

【功用】理气祛湿，化痰消肿。

【主治】口腔溃疡水肿，口淡乏味，食欲不振。

6. 敷贴方②

【准备】大黄 40 克，吴茱萸 30 克，胡黄连、胆南星各 20 克，醋适量。

【选穴】涌泉。

【操作】前 4 味药共研细末，每取药末 20 克，加醋调成稀糊状，每晚睡前敷于涌泉，外用纱布固定，翌晨除去。5 次为 1 个疗程，连续 1~2 个疗程。

【功用】清热燥湿。

【主治】口腔溃疡舌红疼痛，口渴口干，心中烦热，小便短赤涩痛。

7. 敷贴方③

【准备】吴茱萸、花椒、天南星各等量，醋适量。

【选穴】涌泉。

【操作】上药共研细末，每取 20 克，用醋调和成糊状，外敷于脐部及涌泉，外用胶布固定。每日 1 次，5 次为 1 个疗程，连续 2 个疗程。

【功用】温中散寒。

【主治】口腔溃疡不红不肿不痛或饮食时痛。

8. 敷贴方④

【准备】硫黄 15 克，米醋适量。

【选穴】涌泉。

【操作】将硫黄研为细末，用米醋调和，敷于脐部及涌泉，外用胶布固定。每日 1 换，以愈为止。

【功用】燥湿，解毒杀菌。

【主治】口腔溃疡反复发作。

9. 敷贴方⑤

【准备】山茱萸 400 克，米醋 200 毫升。

【选穴】涌泉。

【操作】将山茱萸研为细末，用米醋调成糊状，每用 10 克，分涂于 2 块纱布中央，晚上临睡前敷贴于涌泉，次晨取下，10 日为 1 个疗程。

【功用】补益肝肾。

【主治】口腔溃疡反复发作，此起彼伏。

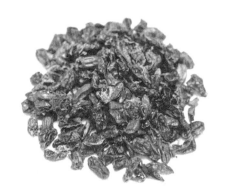

山茱萸

10. 敷贴方⑥

【准备】细辛 5~10 克，米醋适量。

【操作】细辛研为细末，用米醋调为稀糊状，外敷于肚脐，纱布覆盖，胶布固定。每日 1 换，连续 3~5 日。

【功用】祛风散寒，通窍止痛，引火归元。

【主治】口腔溃疡疼痛，反复发作。

11. 敷贴方⑦

【准备】大黄、栀子各 5 克，米醋适量。

【操作】将前 2 味药共研细末，用米醋调为稀糊状，外敷于肚脐，纱布覆盖，胶布固定。每日 1 换，连续 3~5 日。

【功用】清热消肿。

【主治】口腔溃疡红肿热痛。

12. 敷贴方⑧

【准备】黄芪 5 克，米醋适量。

【操作】黄芪研为细末，用米醋调为稀糊状，外敷于肚脐，纱布覆盖，胶布固定。每日 1 换，连续 3~5 日。

【功用】托毒生肌。

【主治】口腔溃疡反复发作，此起彼伏。

13. 敷贴方⑨

【准备】黄柏、知母各 5 克，米醋适量。

【操作】前 2 味药研为细末，用米醋调为稀糊状，外敷于肚脐，纱布覆盖，胶布固定。每日 1 换，连续 3~5 日。

【功用】清下焦湿热。

【主治】口腔溃疡反复发作，此起彼伏。

14. 敷贴方⑩

【准备】木豆叶、白及各 20 克。

【操作】将上药水煎 2 次，过滤浓缩至 100 毫升，用加厚滤纸吸收，干燥，置紫外线下灭菌 1 小时，密闭保存待用。用药前溃疡面用生理盐水清洗，然后根据溃疡面大小剪取大小适宜的含药滤纸贴粘贴于患处。每日 3 次，晚上临睡前加贴 1 次。5 日为 1 个疗程。

【功用】生肌止痛。

【主治】复发性口腔溃疡。

15. 涂擦方①

【准备】硼砂 20 克，五倍子、朱砂各 10 克，雄黄 6 克，冰片 4 克。

【操作】上药共研细末，装瓶备用。使用时每次用棉签蘸药末涂擦患处，每日 2~3 次，连续 2~3 日。

【功用】泻火解毒，消肿止痛。

【主治】口腔溃疡红肿糜烂。

16. 涂擦方②

【准备】生石膏、硼砂各 24 克，黄连 15 克，制乳香、制没药、青黛各 9 克，冰片 3 克。

【操作】将上药共研细粉状，混匀备用。使用时用消毒棉签在口腔溃疡处撒布适量药粉，每日 3~4 次。

【功用】生肌，止痛，解毒，敛疮。

【主治】口腔溃疡红肿热痛。

17. 涂擦方③

【准备】密陀僧 19 克，白芷 6 克，鸡蛋黄适量。

【操作】将前 2 味药共研细末，鸡蛋黄炒糊出油，用蛋黄油调匀，涂擦患处，每日 2~3 次，连续 2~3 日。

【功用】收敛祛腐生肌。

【主治】口腔溃疡糜烂。

18. 涂擦方④

【准备】红枣 20 枚，青黛、黄连、黄柏、白矾、松香各 10 克，冰片 3 克。

【操作】先将红枣去核，再把白矾、松香填入红枣内，用铁丝把红枣串上，置文火内烤焦后加入黄连、黄柏、青黛、冰片，共研极细末，贮于瓶中备用。使用时以棉签蘸药粉均匀地涂于溃疡面局部，以能覆盖溃疡面为宜，每日 3~5 次。

【功用】清热解毒，活血化瘀，去腐生肌。

【主治】口腔溃疡红肿热痛。

19. 涂擦方⑤

【准备】芦荟 3 克，青黛 1.5 克。

【操作】将上药共研细末，清净瓶盛贮（防潮）。用消毒棉签蘸涂患处或以吸管吹敷患处，每日 3~5 次。

【功用】泻火解毒，凉血生肌。

【主治】口腔溃疡红肿热痛。

牙痛

牙痛是牙齿疾病最常见的症状之一，很多牙病能引起牙痛，大多由牙龈炎和牙周炎、龋齿（蛀牙）或折裂牙而导致牙髓（牙神经）感染所引起。多与不注意口腔卫生，牙齿受到牙齿周围食物残渣、细菌等物结成的软质的牙垢和硬质的牙石的长期刺激，不正确的刷牙习惯，维生素缺乏等原因有关。此外，某些神经系统疾病，如三叉神经痛、周围性面神经炎等；身体的某些慢性疾病，如高血压病患者牙髓充血、糖尿病患者牙髓血管发炎坏死等都可引起牙痛。

中医亦称本病为"牙痛"或"齿痛"，其基本病机为火热侵袭，分为风火牙痛、胃火牙痛、虚火牙痛。风火牙痛表现为牙痛剧烈牙区不肿胀不松动，体温不高。胃火牙痛表现为牙痛剧烈，牙龈或面部肿胀，牙龈溢脓张口受限，体温可升高。虚火牙痛表现为牙齿浮动，隐隐作痛或微痛，牙龈微红微肿。中医外治疗法可据此对症治疗，有效缓解牙痛，根治需要进一步寻找病因，对因治疗。同时需要注意牙齿的日常保健，定期检查牙齿等。

1. 含漱方①

【准备】五倍子 10 克。

【操作】上药加水 500 毫升，武火煎沸后改文火缓煎 15 分钟，取汁约 250 毫升，待温度适合时取一大口含漱，不要咽下，稍停片刻吐出，连续 3 次，即刻牙痛可止。为防复发，可连漱数次。

【功用】清热解毒，收敛止血。

【主治】牙痛。

2. 含漱方②

【准备】鲜马齿苋适量。

【操作】上药捣烂取汁含漱，并时以其汁渍润牙龈局部，每日数次。一般 1 日后疼痛即可减轻，2~3 日后即可痊愈。

【功用】清热解毒，凉血止血。

【主治】牙龈炎、牙周炎引起的牙痛。

3. 含漱方③

【准备】黄芩、玄参、紫花地丁各 15 克。

【操作】上药水煎取汁含漱，每日 3~5 次，连续 2~3 日。

【功用】养阴清热。

【主治】牙周牙龈肿痛。

4. 含漱方④

【准备】蜂房、金银花各等量。

【操作】上药水煎取汁含漱。每日 3 次，连续 2~3 日。

【功用】清热解毒。

【主治】牙周牙龈肿痛。

5. 含漱方⑤

【准备】艾叶 10 克，花椒、细辛各 15 克，浮小麦 30 克。

【操作】上药水煎取汁含漱。每日 3 次，连续 2~3 日。

【功用】散血止痛。

【主治】牙周牙龈红肿热痛。

6. 涂擦方①

【准备】细辛适量，生地黄 2 片。

【操作】取细辛夹于 2 片生地黄之间，含于牙痛处，咬紧，一般 3~5 分钟即可止痛。

【功用】利窍止痛。

【主治】各种原因引起的牙痛。

7. 涂擦方②

【准备】花椒 9 克，樟脑、荜茇各 6 克。

【操作】上药加水 200 毫升，水煎取汁，用消毒棉签蘸药液涂擦患处，

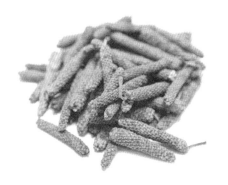

荜茇

并用棉球浸透药液后置于患处上下牙之间咬紧，一般经过 15~30 分钟即可止痛，连续 3~5 次。

【功用】通窍止痛。

【主治】各种原因引起的牙痛。

8. 涂擦方③

【准备】丁香、海桐皮各 10 克，细辛、樟脑各 6 克，冰片、荜茇各 5 克，75% 的酒精溶液。

【操作】将上 6 味药物放入消毒容器内，加入酒精溶液，密闭浸泡 7 日备用。取消毒棉球浸透药液，放在患处，轻轻咬住，口水不能咽下，5 分钟后吐出。

【功用】止痛，祛风，杀虫，通窍。

【主治】各种原因引起的牙痛。

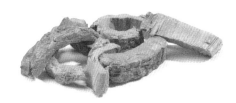

海桐皮

9. 涂擦方④

【准备】补骨脂 30 克，青盐 10 克。

【操作】上药同炒后研细末，装瓶备用。使用时每次取适量药粉外擦患处，每日 3~5 次，连续 3~5 日即可。

【功用】补肾壮阳，收敛固涩。

【主治】肾虚牙痛，牙齿酸软，隐隐作疼。

10. 涂擦方⑤

【准备】桂圆肉、食盐各适量。

【操作】用桂圆肉蘸食盐外擦疼痛处，每日2~3次，连续2~3日。

【功用】补益心脾，养血安神。

【主治】肾虚牙痛，牙齿酸软，隐隐作疼。

11. 涂擦方⑥

【准备】西瓜翠衣30克，冰片少许。

【操作】将西瓜翠衣焙干，加入少许冰片，共研末。治疗时取药粉涂搽患处，每日数次。

【功用】祛风清热。

【主治】牙齿松动引起的疼痛和风火牙痛。

12. 涂擦方⑦

【准备】杨梅树皮12克，夏枯草、鱼腥草各30克，蒲公英20克。

【操作】将上药水煎服或外用涂搽患处。每日2~3次，连续2~3日。

【功用】清热除烦。

【主治】虚火牙痛。

13. 纳鼻方①

【准备】细辛、防风、白芷、荜茇各5克，高良姜、黄连各4克，冰片3克，雄黄2克。

【操作】上药共研细末，装瓶备用。使用时用棉球蘸少许药粉塞入鼻内，左侧牙痛塞左侧，右侧牙痛塞右侧，并深呼吸2分钟。一般应用1~3次即可止痛。

【功用】散寒止痛。

【主治】各种原因引起的牙痛。

14. 纳鼻方②

【准备】川芎、雄黄、乳香、没药、生石膏各6克，火硝15克。

【操作】上药共研细末，装瓶备用。使用时取少许药粉吹入鼻内，一般经过3~5分钟即可止痛。

【功用】清热，活血，杀虫，止痛。

【主治】牙周牙龈红肿热痛。

15. 纳鼻方③

【准备】白芷60克，冰片0.6克。

【操作】上药共研细末，装瓶备用。使用时每次取少许药粉置于患者鼻前庭。经过1~3分钟即可止痛。

【功用】散寒祛湿，止痛，排脓。

【主治】各种原因引起的牙痛。

16. 纳鼻方④

【准备】荜茇、白芷、甘松各10克，生草乌4克，冰片3克，鹅不食草6克，细辛5克。

【操作】上药共研细末，装瓶备用。使用时取适量药粉吹入鼻孔中。每日1~2次，一般用药3~10分钟即可止痛。

【功用】止痛。

【主治】各种原因引起的牙痛。

17. 塞药方①

【准备】炒补骨脂30克，制乳香6克。

【操作】将上药研为细末，装瓶备用。使用时每次取适量药粉，布包后塞牙洞。每日3~5次，连续1周即可。

【功用】补肾填精。

【主治】龋齿疼痛。

18. 塞药方②

【准备】小合欢、野棉花各6克，白胡椒、薄荷各0.3克，芝麻油适量。

【操作】将前4味药共研细末，芝麻油调拌塞于牙痛处。

【功用】疏风清热。

【主治】风火牙痛。

癌性疼痛

　　癌性疼痛（以下简称"癌痛"）是癌症患者最常见和最难忍受的症状之一，其定义为由癌症本身或与癌症相关因素所导致的疼痛，严重影响了肿瘤患者的生活生存质量。

　　现代中医仍将癌痛归于"痛症"的范畴，其病因、病机不离"不通则痛"及"不荣则痛"的基本范畴。其特点在于虚实夹杂，"虚"责之于正气损伤、阳气亏虚、阴血不足，身体虚弱；"实"为气滞、血瘀、痰结、毒聚、寒凝等一些有形物质阻滞于内。实际临证中大多虚实互见。其病位多在经络、肾、脾，可涉及肝、肺、胆、胃，尤其与肝关系密切，常伴肝郁，故治疗时还兼顾多个脏腑，尤以疏肝为先。

　　现代医学在临床上大部分采用世界卫生组织提出的"癌痛三阶梯"规范治疗方案，阿片类药物是目前治疗中、重度癌痛的基础用药。其治疗效果虽然较确切，但不良反应也比较多，而且成瘾性强，致使部分患者达不到较好的治疗效果，对患者的身心状况、家庭和社会功能产生了严重影响。中医学通过辨证论治常能增强止痛药的效果，对癌痛的治疗效果早已得到认可，且安全性高，毒副作用较少，配合西药止痛治疗可以增加疗效，减轻毒副反应，提高止痛效果。

1. 敷贴方①

【准备】全蝎、马钱子各3克，蜈蚣1条，地鳖虫、天龙、生南星、黄药子、乳香、没药、三七粉、芒硝、冰片、青黛各10克，醋各适量。

【操作】将前12味药制成散剂，过100目筛。每日上午，选患者疼痛最为剧烈的部位（又称阿是穴）作为

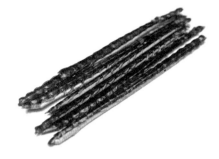

蜈蚣

敷药点，行常规消毒后，每次每 1 个部位取上述散剂 50 克，加青黛和醋调匀后微波炉加热成膏状，摊于 10 厘米 ×15 厘米的纱布上后贴敷于阿是穴。3 层纱布加一层背后附带自粘贴功能的防渗漏无纺布，胶布固定。24 小时后重复换药，10 日为 1 个疗程。

【功用】疏通经脉，调和气血。

【主治】癌性疼痛。

2. 敷贴方②

【准备】冰片 1 克，延胡索、玄明粉各 10 克，白芥子 6 克，生草乌 3 克，食醋 5 毫升。

【操作】将前 5 味药加入食醋中，取些许调成糊状放于敷料（7 厘米×7 厘米）上，敷贴于疼痛部位，每次 2~6 小时，每 2 日 1 次。

【功用】活血行气，通络止痛。

【主治】原发性肝癌中重度疼痛。

3. 敷贴方③

【准备】川芎、白芷、姜黄、乳香、没药、肿节风、山慈姑、重楼、麻黄、

白芥子、王不留行各 30 克，凡士林适量。

【操作】将前 11 味药加工成粉，并与凡士林调和成膏状。中药调配好贴于疼痛部位（敷贴范围大于疼痛范围 1~2 厘米，厚度约 0.5 厘米），每 24 小时更换 1 次。

【功用】扶正气，消肿瘤。

【主治】癌性疼痛。

4. 敷贴方④

【准备】黄连、黄柏、黄芩、大黄、乳香、没药、蜂蜜各适量。

【操作】将前 6 味药研磨成粉，用适量蜂蜜调匀至糊状，外敷并充分覆盖疼痛部位，局部以纱块覆盖，包扎固定，敷药时间大于 30 分钟。

【功用】清热解毒，化瘀散结。

【主治】癌性疼痛暴发痛。

5. 敷贴方⑤

【准备】生麻黄、熟地黄、姜炭、肉桂、制乳香、制没药、黄芪、甘草、制吴茱萸各 10 克。

【操作】将上药制成散剂，外敷于癌痛相应的体表部位，胶布固定，1 次敷贴 4 小时，每日 2 次。

【功用】温阳止痛。

【主治】癌性疼痛，属寒凝血瘀者。

6. 敷贴方⑥

【准备】生大黄、芒硝、枳实、冰片、醋、75% 的酒精溶液各适量。

【操作】将上药按 5 : 5 : 5 : 1 比例调配，各药研粉过筛后充分混合，每次取药 10 克，用醋调匀后制成直径约 2 厘米，厚度约 0.5 厘米药饼。患者平卧，75% 的酒精溶液消毒后将药饼纳入脐孔，敷贴膜固定，每次敷 12 小时。每日 1 次，7 日为 1 个疗程。

【功用】调畅气机。

【主治】癌性疼痛。

7. 敷贴方⑦

【准备】蟾蜍 5 克，半夏、山慈姑、龙葵、延胡索、乳香、没药、吴茱萸各 10 克，莱菔子、枳实、乌药、小茴香各 20 克，熟蜂蜜 100 克。

【操作】将前 12 味药研成粉状，入熟蜂蜜调拌均匀，平铺于边长约 15 厘米正方形无纺布上备用。先用碘伏对脐部行常规消毒，清除污物，后用生理盐水清洗干净，将备用的药膏敷于脐上即可，无纺布四周用胶带固定。一般隔日换药 1 次。

【功用】攻毒散结，行气止痛。

【主治】癌性疼痛。

8. 涂擦方①

【准备】生南星、乳香、没药各 20 克，冰片 15 克，半夏、三七、川芎、蟾酥、延胡索各 10 克，无水酒精 100 毫升。

【操作】将前 9 味药研磨成粉，然

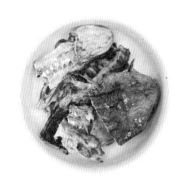

蟾酥

后用 100 目筛对其进行过滤，用 100 毫升的无水酒精对其进行浸泡，每日早、晚各搅拌 1 次。1 周后，倾倒上清液，将剩余的液体静置 24 小时后，对其进行过滤，所得药液即为癌痛酊。在出现疼痛的部位均匀地涂抹癌痛酊，涂抹的范围要超出其疼痛部位的 1 厘米左右，每日为患者涂抹 3 次，7 日为 1 个疗程。

【功用】活血化瘀，散寒止痛。

【主治】癌性疼痛。

9. 涂擦方②

【准备】乳香、没药、车前子、茯苓、川芎、草乌、猪苓各 20 克，蒲公英 30 克，白醋适量。

【操作】将前 8 味药研磨成粉，加白醋调成糊状，敷于疼痛部位。厚度 0.1~0.2 毫米，面积完全覆盖疼痛部位。涂毕以食用保鲜膜覆盖药物上方，四周用胶布固定。中药外敷时间不超过 2 小时。

【功用】消瘀祛痛，解毒散瘀。

【主治】骨转移癌癌性疼痛。

10. 涂擦方③

【准备】生川乌、生草乌、川芎、乳香、没药、土鳖虫、冰片各20克，75%的酒精溶液500毫升。

【操作】将前7味药混合研末加入500毫升的75%的酒精溶液中，浸泡1周后回流提取。提取液外涂于癌痛相应的体表治疗部位，每日3~5次，7日为1个疗程。

【功用】搜风通络，止痛。

【主治】癌性疼痛。

11. 涂擦方④

【准备】延胡索、麝香、蟾酥、牛黄、冰片、75%的酒精溶液各适量。

【操作】前5味药共研极细末，经75%的酒精溶液浸泡1周后回流提取，提取液外涂于癌痛相应的体表部位，每日数次。

【功用】活血化瘀，解毒消肿。

【主治】癌性疼痛。

12. 药浴方①

【准备】补骨脂、细辛、威灵仙各20克，生川乌、生草乌、透骨草各30克，马钱子15克，中华跌打丸（6克/丸）12丸。

【操作】将上药煎煮取汁，用煎取液300毫升熏蒸癌性疼痛处，每日1次，每次20分钟，10日为1个疗程。

【功用】强筋骨，消瘀肿。

【主治】骨转移癌癌性疼痛。

13. 药浴方②

【准备】雷公藤、苍耳子、薄荷、升麻、苦参、杏仁、桃仁、威灵仙各适量。

【操作】将上方加适量水浸泡30分钟，水煎后全身熏蒸或水浴。每次30分钟左右，每日1次。7日为1个疗程，休息1~2日。

【功用】发汗透邪，化痰散结。

【主治】癌性疼痛。

14. 热敷方

【准备】雄黄、白矾、青黛、芒硝、乳香、没药各60克，冰片10克，血竭30克。

【操作】将上药研细末和匀，以布包好入锅，加水3000毫升煎煮，煮沸后加入毛巾，同煮1小时后取出拧干，待毛巾温度降至40℃左右进行外敷。一般敷于患者上腹部，每次20分钟。治疗14日，休息7日为1个疗程。

【功用】通经活络，止痛。

【主治】癌性疼痛。

15. 耳穴贴压方

【准备】王不留行籽贴。

【选穴】选择皮质下、神门、肝、三焦、交感作为主穴。根据患者疼痛的位置加减选用肾、胆、胸、胰、额、颈、盆腔、内生殖器等穴。

【操作】常规消毒后，每次选择上述耳穴中的5~6个，用王不留行籽贴贴压，左右两耳依次交替贴压，每周替换2次。在感觉疼痛时在贴豆处进行按压，每个穴位按压3~5分钟，共治疗3周。

【功用】缓解疼痛。

【主治】骨转移癌癌性疼痛。

16. 按摩方

【选穴】内关、合谷、足三里、三阴交、太冲。

【操作】每个穴位按摩5分钟，用拇指指腹找准穴位进行按揉，力度由浅入深，因人而异，感觉到酸胀为得气。7日为1个疗程，共2个疗程。

【功用】缓解疼痛。

【主治】癌性疼痛。

烧伤、烫伤

烧伤、烫伤是由于热、电、放射线、酸、碱、刺激性腐蚀性物质及其他各种理化因素作用于人体，由此造成体表以及体表下组织损害、坏死，并可引起全身一系列病理改变的损伤，其中以因热力烫伤最为常见。由于烧烫伤破坏了皮肤的防御功能，并且大量的坏死组织和细胞堆积在创面，容易滋生细菌，造成感染。因此，及时有效地促进烫伤创面的修复，对于烧伤、烫伤患者的恢复、避免伤口感染具有重要意义。烧烫伤在临床上较为常见，机制复杂。西医治疗烧伤、烫伤多以镇痛药物以及局部抗菌药物为主，疗效虽然显著，但存在一些明显的毒副作用，且促皮肤组织再生能力差。治疗烧伤后水肿的效果也并不理想。因此中医外治疗法拥有相对大的优势。

烧伤、烫伤属于热度侵害的一种，故中医治疗通常采用清热解毒、祛腐生肌、敛疮收口的治疗原则。如今，市面上存在有大量中成药可以治疗烧烫伤。

1. 涂擦方①

【准备】京万红烫伤药膏适量。

【操作】对一般烧伤，经清洗创面后可直接敷药或敷一层含药纱布。如无感染，可不换药，直至痊愈。对已感染的深度烧伤创面，经过清创后，涂敷京万红烫伤药膏或敷盖含有京万红烫伤药膏的纱布。为了引流创面腐物和加快创面痊愈，可结合浸浴并注意每日换药1次。敷药后包扎与否，应视具体情况而定。

【功用】止痛消肿，生肌解毒。

【主治】烧伤、烫伤。

2. 涂擦方②

【准备】美宝湿润烧伤膏适量。

【操作】将上药涂于烧、烫伤创面（厚度薄于1毫米），每4~6小时更换新药。换药前，须将残留在创面上的药物及液化物拭去。暴露创面用药。

【功用】清热解毒，止痛生肌。

【主治】烧伤、烫伤。

3. 涂擦方③

【准备】麻油3份，石膏粉、滑石粉各适量。

【操作】将上述药物调成稀糊状药液，把无菌纱布在药液中充分浸泡后，将均匀沾满药液的纱布平敷在烧烫伤创面上，再用绷带固定，每日更换1次。

【功用】清热解毒，消肿生肌。

【主治】烧伤、烫伤。

4. 涂擦方④

【准备】复方桐叶烧伤油适量。

【操作】用生理盐水或者棉球清理创面后用棉球将药涂于患处，以局部均匀湿润，不流为度，创面暴露；或用浸透药液的单层纱布覆盖创面。每日涂药3次。

【功用】清热解毒，化瘀止血。

【主治】烧伤、烫伤。

5. 涂擦方⑤

【准备】复方紫草油适量。

【操作】清理创面后外用适量复方紫草油，涂擦患处，每日数次。

【功用】清热凉血，解毒止痛。

【主治】轻度烧伤、烫伤。

6. 涂擦方⑥

【准备】蚣甲油剂适量。

【操作】创面消毒后覆盖蚣甲油剂浸透的纱布包扎固定。

【功用】活血通络，祛风止痛。

【主治】深度烧伤、烫伤。

7. 涂擦方⑦

【准备】金樱子根、菜籽油（或蓖麻油）各适量。

【操作】取适量新鲜金樱子根，用竹片刮去外面粗皮，剥下根皮，烘干，研细末，与菜籽油（或蓖麻油）混匀，涂抹于烧烫伤患处。每日换药1次（不可覆盖水疱破口）。

【功用】凉血排毒，活血化瘀。

【主治】烧伤、烫伤。

8. 涂擦方⑧

【准备】大黄3份、地榆炭1份（配制散剂之多少视烧伤面积而定），庆大霉素纱条适量。

【操作】上药共为细末，用100目箩筛后装入瓶中密封备用。使用时先以消毒针将烫伤部位之水疱挑破放水，继以适量大黄地榆散均匀撒于创面，外敷庆大霉素纱条，复用绷带包扎，每日或隔日换药 1 次。

【功用】凉血止血，解毒敛疮。

【主治】烧伤、烫伤。

9. 涂擦方⑨

【准备】寒水石、大黄、儿茶、石膏各 9 克，地榆、五倍子、冰片各 6 克，浮小麦细粉、獾油（或香油）各适量。

【操作】将前 7 味药共研细末。用时根据创面大小，取适量药粉加若

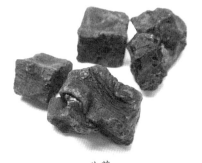

儿茶

干浮小麦细粉，以獾油（或香油）调制涂抹于患处，每日 1~2 次，3 日即可显效。

【功用】清热凉血，收敛生肌。

【主治】烧伤、烫伤。

10. 药浴方

【准备】黄连、黄柏、大黄、地榆各 50 克。

【操作】上述药物加清水 800 毫升，小火煎至 400 毫升，外用，每日 1 剂。用药液 200~300 毫升，约 35 ℃，反复淋洗残余创面，以去除分泌物，减少菌株，改善局部血液循环。然后再用剩余药液浸纱布热敷 15 分钟，根据创面大小、深浅，可选用油纱或纱块浸药液贴于创面，半暴露或包扎，每日换药 1 次，可获满意效果。

【功用】清热解毒，凉血止血。

【主治】烧伤、烫伤。

近视

在调节放松状态时，平行光线经眼球屈光系统后聚焦在视网膜之前，这种屈光状态称为近视。根据屈光成分可分为屈光性近视和轴性近视。根据度数分类，可分为轻度近视、中度近视和高度近视。

近视在古代医籍中早有认识，称为"目不能远视"，又名"能近怯远症"，近视程度较高者又称"近觑"。中医认为其病因、病机为心阳衰弱，阳虚阴盛，目中神光不能发越于远处；或过用目力，耗气伤血，以致目中神光不能发越于远处；或肝肾两虚，禀赋不足，神光衰弱，光华不能远及而仅能视近。

1. 耳穴贴压方①

【准备】王不留行籽贴。

【选穴】神门、心、肝、肾、眼、目1、目2。

【操作】常规消毒后，将王不留行籽贴贴于上述耳穴，用手指按压胶布，使耳穴有明显热、胀、痛感。每日按压3~5次，每次5分钟。3日更换，两耳交替，5次为1个疗程。

【功用】宁心安神，调和营血，补肾益精，养血平肝。

【主治】青少年近视。

2. 耳穴贴压方②

【准备】王不留行籽贴。

【选穴】肝、肾、脾、眼、目1、目2。

【操作】常规消毒后，将王不留行籽贴贴于上述耳穴，用手指按压耳穴贴，使耳穴有明显胀痛、发热感。两耳交替按压，每日3次，每次5分钟，5日更换1次，治疗2周。

【功用】明目止痛，疏经通络。

【主治】儿童近视。

3. 按摩方

【选穴】攒竹、鱼腰、丝竹空、瞳子髎、睛明、承泣、四白、太阳、风池、风府、大椎、肩井、心俞、肝俞、脾俞、肾俞。

【操作】点按上述穴位15分钟，每日1次，10日为1个疗程。

【功用】疏通经络，调整阴阳平衡。

【主治】近视。

4. 熏蒸方①

【准备】金银花、连翘、菊花、蝉蜕、丝瓜络、荆芥、防风、蒲公英各15克，桂枝、丁香、昆布各30克。

【操作】患者取坐位，将上药混合均匀后，倒入高压锅内，加水2000毫升左右，接通电源，加热至出蒸气时，打开开关，药蒸气通过软管持续熏蒸患者眼部。每次15分钟，2周为1个疗程。

【功用】行气活血，通经活络。

【主治】青少年近视。

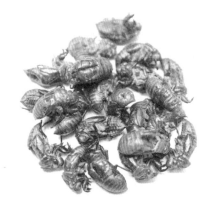

蝉蜕

5. 熏蒸方②

【准备】防风、荆芥、蝉蜕、一枝蒿、白花蛇舌草、黄芩、木贼各适量。

【操作】将上药制备成明目熏洗液，将其稀释至400毫升后加热，以眼部能耐受为度，嘱患者俯面向热气，频繁瞬目熏眼20分钟。每日2次，9日为1个疗程，休息1日，连续观察9个疗程，为期3个月。

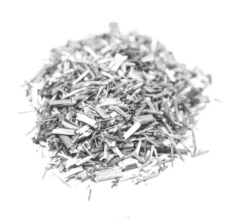

荆芥

【功用】通络，养血，明目。

【主治】单纯性近视。

6. 熏蒸方③

【准备】柴胡、葛根、白芷、羌活、升麻、蔓荆子、当归、川芎各 10 克，鸡血藤、丹参各 15 克，赤芍、菟丝子、枸杞子、甘草各 6 克。

【操作】将上药用文火煎约 1.5 小时，过滤药渣取汁液进行熏蒸，患者闭眼，距离 20 厘米左右舒适为宜，正对蒸气出来方向，每次熏蒸 15 分钟，每日 1 次，治疗 14 日。

【功用】清热解毒，利湿行气。

【主治】近视。

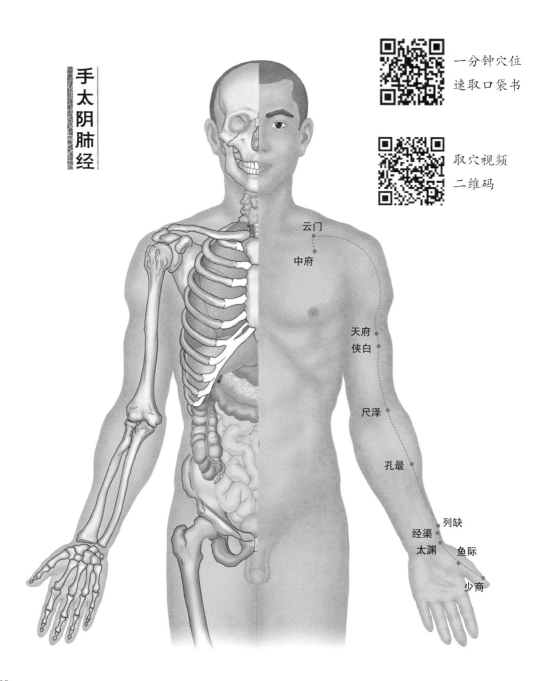

手太阴肺经

一分钟穴位
速取口袋书

取穴视频
二维码

云门
中府
天府
侠白
尺泽
孔最
列缺
经渠
太渊
鱼际
少商

手阳明大肠经

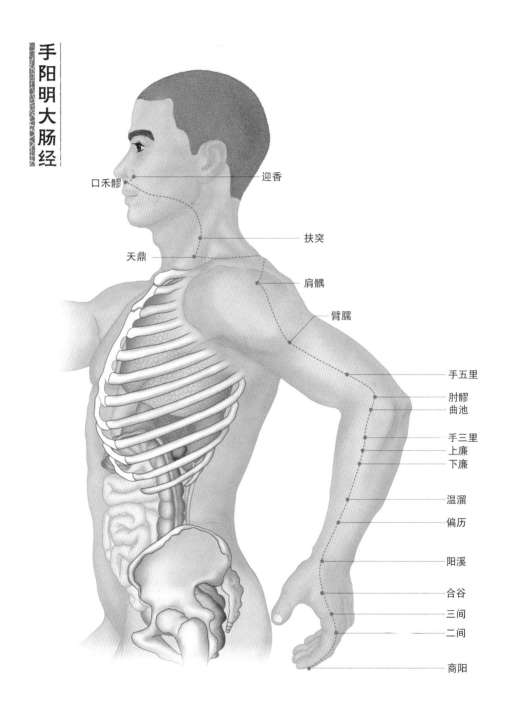

口禾髎

迎香

扶突

天鼎

肩髃

臂臑

手五里

肘髎
曲池

手三里
上廉
下廉

温溜

偏历

阳溪

合谷

三间

二间

商阳

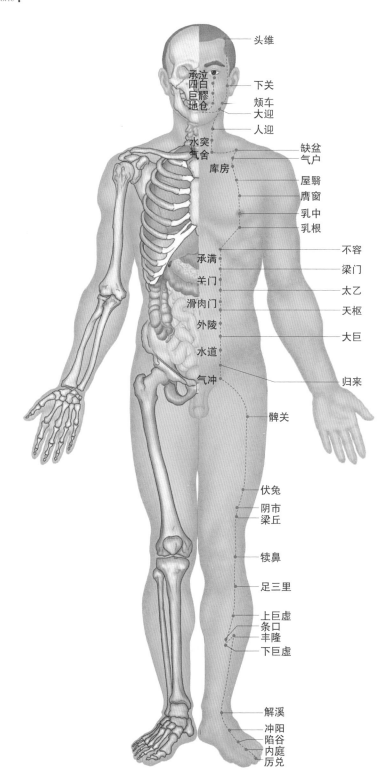

足阳明胃经

头维
承泣
四白
巨髎
地仓
下关
颊车
大迎
人迎
水突
气舍
缺盆
气户
库房
屋翳
膺窗
乳中
乳根
不容
承满
梁门
关门
太乙
滑肉门
天枢
外陵
大巨
水道
气冲
归来
髀关
伏兔
阴市
梁丘
犊鼻
足三里
上巨虚
条口
丰隆
下巨虚
解溪
冲阳
陷谷
内庭
厉兑

足太阴脾经

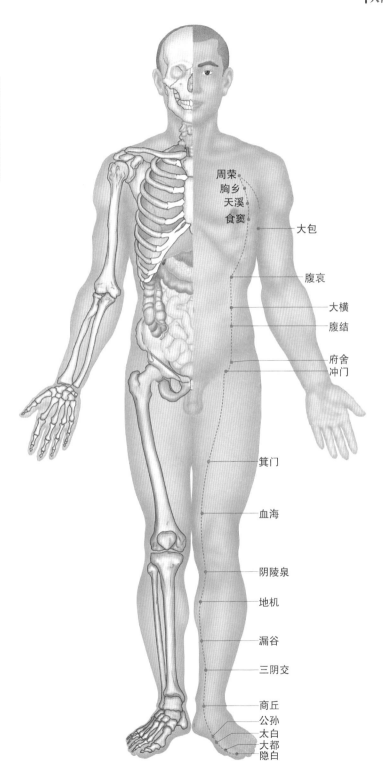

周荣
胸乡
天溪
食窦

大包

腹哀

大横
腹结

府舍
冲门

箕门

血海

阴陵泉

地机

漏谷

三阴交

商丘
公孙
太白
大都
隐白

手少阴心经

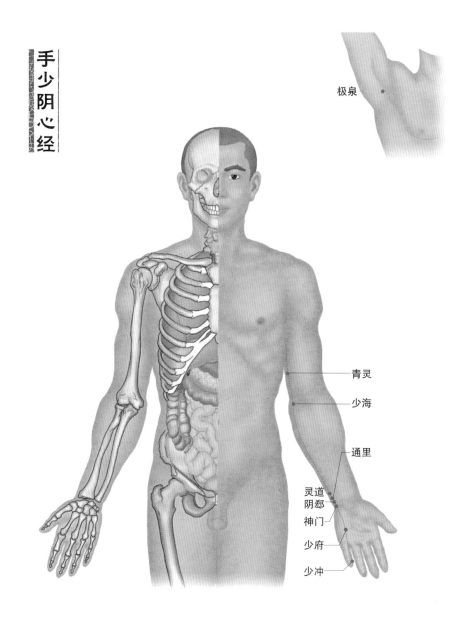

极泉

青灵

少海

通里

灵道
阴郄
神门
少府
少冲

手太阳小肠经

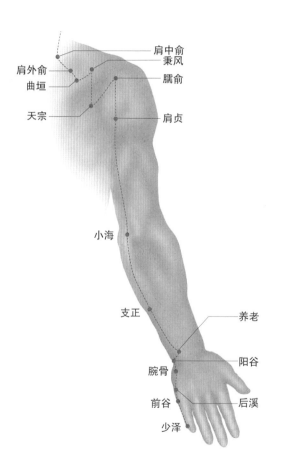

肩中俞
秉风
肩外俞
曲垣
臑俞
天宗
肩贞
小海
支正
养老
阳谷
腕骨
前谷
后溪
少泽

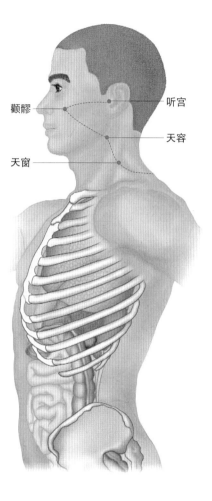

颧髎
听宫
天容
天窗

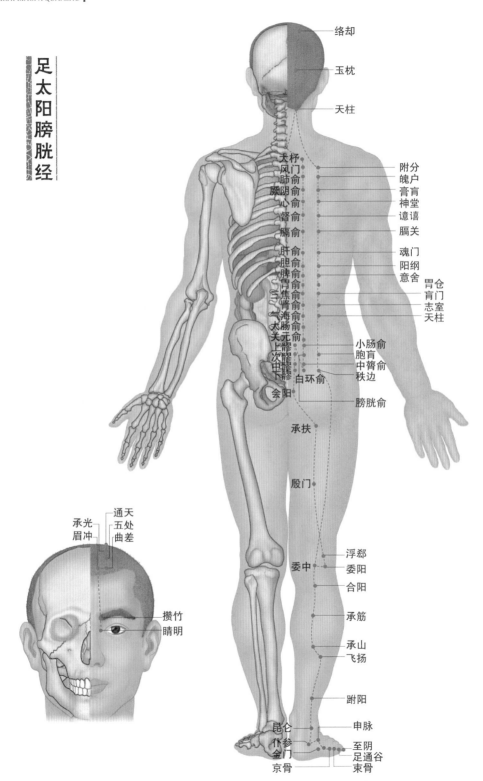

足太阳膀胱经

络却
玉枕
天柱
大杼
风门
肺俞
厥阴俞
心俞
督俞
膈俞
肝俞
胆俞
脾俞
胃俞
三焦俞
肾俞
气海俞
大肠俞
关元俞
小肠俞
膀胱俞
中膂俞
白环俞
上髎
次髎
中髎
下髎
会阳

附分
魄户
膏肓
神堂
譩譆
膈关
魂门
阳纲
意舍
胃仓
肓门
志室
天柱
小肠俞
胞肓
中膂俞
秩边
白环俞
膀胱俞

承扶
殷门
浮郄
委中
委阳
合阳
承筋
承山
飞扬
跗阳
申脉
昆仑
至阴
仆参
金门
足通谷
京骨
束骨

承光
眉冲
通天
五处
曲差
攒竹
睛明

足少阴肾经

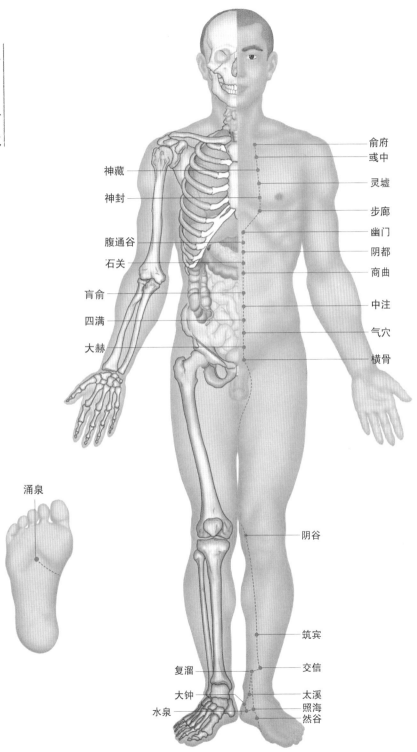

俞府
彧中
神藏
灵墟
神封
步廊
幽门
腹通谷
阴都
石关
商曲
肓俞
中注
四满
气穴
大赫
横骨

涌泉

阴谷

筑宾

交信

复溜

大钟
太溪
水泉
照海
然谷

手少阳三焦经

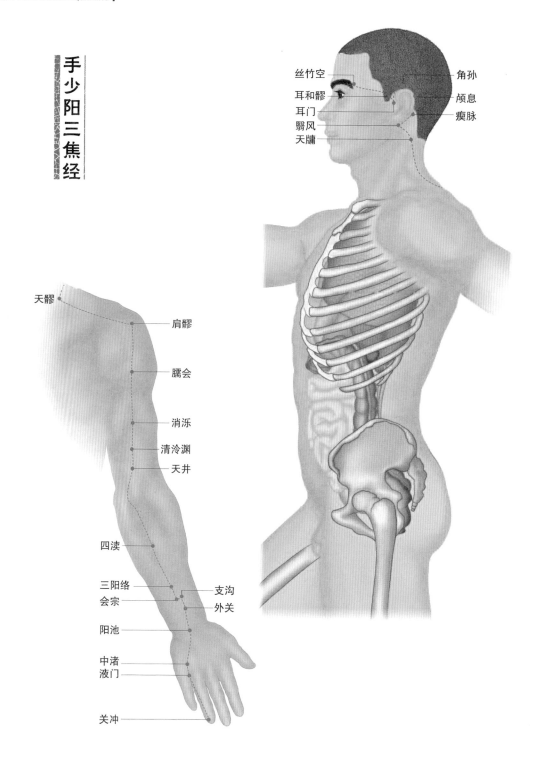

丝竹空
耳和髎
耳门
翳风
天牖

角孙
颅息
瘈脉

天髎
肩髎
臑会
消泺
清泠渊
天井
四渎
三阳络
会宗
阳池
中渚
液门
关冲
支沟
外关

手厥阴心包经

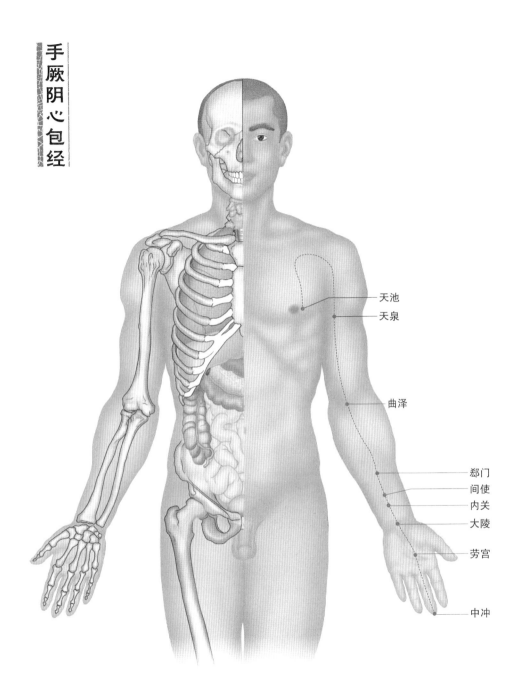

天池
天泉

曲泽

郄门
间使
内关
大陵
劳宫

中冲

足少阳胆经

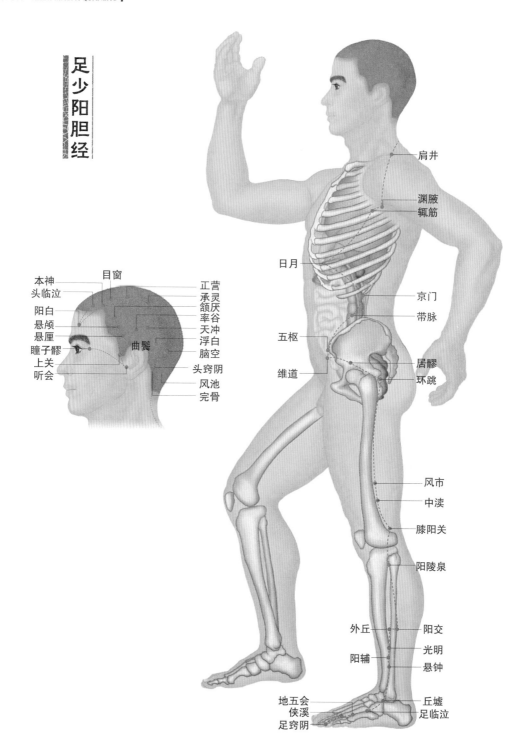

本神
头临泣
阳白
悬颅
悬厘
瞳子髎
上关
听会

目窗

正营
承灵
颔厌
率谷
天冲
浮白
脑空
头窍阴
风池
完骨

曲鬓

肩井

渊腋
辄筋

日月

京门
带脉

五枢

维道

居髎
环跳

风市

中渎

膝阳关

阳陵泉

外丘

阳辅

阳交

光明

悬钟

地五会
侠溪
足窍阴

丘墟
足临泣

足厥阴肝经

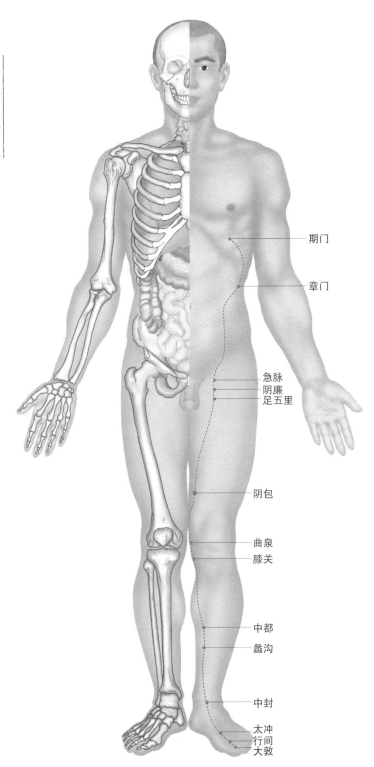

期门

章门

急脉
阴廉
足五里

阴包

曲泉
膝关

中都
蠡沟

中封

太冲
行间
大敦

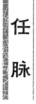

任脉

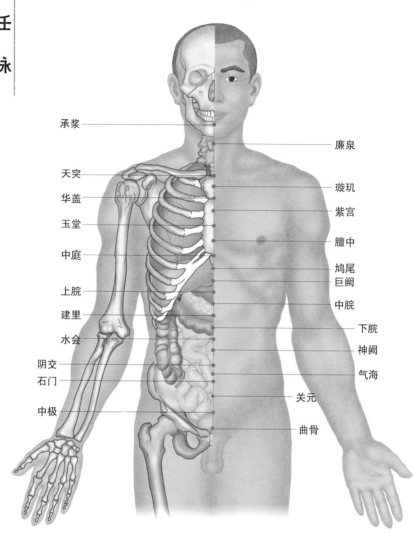

承浆

天突
华盖
玉堂
中庭
上脘
建里
水会
阴交
石门
中极

廉泉

璇玑
紫宫
膻中
鸠尾
巨阙
中脘
下脘
神阙
气海
关元
曲骨

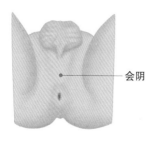

会阴

督脉

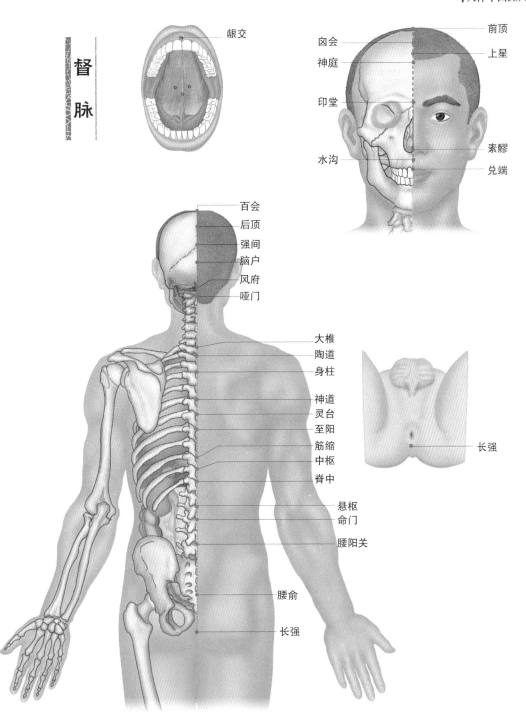

龈交

囟会
神庭
印堂
水沟

前顶
上星

素髎
兑端

百会
后顶
强间
脑户
风府
哑门

大椎
陶道
身柱

神道
灵台
至阳
筋缩
中枢
脊中

悬枢
命门

腰阳关

腰俞

长强

长强

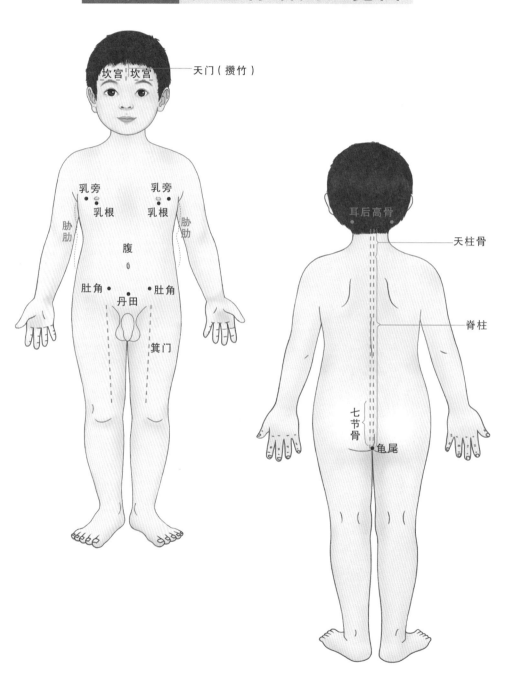

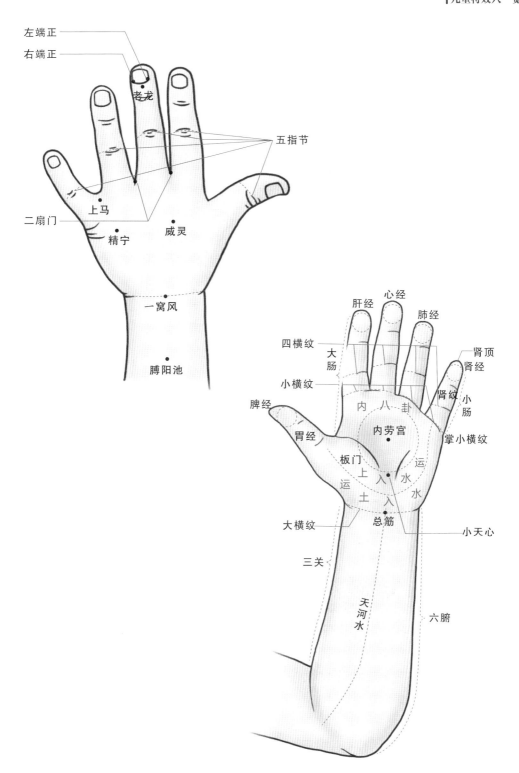

左端正

右端正

老龙

五指节

上马

二扇门

精宁

威灵

一窝风

膊阳池

肝经

心经

肺经

四横纹

大肠

肾顶

肾经

小横纹

肾纹

小肠

脾经

内 八 卦

掌小横纹

胃经

内劳宫

板门

上

入

运

运

水

入

水

大横纹

土

总筋

小天心

三关

天河水

六腑

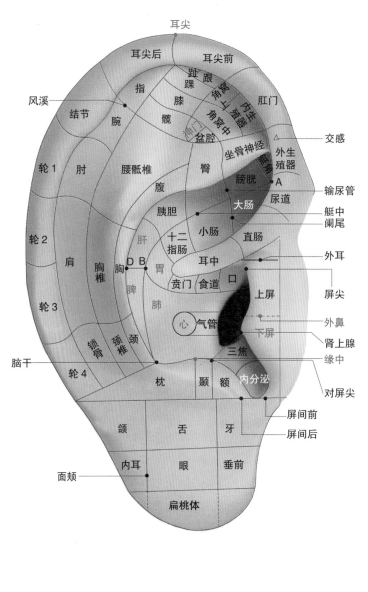

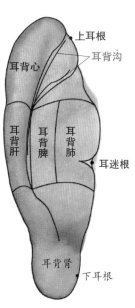